高等学校烹饪与营养教育专业教材

烹饪营养学

孙　卉/主编

PENGREN
YINGYANGXUE

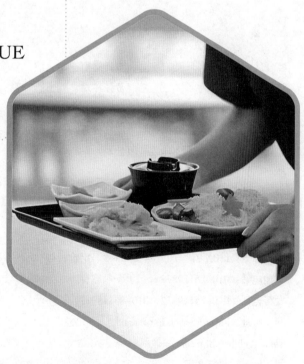

中国轻工业出版社

图书在版编目（CIP）数据

烹饪营养学 / 孙卉主编. —北京：中国轻工业出
版社，2025.3
高等学校烹饪与营养教育专业教材
ISBN 978-7-5184-3333-9

Ⅰ. ①烹… Ⅱ. ①孙… Ⅲ. ①烹饪—食品营养—高等
学校—教材 Ⅳ. ①R154

中国版本图书馆CIP数据核字（2020）第259104号

责任编辑：贺晓琴　秦宏宇　　　责任终审：白　洁　　　设计制作：锋尚设计
策划编辑：史祖福　　　　　　　责任校对：刘小透　晋　洁　责任监印：张　可

出版发行：中国轻工业出版社（北京鲁谷东街5号，邮编：100040）

印　　刷：三河市万龙印装有限公司

经　　销：各地新华书店

版　　次：2025年3月第1版第1次印刷

开　　本：787×1092　1/16　印张：16

字　　数：348千字

书　　号：ISBN 978-7-5184-3333-9　定价：49.00元

邮购电话：010-85119873

发行电话：010-85119832　010-85119912

网　　址：http://www.chlip.com.cn

Email：club@chlip.com.cn

本书编写人员

主　编：孙　卉（桂林旅游学院）

副主编：杜密英（桂林旅游学院）

　　　　戴　瑞（桂林旅游学院）

　　　　王敬涵（桂林旅游学院）

参　编：（按拼音首字母排序）

　　　　董庆亮（北部湾大学）

　　　　陈秋怡（信阳农林学院）

　　　　崔莹莹（桂林旅游学院）

　　　　刘丽丽（深圳市爱康园职业培训学校）

　　　　邱　珺（云南省公共营养师协会）

　　　　王浩明（桂林旅游学院）

　　　　吴杨林（桂林旅游学院）

　　　　燕宪涛（桂林旅游学院）

　　　　朱　静（信阳农林学院）

　　　　张　宇（苏州城市学院）

　　　　张宇晴（桂林旅游学院）

主　审：何志贵（桂林旅游学院）

随着"教育+移动互联网"时代的来临，传统的教学方式正在经历深刻的变革。为了适应这一发展趋势，满足高等学校烹饪与营养教育专业教学的需要和餐饮行业从业人员以及营养保健爱好者对烹饪营养学知识的渴求，我们精心编写了这本《烹饪营养学》教材，并配套了在线课程。

在编写过程中，我们深入学习贯彻党的二十大精神，从"关注人民健康，坚持创新驱动，推动绿色发展"出发，不仅注重理论知识的系统性，更强调实践操作的指导性和实用性，力求使学生在掌握理论知识的同时，能够灵活运用所学技能，为人们的健康饮食提供科学指导。

本教材结合公共营养师职业资格认证标准，详细阐述了烹饪营养学的基本概念、食物营养价值的分析与评价、不同人群的营养需求以及合理膳食的设计与制作等内容。通过丰富的案例分析和实操练习，帮助学生更好地理解和运用营养学知识，提升实际操作能力。此外，教材还融入了绿色、低碳、健康的烹饪理念，倡导低油、低盐、低糖的饮食方式，引导学生在烹饪过程中注重食材的合理利用和减少浪费，促进餐饮行业的可持续发展。

本教材不仅注重烹饪营养学知识的系统性和完整性，还强调实用性和互动性。通过移动终端设备扫描纸质教材中的二维码，学生可以获取图文并茂的教材内容、授课视频、实操视频、试题库等丰富多样的学习资源，获得全方位、个性化的学习体验。在线课程的推出，不仅突破了课堂学时数的限制，让学生可以根据自己的时间和进度灵活安排学习，而且实现了"私人定制式知识自我构建"模式。学生可以根据自己的兴趣和需求，选择性地学习相关内容，自主构建知识体系，提高学习效果和实际应用能力。

最后，感谢所有为本教材付出努力的编者、审阅者和提供宝贵意见的专家学者。希望本教材能够为烹饪营养学的教学与推广贡献一份力量，为广大读者的健康饮食生活增添一抹亮色。

编者

2024年7月5日

CONTENTS | **目　录**

01

第一章 CHAPTER

绪论

扫描二维码观看本章视频

学习指导

　　理解营养与营养素的概念，理解食物与健康的关系，理解合理营养的重要性，掌握中国居民营养素参考摄入量（DRIs）的基本概念，对烹饪营养学的课程有初步的认识。

　　理解学习烹饪营养学的重要性，了解烹饪及营养学的研究现状和发展趋势，具备专业化、前瞻性和国际化视野。

启发提问

1. 日常饮食习惯会影响你的健康吗？
2. 为了保证良好的营养，补充剂比食物更有效吗？
3. 怎样评价一份饮食营养合理？

学习目标

1. 了解营养素、营养、食物之间的关联性。
2. 认识营养素的种类与功能。
3. 理解膳食营养素参考摄入量（DRIs）的基本概念。
4. 认识世界性的营养问题。
5. 认识健康饮食与营养的新趋势。
6. 理解烹饪营养学的研究内容和意义。
7. 强化学生的社会责任意识。

一、营养与营养素

1. 营养

　　营养是人体从外界环境获取食物，经过消化、吸收和代谢，利用其有益物质，供给能量，构成和更新身体组织，以及调节生理功能的全过程。

2. 营养素

　　营养素（nutrients）是食物中含有的具有特定生理作用，能维持机体生长、发育、活动、生殖以及正常代谢需要的化学成分。来自食物的营养素种类繁多，人类所需有40多种，根据其化学性质和生理作用分为六大类，即蛋白质、脂类、碳水化合物、矿物质、维生素和水。

　　（1）宏量营养素与微量营养素　根据人体的需要量或体内含量多少，可将营养素分为宏量营养素（包括蛋白质、脂类、碳水化合物）和微量营养素（包括矿物质和维生素），其中矿物质又分为常量元素和微量元素。

　　（2）必需营养素与非必需营养素　根据营养素的必需性，可分为必需营养素（essential nutrients）和非必需营养素（non-essential nutrients）。必需营养素（表1-1）是一类为机体存活、正常生长和功能所必需，但不能由机体自身合成或合成不足，而必须从食物中获得的营养素。与其他食物成分相比，它们都具有一个重要的生物学特性，即缺乏该营养素可造成特异性功能异常或营养缺乏病，甚至死亡。非必需营养素是指机体能够合成或分泌，即使不摄入，也不会导致不利健康后果的成分。

表1-1 人体的必需营养素

蛋白质（氨基酸）	脂类（脂肪酸）	碳水化合物	矿物质		维生素		水
			常量	微量	脂溶性	水溶性	
异亮氨酸 亮氨酸 赖氨酸 甲硫氨酸 苯丙氨酸 苏氨酸 色氨酸 缬氨酸 组氨酸①	亚油酸 α-亚麻酸	葡萄糖	钾 钠 钙 镁 硫 磷 氯	碘 硒 铜 钼 铬 钴 铁 锌	维生素 A 维生素 D 维生素 E 维生素 K	维生素 B_1 维生素 B_2 烟酸 泛酸 维生素 B_6 生物素 叶酸 维生素 B_{12} 胆碱 维生素 C	H_2O

注：①：组氨酸为婴儿必需氨基酸。

3. 生物活性成分

动物、植物、菌类等食物含有众多化学物质，如萜类、酚类和有机硫化物等，这些化合物被称为生物活性成分，其中来源于植物性的生物活性物质又被称为植物化学物。尽管它们不是必需营养素，但摄入这些化合物有助于预防非传染性慢性疾病，如肥胖和心血管疾病等。此外，天然食物中还存在一些具有特定功能的生物活性物质，如膳食纤维有助于维护肠道健康，左旋肉碱参与脂肪氧化，γ-氨基丁酸有助于消除神经紧张，牛磺酸参与大脑和视网膜的正常发育。

二、食物与健康

食物（food）是人类赖以生存的物质基础，供给人体必需的各类营养素，不同的食物所含营养素的数量与质量不同。人类需要的基本食物可以分为五大类，即谷薯类、蔬菜水果类、动物性食物、大豆坚果类、油脂类。膳食中各类食物的数量及其所占比例是否合适、膳食中所供给的能量或营养素与机体的需要是否平衡等膳食因素与非传染性慢性疾病（non-communicable chronic diseases，NCD）负担有密切关系（图1-1）。

《中国居民膳食指南科学研究报告（2021）》根据大量国内外文献总结发现，增加全谷物的摄入可以降低全因死亡、高血压、2型糖尿病的发生风险，过量的畜肉摄入可增加全因死亡、肥胖、结直肠癌和2型糖尿病的发生风险，而鱼肉的摄入可以降低全因死亡、脑卒

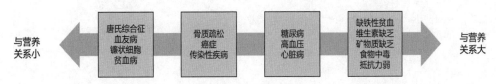

图1-1 营养与疾病

中、认知功能障碍的发生风险，蔬菜、水果、大豆和奶制品的充足摄入也可发挥积极的健康效应。

近年来，我国居民的饮食习惯和膳食结构发生了显著变化，从我国居民1982年至今的营养调查资料显示，谷类食物仍然是我国居民主要的膳食能量来源，但消费量呈逐年下降趋势，与1982年相比，谷类和薯类食物的摄入量分别下降了200g/d和121g/d；而我国居民肉类食品摄入量逐年增高，总量达到137.7g/d，比1982年增加了73g/d，且食物来源以畜肉为主。据《中国居民营养与慢性病状况报告》（2020）显示，每标准人日蔬菜、水果、全谷物、奶类、大豆及坚果类的平均摄入量分别为265.9g、38.1g、16.3g、25.9g 和 13.9g，均低于目前《中国居民膳食指南（2016）》的建议摄入量。

畜肉类和油脂消费过多而粗杂粮、薯类食物消费锐减的不合理膳食结构是造成我国心血管疾病死亡和疾病负担的重要危险因素之一。据《中国居民营养与慢性病状况报告（2020年）》显示，我国18岁以上居民超重率和肥胖率分别为34.3%和16.4%，高血压患病率为27.5%，糖尿病患病率为11.9%，高胆固醇血症患病率为8.2%，均呈上升趋势。2019年《柳叶刀》发布了全球饮食领域首个大规模研究——195个国家和地区饮食结构造成的死亡率和疾病负担，结果显示，全球近20%的死亡是因为吃的食物不健康导致，造成死亡的不合理饮食结构排在前三位的是：高钠饮食、低全谷物饮食和低水果饮食（图1-2）。

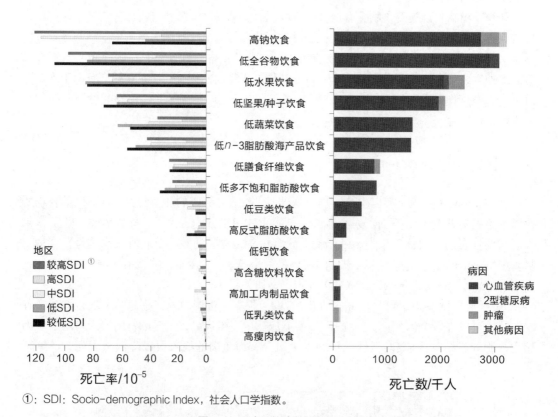

①：SDI：Socio-demographic Index，社会人口学指数。

图1-2　不合理饮食结构对死亡率的贡献图

三、合理营养与平衡膳食

1．合理营养

合理营养是指通过合理的膳食和科学的烹调加工，向机体提供足够的能量和各种营养素，并保持各营养素之间的平衡，以满足人体的正常生理需要且能维持人体健康。合理营养的核心要求是营养素要全面、平衡、适度。通过合理营养可以帮助达成以下目标。

（1）促进思维清晰，改善情绪，提高思想集中能力。

（2）提高智商。

（3）提高体能。

（4）改善睡眠质量。

（5）增强对感染的抵抗力。

（6）保护身体以降低罹患疾病的风险。

（7）延长健康生命。

2．平衡膳食

平衡膳食又称合理膳食或健康膳食，是指膳食中所含营养素的数量充足、种类齐全、比例适当，并且与机体的需要保持平衡。平衡膳食模式所推荐的食物种类和比例能最大限度地满足不同年龄阶段、不同能量需要量水平健康人群的营养与健康需要。

为了更好地指导我国居民科学选择食物，保持良好健康生活状态，维持适宜体重，预防或减少膳食相关慢性病的发生，提高我国居民整体健康素质，中国营养学会在国家卫生健康委员会的指导下，发布了《中国居民膳食指南（2022）》。根据营养学原理，结合我国居民膳食消费和营养状况，该指南提出了八条平衡膳食准则，分别是：食物多样，合理搭配；吃动平衡，健康体重；多吃蔬果、奶类、全谷、大豆；适量吃鱼、禽、蛋、瘦肉；少盐少油，控糖限酒；规律进餐，足量饮水；会烹会选，会看标签；公筷分餐，杜绝浪费。

3.膳食营养素参考摄入量

膳食营养素参考摄入量（dietary reference intakes，DRIs）是为了保证人体合理摄入营养素，避免缺乏和过量，依据营养科学的大量研究成果制定的，是指导一个国家的居民营养素摄入量目标的重要参考，对于维护广大居民的营养健康水平具有非常重要的意义。《中国居民膳食营养素参考摄入量（2023版）》中指出DRIs主要包括7个指标，即平均需要量、推荐摄入量、适宜摄入量、可耐受最高摄入量、宏量营养素可接受范围、预防非传染性慢性疾病的建议摄入量和特定建议值，图1-3展示了营养素安全摄入范围。

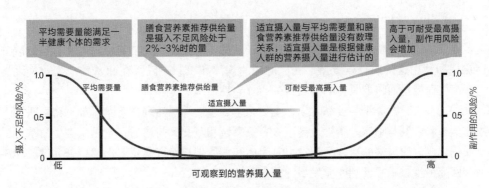

图1-3　营养素安全摄入范围示意图

（1）平均需要量 平均需要量（estimated average requirement，EAR）是制定膳食营养素摄入量的基础，指某一特定性别、年龄及生理状况群体中所有个体对某营养素需要量的平均值。摄入量达到EAR水平时，可以满足群体中半数个体的营养素需求，常用于判断个体某营养素摄入量不足的可能性。

（2）推荐摄入量 推荐摄入量（recommended nutrient intake，RNI）是指可以满足某一特定性别、年龄及生理状况群体中绝大多数个体（97%~98%）需要量的某种营养素摄入水平。RNI的主要用途是作为个体每日摄入该营养素的目标值。

（3）适宜摄入量 适宜摄入量（adequate intake，AI）指的是无法确定RNI时，建议的每日营养素摄入目标值，其依据是对一组或多组健康群体进行观察或实验获得的某种营养素的摄入量。值得注意的是，AI的准确性远不如RNI，可能显著高于RNI。因此，将AI作为膳食摄入目标时应当比使用RNI更加谨慎。

（4）可耐受最高摄入量 可耐受最高摄入量（tolerable upper intake level，UL）是指平均每日摄入某营养素的最高限量，在制定个体和群体膳食时，应使营养素摄入量低于UL，以避免营养素摄入过量可能造成的危害。因为当摄入量超过UL并进一步增加时，损害健康的危险性随之增大。

（5）宏量营养素可接受范围 宏量营养素可接受范围（acceptable macronutrient distribution ranges，AMDR）是指蛋白质、脂肪和碳水化合物理想的摄入量范围，该范围可以满足人体对这些必需营养素的需要，并且有利于降低肥胖、心血管疾病等NCD的发生风险，常用占能量摄入量的百分比表示。

（6）预防非传染性慢性疾病的建议摄入量 预防非传染性慢性疾病的建议摄入量（proposed intakes for preventing non-communicable chronic diseases，PI-NCD）是以NCD的一级预防为目标，提出的微量营养素的每日摄入量。当NCD易感人群某些营养素的摄入量达到或接近PI-NCD时，可以降低他们的慢性疾病发生风险。如对于高血压人群，钠的每日摄入量应该低于PI-NCD，而钾的摄入量应该适当高于AI，达到PI-NCD。

（7）特定建议值 近几十年的研究证明，除传统营养素以外的某些膳食成分具有改善人体生理功能、预防慢性疾病的生物学作用，其中多数属于植物化合物。特定建议值（specific proposed levels，SPL）是专用于食物中植物化学物摄入量的一个建议水平，一个人每日膳食中这些食物成分的摄入量达到这个水平时，可能会降低NCD的发生风险。

四、营养学的意义与发展

（一）营养学的概念

营养学是指研究机体营养规律以及改善措施的科学，即研究食物中对人体有益的成分及人体摄取和利用这些成分以维持、促进健康的规律和机制，以及在此基础上为改善人类健康、提高生命质量而采取具体的、宏观的、社会性措施。

从理论上讲，营养学与食品化学、生物化学、生理学、病理学等学科都有密切联系。从应用方面来看，其与临床、膳食，健康教育等领域相互交叉与渗透；它是人类生命孕育，机体素质优化、健康长寿的奠基理论；也是个体和群体生长发育、营养保健、公共健康和疾病防治等医疗卫生技术服务和产业发展的基础和核心。

（二）营养学的发展历程

1. 古代营养学发展史

我国对食物营养及其对人体健康影响的认识历史悠久，源远流长。早在西周时期就有掌管贵族饮食的食医。中医经典著作《黄帝内经·素问》中，就提出了"五谷为养、五果为助、五畜为益、五菜为充，气味合而服之，以补精益气"的"养助益充"学说，这是我国最早的"膳食指南"。东晋葛洪撰写的《肘后备急方》记载了用豆豉、大豆、小豆、胡麻、牛乳、鲫鱼等六种方法治疗和预防脚气病。唐代医学家孙思邈明确提出了"食疗"的概念和药食同源的观点，我国第一部食疗专著《食疗本草》在此后诞生。公元1330年，我国第一部描述膳食搭配的书籍《饮膳正要》面世。《神农本草经》和《本草纲目》中记载了数百种食物的性质和对人体的影响。

我国古人在探索饮食与健康关系的历史进程中，积累了丰富的实践经验和感性认识，逐渐形成了祖国传统医学中关于营养保健的独特理论体系，即"药食同源学说""药膳学说""食物功能的性味学说""食物的升、降、浮、沉学说""食物的补泻学说""食物的归经学说""辨证施食学说"等。这些学说依据祖国传统医学的理论，用辨证、综合、联系和发展的观点研究饮食与健康的关系。

国外最早关于营养方面的记载始见于公元前400多年前的著作中。《圣经》中就曾描述将肝汁挤到眼睛中可以治疗一种眼病。古希腊名医希波克拉底在公元前400多年已认识到食物对健康的重要性，并提出"食物即药"的观点，这与我国古代关于"药食同源"的学说有相似之处。

2. 现代营养学的发展

18世纪时营养学之父拉瓦锡（Antoine Laurent Lavoisier）创立了"氧化学说"，开启了营养学的科学研究。然而，真正的现代营养学作为一门学科，主要是20世纪的产物。整个19世纪和20世纪初是发现和研究各种营养素的鼎盛时期。1880年前后，碳水化合物、脂肪和蛋白质被确定是动物能量的来源。19世纪末期，学者确定蛋白质是体内氮的来源，以及食物中存在的某些矿物质对维持体内正常功能具有重要性。到20世纪初，人们发现不同蛋白质在维持和促进生长上具有不同的功能，而纯化的食物和矿物质是无法维持生命和健康的，由此了解到食物中含有许多维持健康所需的微量元素。虽然继18世纪40年代，英国海军军医发现吃柑橘类水果可以治疗水手的坏血病，19世纪80年代日本医生也发现水手常见的脚气病与吃精白米有关，但硫胺素在1911年才被提取出来，维生素C则在1928年才被提取。直到20世纪中期，目前已知的所有维生素才全部被发现。很多营养素及其功能的发现都是源于缺乏症的发生及观察到食物介入后对疾病治疗的效果，从而使得特定营养素从食物中被分离出来。1917年，世界上第一个膳食营养协会在美国成立，1936年英国营养师协会成立，1941年英国营养学会成立，1945年中国营养学会成立。这些营养专业团体的成立以及相关学术期刊的创建，也标志着营养学科的成熟，真正使其成为一门独立现代学科。早期的一些营养研究，以今日的眼光来看或许不够严谨，但是有赖于这些科学家锲而不舍的研究精神，这些研究的结果也奠定了今日营养学科的基础。

随着经济的发展，卫生医疗技术的改善，人们健康水平和人均寿命明显提高，慢性病和退行性疾病逐渐成为主要死亡原因。20世纪70年代以来，人们开始研究膳食纤维及茶多酚、大豆异黄酮等植物中成分的生理功能，发现这些成分具有预防心血管疾病、某些癌症及延缓衰老的作用。利用天然食物成分来预防疾病，正在成为国内外营养学研究的热点领域之一。

3. 我国现代营养学的发展

我国的现代营养学是在20世纪初创立的，这个时期也是国际研究史上食物营养素发现大爆炸的阶段。1928年中国营养学之父吴宪教授出版了《营养学概论》。1936—1938年，他组织并担任中华医学会营养学委员会主席，1941年全国第一次营养学会议召开。在众多营养工作者的努力下，《中国食物的营养价值》和《中国民众最低营养需要》发表。1945年，中国营养学会成立，《中国营养学杂志》创刊。

1949年后，我国营养学和人民营养事业有了长足的发展。中华人民共和国成立初期，国家根据营养学家建议调整了食物供给政策，保证了食物的合理分配，设置了营养科研机构，开设营养课程，培养了大批营养专业人才队伍，并结合国家建设和人民健康需要，开展各项研究工作，1952年出版第一版《食物成分表》，1959年开展了我国历史上第一次全国性营养调查，此后每隔10年进行一次全国性营养调查。

1978年，党的十一届三中全会以后，我国的营养学事业驶向了快速发展的轨道，并取得了长足进展。我国营养科学工作者对克山病、碘缺乏病、佝偻病及癞皮病等营养缺乏病开展防治研究，其中人体硒元素需要量的研究成果获得施瓦茨奖，并被世界各国营养学界应用。《中国居民膳食指南》于1989年首次发布，并于1997年、2007年、2016年和2022年先后修订了四次，并发布了《中国居民平衡膳食宝塔》；2000年，中国营养学会发布了我国第一部《中国居民膳食营养素参考摄入量》，并于2013年和2023年进行了修订。为了逐步提高居民健康水平的基本保障，提高期望寿命，有效控制慢性疾病负担，国务院相继发布了《中国食物与营养发展纲要》《中国营养改善行动计划》《"健康中国2030"规划纲要》《国民营养计划（2017—2030年）》《中国防治慢性病中长期规划（2017—2025年）》等政策文件。为提升民众健康素养，从2015年开始每年5月在全国范围内举行大型科普宣传活动"全民营养周"。

今后20年，将是我国居民食物结构迅速变化和营养水平不断提高的重要时期。结合我国居民的膳食营养状况进行深入系统的科学研究，为人民提供更为丰富的食物资源，提高营养水平，改善国民身体素质，是我国社会主义现代化建设对营养学的迫切要求。

五、烹饪与烹饪营养学

1. 烹饪

烹饪一词最早出现在《周易》中："以木巽火，烹饪也。"这是烹饪最早的定义。《中国烹饪辞典》将"烹饪"词义概括为：加热使食物成熟。广义的解释为：烹饪，是人类为了满足生理需求和心理需求，把可食用原料利用适当方法加工成为直接食用成品的活动，包括对烹饪原料的认识、选择和组合设计，烹调法的应用与菜肴、食品的制作，饮食生活的组织，烹饪效果的体现等全部过程。

烹饪可以改善食物的感官性状，加热能分解食物成分并提高营养素的吸收利用率，同时为人类提供卫生安全的食物；但不合理的烹饪也可能会造成食物中营养素的损失、结构的破坏，甚至产生有毒或有碍消化吸收的不良物质，比如当煎炸、烧烤或烘烤温度超过120℃时，就会产生丙烯酰胺，这是一种致癌物。

2. 烹饪营养学

烹饪营养学是应用现代营养科学的基本原理指导烹饪过程的一门应用性学科，它是随着烹饪科学和营养科学的不断发展，研究领域的不断拓宽发展而来的。其研究范围包括营养素与人体健康、烹饪原料的营养价值、烹饪加工过程对营养素的影响、平衡膳食与科学配餐、烹饪与营养管理等。

在科学技术发展和劳动生产力高度发达的今天，烹饪加工的方法手段、烹饪加工的器械不断创新；烹饪文化和技术更加丰富；烹饪产品的服务范围也日益扩大。2017年，国务院办公厅印发的《国民营养计划（2017—2030年）》中指出要"加强对传统烹饪方式的营养化改造，研发健康烹饪模式""开展健康烹饪模式与营养均衡配餐的示范推广"，第一次明确地对烹饪行业提出了营养、健康的要求。

烹饪水平是人类文明的标志，正是有了烹饪，人类的食物才从本质上区别于其他动物的食物。随着物质的不断丰富，人类对烹饪和食物的要求不断提高，从物质享受到精神享受，从吃饱、吃好到吃健康，对中国烹饪的发展提出了新的挑战。用现代营养科学的方法分析研究传统的烹饪工艺对烹饪原料营养价值的影响，研究中国肴馔的营养价值，对于继承和发扬我国传统的烹饪工艺，推广营养、健康的烹饪模式，具有重要的意义。

💡 思考题

1. 简述饮食与健康的关系。
2. 简述中国居民营养与健康状况。
3. 简述膳食营养素推荐摄入量的指导意义。
4. 简述烹饪营养学的研究内容。
5. 简述烹饪加工对食物营养的影响。

本章学习检测

02

第二章 CHAPTER

能量与营养素

扫描二维码观看本章视频

学习指导

　　理解能量摄入与人体的关系，能确定人体的能量需要量；理解各营养素与人体健康的关系，能指导预防营养缺乏病；能利用碳水化合物的GI和GL为特殊人群选择合适的食物；能运用蛋白质营养价值的评价方法，指导膳食中食物的合理选择与搭配；能根据动植物油脂的营养价值不同，在烹饪中合理使用各种油脂；理解水在生命中的重要性，能够指导科学合理饮用水。

　　理解学习烹饪营养学的重要性，发扬中华民族勤劳勇敢、勇于创新的奋斗精神，掌握营养学基础知识，并将其运用在实践中，为后续学习打下坚实的基础。

启发提问

1. 一个人每天需要多少能量？人体所需的能量是从哪来的，又是如何消耗的？
2. 不同来源的蛋白质是否对人体有不同的健康效应？
3. 脂肪是不健康的食物成分吗？日常饮食中应该避免脂肪摄入吗？
4. 为什么《中国居民膳食指南（2022）》推荐食用全谷物食物？
5. 过量的矿物质和维生素的补充，是否会给人体健康带来风险？
6. 你是否听说过抗氧化剂？抗氧化剂通常以什么形式存在，它们对人体有什么重要作用？

学习目标

1. 掌握碳水化合物、脂类和蛋白质三大产能营养素的能量系数和人体能量消耗的主要组成。
2. 掌握蛋白质、脂类、碳水化合物、矿物质、维生素、水六大营养素的分类、生理功能和食物来源。
3. 理解蛋白质、脂类、碳水化合物、矿物质、维生素、水六大营养素的摄入与人体健康的关系。
4. 了解其他膳食成分的分类及主要生物学作用。
5. 能够利用所学知识对不同营养素的需要量进行判断，评估个人饮食是否满足营养需求，能指导日常饮食选择。
6. 通过学习，提高学生职业道德和健康素养，树立正确的价值取向，做遵章守法、有良知的烹饪人，培养学生的社会责任感和使命感。

第一节

能量

　　能量（energy）是维持生命活动的必要条件。人体在生命活动过程中不断从外界环境中摄取食物，获得必需的营养物质，其中包括碳水化合物、脂类和蛋白质这三大营养素。这些营养素经消化转变成可吸收的小分子营养物质，它们在细胞内经过合成代谢形成机体组成成分以更新衰老的组织；同时，经过分解代谢成小分子产物的过程中可以释放出蕴藏的化学能。这些化学能经过转化便成为生命活动过程中各种能量的来源，以维持机体代谢、神经传导、呼吸、循环及肌肉收缩等功能。当能量长期摄入不足时，机体将动员组织和细胞中储存的能量以维持生理活动中的能量消耗。当能量摄入量高于需求量时，多余的能量将以脂肪的形式储存在体内。能量过剩与缺乏均会影响人体健康。

一、能量的营养素来源

食物能量来自太阳能，即植物利用太阳光能通过光合作用把二氧化碳、水和其他无机物转变成有机物以供其生命活动之所需。人体所需要的能量主要来源于动物性和植物性食物中的碳水化合物、脂类（主要为脂肪）和蛋白质这三种营养素。故碳水化合物、脂类和蛋白质常被称为三大产能营养素。

1. 碳水化合物

碳水化合物是机体的重要能量来源。膳食中碳水化合物的主要来源为粮谷类和薯类等中的淀粉类，经过消化形成葡萄糖、果糖等单糖，再以糖原的形式贮存于人体内，在需要时进行分解，给机体供能。

葡萄糖是机体最主要的能源物质，根据氧供应的情况，机体内葡萄糖的供能途径会有不同。在氧供应不足时，葡萄糖在细胞质中进行无氧糖酵解，又称糖酵解。通过无氧糖酵解，1分子葡萄糖分解生成2分子乳酸，并生成2分子ATP。在氧供应充足时，葡萄糖进行有氧氧化，先在细胞质内分解为丙酮酸，再进入线粒体转变为乙酰辅酶A，然后经过三羧酸循环继续分解并释放能量。经过有氧氧化，1分子葡萄糖生成6分子二氧化碳和6分子水，并产生30~32个ATP。三羧酸循环是碳水化合物、脂类和蛋白质氧化供能的共同通路。

2. 脂类

脂类包括脂肪和类脂，其中脂肪是人体能量的主要储存形式。在机体代谢需要（如饥饿）时，体内贮存的脂肪迅速分解为甘油和脂肪酸，经血液输送到各组织、细胞以供利用。甘油经过体内生物转化为磷酸二羟丙酮，可通过无氧糖酵解或有氧氧化供能，也可在肝脏经过糖异生转变为糖或糖原。脂肪酸在细胞质中转变为脂酰辅酶A，然后进入线粒体反复进行β-氧化，生成乙酰辅酶A进入三羧酸循环彻底氧化供能。脂肪氧化可释放大量的能量，1分子软脂酸氧化释放的能量可净生成129个ATP，每克脂肪氧化分解释放的能量，约为每克糖氧化释放能量的2倍。

3. 蛋白质

蛋白质是一切生命的物质基础，人体在一般情况下，主要利用碳水化合物和脂肪氧化供能。人体的组织器官的构成、生化反应的进行都离不开蛋白质。蛋白质降解为氨基酸后被吸收，用以补充体内损失的蛋白质。但在某些特殊情况下，机体所需能源物质供给不足，如长期不能进食或消耗量过大时，体内的糖原和贮存的脂肪被大量消耗之后，才会依靠组织蛋白质分解产生氨基酸来获得能量。体内的氨基酸在肝脏转化为α-酮酸、胺类及二氧化碳。

二、能量的计量和计算

（一）能量的单位

"能"在自然界的存在有太阳能、化学能、机械能和电能等多种形式。目前，国际上通用的能量单位是焦耳（Joule，J），营养学上更习惯使用的能量单位是卡（calorie，cal），两种能量单位的换算如下：

$$1千卡（kcal）=4.184千焦耳（kJ）$$
$$1千焦耳（kJ）=0.239千卡（kcal）$$

（二）食物的能量系数

每克产能营养素在体内氧化所产生的能量值，称为"食物的能量系数"也称为"产能系数"或称"食物的热价"。食物的能量系数是经体外燃烧试验推算而得。

产能营养素在体内的燃烧（生物氧化）过程和在体外的燃烧过程不尽相同，经推算三大产能营养素体内氧化产生的能量值应为：1g碳水化合物为17.15kJ（4.1kcal），1g脂肪为39.54kJ（9.45kcal），1g蛋白质则为18.2kJ（4.35kcal）。

食物中营养素在人体消化道内不能完全被消化吸收，其利用程度与食物本身的情况、食物的加工及人体的生理状态等有关。一般混合膳食中碳水化合物，脂肪和蛋白质的吸收率分别按98%、95%和92%计算。所以，三种产能营养素的能量系数为：

1 g碳水化合物：17.15 kJ×98%=16.81 kJ（4.0 kcal）

1 g脂肪：39.54 kJ×95%=37.56 kJ（9.0 kcal）

1 g蛋白质：18.2 kJ×92%=16.74 kJ（4.0 kcal）

除了三大产能营养素以外，乙醇、有机酸、膳食纤维等物质也可以提供能量。按照食品安全国家标准《预包装食品营养标签通则》（GB 28050—2011），我国使用的食物中产能物质的能量系数具体见表2-1，其标准与WHO/FAO推荐的基本一致。

表2-1　食物中产能物质的能量系数　　　　　　　　　　　单位：kJ/g

成分	能量系数	成分	能量系数
碳水化合物	17	乙醇	27
蛋白质	17	有机酸	17
脂肪	37	膳食纤维[※]	8

注：※ 包括膳食纤维的单体，如不消化的低聚糖、不消化淀粉、抗性糊精等。

（三）食物所含能量的计算

食物通常混合着不同的产能营养素，计算食物所含的能量的方法是，将食物中的产能营养素的重量（g）乘以各自的能量系数后相加。一般情况下，计算三大产能营养素即可，其公式为：

食物所含的能量（kcal）=蛋白质（g）×4（kcal）+脂肪（g）×9（kcal）+碳水化合物（g）×4（kcal）

例：一杯200mL的牛奶里含有6克蛋白质，6.4克脂肪，6.8克碳水化合物，请问这杯牛奶能提供多少能量？

解：200mL牛奶能提供的能量 = 6×4 + 6.4×9 + 6.8×4 = 108.8（kcal）

答：一杯牛奶（200mL）能提供108.8 kcal能量。

混合膳食所含能量的计算，需把食物中三大产能营养素先各自合计，再乘以各自能量系数后相加即可。

三、人体的能量消耗

成年人的能量消耗主要用于维持基础代谢、身体活动与食物热效应三方面。对孕妇与乳母而言，能量消耗还用于胎儿生长发育，母体的子宫、胎盘以及乳房等组织增长、合成分泌乳汁和体脂储备等。对于婴幼儿、儿童和青少年，能量消耗还应该包括生长发育所需要的能量。

（一）基础代谢

1. 基础代谢与基础代谢率

基础代谢（basal metabolism）又称基础能量消耗（basic energy expenditure，BEE），是指维持机体最基本的生命活动所需要的能量消耗，占人体总能量消耗的60%~70%。WHO/FAO对基础代谢的定义是人体经过10~12h空腹和良好的睡眠、清醒仰卧、恒温条件下（一般为22~26℃），无任何身体活动和紧张的思维活动，全身肌肉放松时的能量消耗。此时能量消耗仅用于维持体温、呼吸、心脏搏动，血液循环及其他组织器官和细胞的基本生理功能的需要。

在上述条件下所测定的基础代谢速率称为基础代谢率（basal metabolic rate，BMR），指单位时间内千克体重或体表面积的基础代谢能量，以kJ/（kg·h）或kJ/（m^2·h）为单位表示。不同年龄、性别人群的基础代谢率见表2-2。

表2-2 人体基础代谢率　　　　　单位：kJ/（m^2·h）

年龄	男	女	年龄	男	女
1	221.8	221.8	30	154.0	146.9
3	214.6	214.2	35	152.7	146.4
5	206.3	202.5	40	151.9	146.0
7	197.7	200.0	45	151.5	144.3
9	189.9	179.1	50	149.8	139.7
11	179.9	175.7	55	148.1	139.3
13	177.0	168.6	60	146.0	136.8
15	174.9	158.8	65	143.9	134.7
17	170.7	151.9	70	141.4	132.6
19	164.0	1485	75	138.9	131.0
20	161.5	147.7	80	138.1	129.3
25	156.9	147.3			

2. 影响基础代谢的因素

（1）体型和机体构成　基础代谢与体表面积的大小成正比，体表面积越大，向外环境散热越快，基础代谢能量消耗也越高。机体组织（包括肌肉、心脏、肝脏、肾脏及脑等）是代谢活跃的组织，其消耗的能量占基础代谢能量消耗的70%~80%，脂肪组织消耗的能量明显低于瘦体组织。因此，同等体重情况下，瘦高且肌肉发达者的基础代谢能量消耗高于矮胖且肌肉不发达者。

（2）年龄　婴幼儿和青少年生长发育迅速，基础代谢能量消耗相对较高。成年后基础代谢水平随年龄增长不断下降，30岁以后每10年降低约2%，50岁以后下降更多。

（3）性别　在同一年龄、同一体表面积的情况下，男性瘦体组织所占比例一般高于女性，通常情况下，男性BEE比女性高5%~10%。此外，对于生育年龄的妇女，在两次月经之间的排卵前期和后期，其基础体温有波动，对BMR也有微小的影响。孕妇和乳母的BEE也较高，主要表现在孕妇的子宫、胎盘、胎儿的发育及体脂储备以及乳母合成与分泌乳汁均需要额外能量的补充。

（4）内分泌　许多激素对细胞代谢起调节作用。例如，甲状腺素对细胞的氧化过程具有十分重要的作用，它可以使细胞氧化过程加快；在异常情况下，如甲状腺功能亢进可使BMR明显升高；相反，患黏液水肿时，基础代谢率低于正常。肾上腺素和去甲肾上腺素对BMR也有影响，但其作用低于甲状腺素。垂体激素能调节其他腺体的活动，其中包括对甲状腺的影响，因而也间接影响BMR。

（5）应激状态　一切应激状态，如发热、创伤、失眠以及精神紧张等均可使BMR升高。当机体发热时，体内的代谢过程加快，基础代谢升高，估计从37℃升高体温至39℃时，机体的基础代谢消耗增加28%。

（6）生活和作业环境　环境温度会影响基础代谢，在寒冷的地方，人体需要增加2%~5%的额外能量；在高温条件下（30~40℃），每增加1℃需要增加0.5%以上的能量需要。大量摄食会提高基础代谢水平；而禁食、饥饿或少食时，基础代谢能量消耗相应降低，如完全禁食10余天后BMR大约降低25%。

（二）身体活动

身体活动是指任何由骨骼肌收缩引起能量消耗的身体运动，占人体总能量消耗的15%~30%。身体活动一般分为职业活动、交通活动、家务活动和休闲活动等，随人体活动量的增加，其能量消耗也将大幅度增加。不同的身体活动水平是导致人体能量需要量不同的主要因素，人体可通过调整身体活动水平来控制能量消耗，保持能量平衡和维持健康。

影响身体活动能量消耗的因素如下。

（1）肌肉越发达者，活动能量消耗越多。

（2）体重越重者，做相同的运动所消耗的能量也越多。

（3）劳动强度越大、持续时间越长，能量消耗越多。其中劳动强度是主要影响因素，而劳动强度主要涉及劳动时牵动的肌肉多少和负荷的大小。

（4）与工作熟练程度有关，对工作熟练程度高者能量消耗较少。

营养学上，根据活动强度的不同，将我国成人的活动强度分为三个级别，即轻体力活动、中等体力活动和重体力活动（表2-3），65岁以上人群无高强度身体活动水平。

表2-3　中国成人活动分级和能量消耗

级别	职业工作时间分配	工作内容举例	PAL
轻	75% 时间坐或站立 25% 时间站着活动	办公室工作、修理电器钟表、售货员、酒店服务员、化学实验操作、讲课等	1.40
中等	40% 时间坐或站立 60% 时间特殊职业活动	学生日常活动、机动车驾驶、电工安装、车床操作、金属切削等	1.70
重	25% 时间坐或站立 75% 时间特殊职业活动	非机械化农业劳动、炼钢、舞蹈、体育运动、装卸、采矿等	2.00

上表中的PAL（physical activity level）为体力活动水平系数，可用它来计算成人能量的推荐摄入量，即成年人膳食能量需要量（EER）=BMR（kcal/d）×PAL。

应该指出的是，人们在工作中所消耗的能量虽然是生活中能量消耗的重要部分，但下班以后的业余活动也是不可忽视的。下班后的活动状态不同，每个人的能量消耗也会有很大不同。所以，对于一个个体，应该按他的具体情况分析，才能更加准确。

身体活动是促使能量消耗增加的重要因素，这部分能量是人体能量消耗变化最大，也是人体控制能量消耗、保持能量平衡、维持健康最重要的部分。

（三）食物热效应

食物热效应（thermic effect of food，TEF）是指人体在摄食过程中所引起的额外能量消耗，是摄食后发生的一系列消化、吸收利用以及营养素及其代谢产物之间相互转化过程中所消耗的能量，又称食物特殊动力作用（specific dynamic action，SDA）。食物热效应的高低与食物营养成分、进食量和进食速度有关。

食物中不同产能营养素的食物热效应不同，其中蛋白质的食物热效应最大，为本身产生能量的20%~30%，而脂肪和碳水化合物分别为0~5%与5%~10%。成年人摄入混合膳食引起的TEF相当于总能量消耗的10%。

摄食量越多，能量消耗也越多；进食快者比进食慢者食物热效应高，这主要是由于进食快时中枢神经系统较活跃，激素和酶的分泌速度快且数量多，吸收和储存的速率较高，能量消耗也相对较多。

（四）特殊生理阶段的能量消耗

1. 生长发育

婴幼儿、儿童和青少年的生长发育需要能量，主要包括两方面，一是合成新组织所需的能量；二是储存在这些新组织中的能量。生长发育所需的能量，在出生后前3个月约占总能量需要量的35%，在12个月时迅速降到总能量需要量的5%，出生后第二年约为总能量需要量的3%，到青少年期约为总能量需要量的1%~2%。

2. 怀孕

怀孕期间，胎儿、胎盘的增长和母体组织（如子宫、乳房、脂肪储存等）的增加需要额外的能量，此外也需要额外的能量维持这些增加组织的代谢。

3. 哺乳

哺乳期的能量附加量由两部分组成，一是乳汁中含有的能量；二是产生乳汁所需要的能量。营养状态良好的乳母哺乳期所需要的附加能量可部分来源于孕期脂肪的储存。

四、能量平衡与健康

（一）能量平衡

人体能量代谢的最佳状态，是达到能量消耗与能量摄入的平衡。这种能量平衡能使机体保持健康，并能胜任必要的社会经济生活。能量代谢失衡，即能量缺乏或过剩，都对身体健康不利。若人体每日摄入的能量不足，机体会运用自身储备的能量，甚至消耗自身的组织，以满足生命活动的能量需要。人长期处于饥饿状态，在一定时期内，机体会出现基础代谢降低、身体活动减少和体重下降的情况，以减少能量的消耗，使机体产生对于能量摄入减少的适应状态。此时，能量代谢由负平衡达到新的低水平上的平衡。其结果会引起儿童生长发育停滞，成年人消瘦和工作能力下降。相反，任何食物摄入过多都会引起能量过剩，净剩余能量几乎全以脂肪的形式储存在脂肪组织中。脂肪在体内的异常堆积，会导致肥胖，给机体造成不必要的负担，并可成为心血管疾病、某些癌症、糖尿病等疾病的危险因素。因此，维持机体能量平衡是健康的基础。

（二）能量摄入的调节

目前认为，食欲行为与能量平衡的调节是生理因素（感官刺激、胃肠信号、内分泌、神经与体液等）和非生理因素（环境、摄食行为等）相互作用的复杂过程。

1. 神经生理对摄食行为的调节

食欲和摄食行为主要是通过摄食系统和饱食系统来调节摄食启动和终止，是一个短期的生理调节过程。当人体感觉器官（嗅觉、视觉、触觉和味觉）受到食物色、香、味的感觉刺激时，摄食信号迅速通过自主神经系统传递到下丘脑摄食中枢，启动了消化过程（包括唾液、胃酸、胆汁和胰岛素等分泌增加、胃蠕动或牵拉增强），从而引起饥饿感和食欲，表现为启动摄食过程。当食物作用于口腔、食管和胃肠壁上的机械性刺激感受器和化学感受器，通过传入神经和激素（如胰高血糖素、胆囊收缩素和生长激素抑制素）将信号传递给下丘脑饱食中枢，产生饱腹感，食欲得到满足，机体终止摄食过程。

2. 营养素及其代谢产物对摄食行为的调节

食物经消化、吸收后，血液中营养素及其代谢产物对摄食信号因子和饱食信号因子也具有调控作用。葡萄糖是通过葡萄糖受体调节系统或者通过血液中葡萄糖的水平及其对脑组织葡萄糖水平的调节来发挥摄食调节作用的。当血糖低于某一阈值时，会导致机体饥饿感和食欲增加，并激发摄食行为；而高血糖水平又会产生饱腹信号，则摄食停止。脂肪酸及其代谢产物的水平对食物摄入具有负反馈的调节作用：当体内脂肪储存增加时，过多的脂肪作为饱腹信号反馈作用于中枢神经系统，通过调节饱腹感，终止摄食行为。同时，三大产能营养素的食物热效应会引起体温增高，也可抑制摄食行为。

3. 蛋白和肽类因子对摄食行为的调节

（1）组织细胞蛋白和肽类因子　组织和细胞中多种蛋白和肽类因子能够调节食欲和能量代谢，如生长素释放肽和胰多肽能够促进食欲和能量代谢，瘦素和胆囊收缩素能够抑制食欲和能量代谢。

（2）中枢神经系统蛋白和肽类因子　中枢神经系统能够分泌多种蛋白和肽类因子，从而调节食欲和能量代谢，如分布于下丘脑的神经肽Y和下丘脑外侧区、穹隆周围核分泌的食欲肽A、B能够促进食欲和调节能量代谢，而饱腹因子和促肾上腺皮质激素释放激素则可抑制摄食行为。

4. 蛋白因子对能量消耗的影响

（1）解偶联蛋白（uncoupling proteins，UCPs） 是一组存在于细胞线粒体内膜上的跨膜蛋白质，通过产热与能量消耗来调节机体的能量平衡。

（2）β_3-肾上腺素受体（β_3-adrenalin receptor，β_3-AR） 主要分布于脂肪细胞上，受到交感神经介质儿茶酚胺类物质的调控作用。主要参与脂肪组织的产热、脂肪分解、提高机体基础代谢率、调节体脂平衡等过程。

（三）非生理因素对能量摄入的影响

人们的摄食行为部分也依赖于非生理因素的作用，如进食环境和食物特性（食物品种、包装和体积等）、饮食习惯（食物喜好和选择等）、食物信念和态度（对食物的评价和接受度等）以及社会文化因素等。

所以，维持机体能量平衡是通过调节有关的各种生理信号、环境与社会因素之间相互作用以及协调膳食摄取和能量消耗来实现的。

（四）能量过剩与肥胖

1. 肥胖的定义

肥胖是一种由遗传和环境等多因素引起的，由于机体的能量摄入大于能量消耗，多余的能量以脂肪形式贮存，导致机体脂肪总含量过多和（或）局部含量增多及分布异常，对健康造成一定影响的慢性代谢性疾病。

2. 肥胖的分类

根据发生原因，肥胖可分为遗传性肥胖、继发性肥胖和单纯性肥胖三类。

（1）遗传性肥胖 主要指遗传物质变异（如染色体缺失、单基因突变）导致的一种极度肥胖，这种肥胖比较罕见，例如Prader-Willi综合征、leptin基因突变等。

（2）继发性肥胖 主要指由于下丘脑-脑垂体-肾上腺轴发生病变、内分泌紊乱或其他疾病、外伤引起的内分泌障碍而导致的肥胖，例如甲状腺功能减退症、皮质醇增多症、胰岛素瘤性功能减退症、男性无睾综合征、女性更年期综合征及少数多囊卵巢综合征。

（3）单纯性肥胖 主要是指排除由遗传性肥胖、代谢性疾病、外伤或其他疾病所引起的继发性、病理性肥胖，而单纯由于营养过剩所造成的全身性脂肪过量积累，是一种由基因和环境因素相互作用导致的复杂性疾病，常表现为家族聚集倾向。

根据脂肪在身体分布的部分不同，肥胖可分为中心型肥胖和外周型肥胖。

（1）中心性肥胖 脂肪主要在腹壁和腹腔内蓄积过多，包括腹部皮下脂肪、脏器周围、网膜和系膜脂肪以及腹膜后脂肪，称为中心性肥胖，又称腹型肥胖或内脏型肥胖。与外周性肥胖相比，中心性肥胖与肥胖相关性疾病有更强的关联，是许多慢性病的独立危险因素。

（2）外周性肥胖 脂肪沉积基本上呈匀称性分布，臀部和肢体脂肪堆积明显多于腹部，称为外周性肥胖。

3. 肥胖的判定

肥胖作为一种由于机体脂肪蓄积过多和分布异常导致的慢性病，其判定、检测标准和方法有很多种。在实际工作中，主要通过对成年人身体外部特征进行测量从而间接反映体内的脂肪含量和分布。其中，体质指数和腰围最为常用。

（1）体质指数 评价成年人能量营养状况，常用的指标是体质指数（body mass index，BMI）。

BMI的公式为：

$$BMI=体重（kg）÷[身高（m）]^2$$

WHO建议BMI<18.5为营养不良，18.5≤BMI<25.0为正常，BMI≥25.0为超重或肥胖，我国的标准是BMI<18.5为营养不良，18.5≤BMI<24.0为正常，24.0≤BMI<28为超重，BMI≥28.0为肥胖。

（2）肥胖度 用肥胖度衡量肥胖是文献常用的方法，为WHO极力推荐。其计算公式为：

$$肥胖度=[实际体重（kg）-身高标准体重（kg）]÷身高标准体重（kg）×100\%$$

如此计算得到的肥胖度又叫作超重体重百分比。

其中，身高标准体重（又称理想体重）可根据Broca改良公式计算，即：

$$身高标准体重（kg）=身高（cm）-105$$

判断标准：肥胖度≥10%为超重；20%~29%为轻度肥胖；30%~49%为中度肥胖；≥50%为重度肥胖。

（3）腰围、腰臀比 腰围和腰臀比是常见的关于腹部脂肪分布的测定指标。腰围的测量位置是水平位腋中线髂前上棘和第12肋下缘连线的中点，水平绕一周测得的周径长度即腰围，反映了机体腹部内脏脂肪堆积的程度。WHO提出男性腰围≥102cm，女性腰围≥85cm作为成年人中心型肥胖的标准。我国把男性腰围≥90cm，女性腰围≥85cm作为成年人中心型肥胖的标准。腰臀比（Waist-to-Hip- Ratio，WHR）是用腰围和臀围的比值来估算肥胖及其危险度的方法，能够反映出患某些肥胖相关疾病的危险程度。WHO规定男性WHR≥0.9、女性WHR≥0.8作为成年人上半身肥胖的标准。

（4）体脂百分比 是指人体脂肪组织重量占体重的百分比，是判断肥胖的直接指标，也是肥胖诊断的"金标准"。WHO评价肥胖的标准为成年男性体脂含量>25%、成年女性>30%。目前，我国尚缺乏基于循证依据的体脂百分比评估肥胖及肥胖程度的标准。

中国成年人超重和肥胖的体质指数和腰围限值与相关疾病危险的关系见表2-4。

表2-4 中国成年人超重和肥胖的体质指数和腰围限值与相关疾病[※]危险的关系

分类	体质指数/（kg/m²）	腰围/cm		
		男：<85 女：<80	男：85~95 女：80~90	男：≥95 女：≥90
体重过低[※※]	<18.5	—	—	—
体重正常	18.5~23.9	—	增加	高
超重	24.0~27.9	增加	高	极高
肥胖	≥28.0	高	极高	极高

注：※ 相关疾病指高血压、糖尿病、血脂异常和危险因素聚集。

※※ 体重过低可能预示有其他健康问题。

4. 肥胖的危害

肥胖是威胁全球和我国居民健康的严重问题。在过去的30年里，超重和肥胖人群的数量在全国范围内有了惊人的增长趋势。国家卫生健康委发布的《成人肥胖食养指南（2024年版）》的最新数据显示，我国18岁及以上居民超重率、肥胖率分别达到34.3%和16.4%。《儿童青少年肥胖食养指南（2024年版）》中指出，6岁以下儿童青少年肥胖率为3.6%，6~17岁儿童青少年肥胖率为7.9%。肥胖可引起人体生理、生化及病理等一系列变化，导致机体多种代谢障碍，成为多种慢性疾病的病因或易发因素。

（1）肥胖与糖尿病　超重、肥胖和腹部脂肪蓄积是2型糖尿病发病的几个重要危险因素。肥胖患者脂肪细胞对胰岛素不敏感，糖进入肥大脂肪细胞膜时需较多的胰岛素，致使胰岛β细胞负担过重，终至衰竭而出现糖尿病。肥胖持续的时间越长，发生2型糖尿病的危险性越大。儿童期肥胖或体脂成分超标，成年后仍然肥胖的人群发生糖尿病的风险是体重持续正常人群的4.3倍。

（2）肥胖与血脂异常　肥胖是血脂异常的重要影响因素，脂肪代谢紊乱是肥胖人群脂肪代谢的表现之一。研究显示，体重每增加10%，血浆胆固醇就相应增加0.3mmol/L，超重者发生高胆固醇血症的相对危险是非超重者的1.5~2倍，肥胖人群中血浆胆固醇水平在5.2mmol/L以上的可达55.8%。肥胖导致的血脂异常促进了动脉粥样硬化的形成。

（3）肥胖与心血管疾病　肥胖是心脑血管疾病重要的独立危险因素，由于外周脂肪的堆积，阻力增加，引起血管内压力升高和心血管系统损伤。肥胖能够增加罹患高血压、冠心病、充血性心力衰竭、脑卒中以及静脉血栓的风险，肥胖者心脑血管疾病患病率和死亡率均显著增加。

（4）肥胖与癌症　国际癌症研究机构的研究显示，在欧美和中亚地区的女性当中，肥胖造成的癌症占了癌症总数的9%，有充足证据表明超重和肥胖与食管腺癌、结直肠癌、肝癌、胆囊癌、胰腺癌等13种癌症的发生有关。

（5）肥胖与其他疾病　肥胖患者易患胆囊疾病；肥胖使关节负担过重而引起腰背、下肢关节疼痛，诱发关节病变；肥胖还易引起痛风、脂肪肝、不孕不育等疾病。

5. 肥胖的防治

（1）控制膳食总能量　预防肥胖，要根据个人的工作情况与劳动强度，合理安排膳食，保持能量摄入水平与能量消耗水平相当，避免能量过剩。对于轻度肥胖的成年病人，一般在正常供给能量基础上按照每天少供给能量125~150kcal的标准来确定其一日三餐的能量供给，这样每月可以稳步减重0.5~1.0kg；对于中度肥胖者，每天减少150~500kcal的能量供给比较适宜；而对于重度的肥胖者，每天以减少500~1000kcal的能量供给为宜，可以每周减重0.5~1.0kg。

（2）调整膳食结构　在总能量摄入一定的前提下，宏量营养素之间的比例不同，对机体能量代谢及健康效应也不同。因此，常用的减肥膳食在限制总能量的基础上，对各种宏量营养素的供能比也有一定的限制。目前比较公认的减肥膳食是高蛋白（供能比占20%~25%）、低脂肪（供能比占20%~30%）、低碳水化合物（供能比占45%~50%）膳食。蛋白质的摄入种类建议多摄入优质蛋白，含嘌呤高的动物内脏应加以限制；脂肪可选用含单不饱和脂肪酸或多不饱和脂肪酸丰富的油脂和食物，少食富含饱和脂肪酸的动物油脂和食物；碳水化合物应选择全谷类食物，多选择粗杂粮，如玉米、燕麦、莜麦等，严格限制精制糖、巧克力、含糖饮料及零食等。

（3）养成良好饮食习惯　进食要有规律，可少食多餐，避免少餐多食；放慢进食速度，细嚼慢咽，可减少进食量；进食后适当活动；少吃含高脂肪的油炸、油腻食物，少吃高糖的甜点和饮料；尽量采用煮、煨、炖、蒸等方法烹饪食物，减少烹调油用量。

（4）增加体力活动　各种体力活动都可以增加机体的能量消耗，活动强度越大，能量消耗越多。要根据自己的身体状况，从事适当的体力活动，坚持体育锻炼。减肥过程中增加运动能量消耗，是造成机体能量负平衡的另一手段。运动不仅增加能量消耗，还有益于脂肪代谢的调节，促进脂肪分解，减少脂肪合成。

五、人体能量需要量的确定

能量需要量（energy requirement，ER）是指能长期保持良好的健康状态、维持良好的体型、机体构成以及理想活动水平的个体或人群，达到能量平衡时所需要的膳食能量摄入量。能量的推荐摄入量与其他营养素不同，是以平均需要量为基础，不需要增加安全量，也没有可耐受最高摄入量，因为只要能量摄入高于需要量，就可能会在体内储存或出现体重超重。为了与其他营养素相区别，美国和加拿大引入了估计能量需要量（estimated energy requirement，EER）的概念，即针对特定年龄、性别、体重、身高并具有良好健康状况的个体或人群，保持能量平衡的平均膳食能量摄入量。目前在实际工作中常用的能量需要量确定的方法有查表法和计算法。

（一）查表法

中国营养学会根据不同年龄段人群的生理特点，结合年龄、性别、身高、体重和身体活动水平等因素，编制了适合中国居民的膳食估计能量需要量（EER）（表2-5）。从中国居民膳食估计能量需要量表中可以根据年龄、性别、身体活动水平直接查出各个年龄段不同人群的能量需要量。

表2-5　中国居民膳食估计能量需要量（EER）　　　　　单位：kcal/d

人群	男			女		
	PAL I [a]	PAL II [b]	PAL III [c]	PAL I [a]	PAL II [b]	PAL III [c]
0岁~	—	90kcal/（kg·d）	—	—	90kcal/（kg.d）	—
0.5岁~	—	75kcal/（kg·d）	—	—	75kcal/（kg.d）	—
1岁~	—	900	—	—	800	—
2岁~	—	1100	—	—	1000	—
3岁~	—	1250	—	—	1150	—
4岁~	—	1300	—	—	1250	—
5岁~	—	1400	—	—	1300	—
6岁~	1400	1600	1800	1300	1450	1650
7岁~	1500	1700	1900	1350	1550	1750
8岁~	1600	1850	2100	1450	1700	1900

续表

单位：kcal/d

人群	男			女		
	PAL Ⅰ[a]	PAL Ⅱ[b]	PAL Ⅲ[c]	PAL Ⅰ[a]	PAL Ⅱ[b]	PAL Ⅲ[c]
9岁~	1700	1950	2200	1550	1800	2000
10岁~	1800	2050	2300	1650	1900	2100
11岁~	1900	2200	2450	1750	2000	2250
12岁~	2300	2600	2900	1950	2200	2450
15岁~	2600	2950	3300	2100	2350	2650
18岁~	2150	2550	3000	1700	2100	2450
30岁~	2050	2500	2950	1700	2050	2400
50岁~	1950	2400	2800	1600	1950	2300
65岁~	1900	2300	—	1550	1850	—
75岁~	1800	2200	—	1500	1750	—
孕妇（早）	—	—	—	+0	+0	+0
孕妇（中）	—	—	—	+250	+250	+250
孕妇（晚）	—	—	—	+400	+400	+400
乳母	—	—	—	+400	+400	+400

注：PAL Ⅰa、PAL Ⅱb和PAL Ⅲc分别代表低强度身体活动水平、中等强度身体活动水平和高强度身体活动水平。"—"表示未制定或未涉及；"+"表示在相应年龄阶段的成年女性需要量基础上增加的需要量。

（二）计算法

计算法是根据标准体重和每千克体重所需能量计算，以达到个体"维持健康"的基本要求，使机体处于营养均衡状态。其标准步骤如下。

1.询问基本情况

询问被调查者的姓名、年龄、性别、工作类型等基本情况，并记录。

2.测量被调查者身高、体重

身高在一天中会发生变化，波动幅度在1~2 cm，测量身高一般在上午10时左右进行，此时身高为全天的中间值。个人体重测量宜在早晨空腹排便之后进行，群体体检也可在上午10时左右进行。

3.根据被调查者的身高，计算其标准体重

利用Broca改良公式计算标准体重。

4.评价被调查者的营养状况

计算BMI，与判断标准进行比较，判断被检者的体重属于过低、正常、超重还是肥胖。

5.计算每日能量需要量

根据被调查者的年龄、体形、劳动强度查表2-6，确定每千克标准体重所需能量。按照公式计算被调查者每日能量需要量。

表2-6 成年人每日单位标准体重能量需要量　　　　　　　　单位：kcal/kg标准体重

体型	体力活动			
	极轻体力活动	轻体力活动	中体力活动	重体力活动
体重过低	35	40	45	45~55
体重正常	25~30	35	40	45
超重	20~25	30	35	40
肥胖	15~20	20~25	30	35

注：年龄超过50岁者，每增加10岁，比规定值酌减10%左右。

例：某男子30岁，教师，身高175cm，体重55kg，请计算其每日所需能量。

解：① 标准体重=175—105=70（kg）

② BMI=55÷1.75² =17.9（kg/m²）17.9<18.5 体重过低

③ 查表得标准体重能量需要量为40 kcal/kg

④ 全日供给能量=70 ×40=2800（kcal）

答：该男教师每日能量需要量为2800 kcal。

六、能量的食物来源及其在烹饪中的变化

（一）能量的食物来源

人体的能量来源是食物中的碳水化合物、脂类和蛋白质。这三类营养素普遍存在于各种食物中。根据中国居民膳食平衡宝塔，最高层的油脂类属于能量密度最高的食品，第三层的动物性食物类次之；第一层的谷薯及杂豆类能量密度适中；第四层奶类能量密度更低些，第二层的蔬菜水果类属于能量密度较低的食品。部分食物能量含量见表2-7。

三类产能营养素在体内都有其特殊的生理功能且又相互影响，如碳水化合物与脂类之间的相互转化及它们对蛋白质有节约作用。因此，三者在总能量供给中应有一个恰当的比例。根据我国的饮食习惯及近期的变化，中国营养学会推荐，成年人碳水化合物占总能量供给量的50%~65%，脂肪占20%~30%，蛋白质占10%~15%为宜。年龄越小，蛋白质及脂肪供能占的比例适当增加。成年人脂肪摄入量一般不宜超过总能量的30%。

表2-7 常见食物中的能量含量（每100g可食部）

食物	能量含量/		食物	能量含量/	
	kcal	kJ		kcal	kJ
猪油（炼）	897	3753	带鱼	127	531
花生油	899	3761	草鱼	113	473
葵花子油	899	3761	鲫鱼	108	452
色拉油	898	3757	鲢鱼	104	435
腊肉（生）	498	2084	鸭蛋	180	753

续表

食物	能量含量/		食物	能量含量/	
	kcal	kJ		kcal	kJ
猪肉（肥瘦）	395	1653	鸡蛋（平均）	144	602
肉鸡（肥）	389	1628	巧克力	589	2463
鸭（平均）	240	1004	奶糖	407	1705
羊肉（肥瘦）	203	849	绵白糖	396	1657
鸡（平均）	167	699	马铃薯片（油炸）	615	2575
牛肉（肥瘦）	125	523	曲奇饼干	546	2286
小麦	339	1416	方便面	473	1979
稻米（平均）	347	1452	土豆	77	323
面条（平均）	286	1195	豆角	34	144
馒头（平均）	229	934	油菜	25	103
全脂牛乳粉	478	2000	大白菜	18	76
酸奶（平均）	72	301	香蕉	93	389
牛乳（平均）	54	226	苹果	54	227
黄豆	390	1631	柑橘	46	193
豆腐（平均）	82	342	葡萄	44	185

资料来源:《中国食物成分表（标准版）》（第6版）。

（二）能量在烹饪中的变化

1. 能量密度

能量密度是指每克食物所含的能量，与食品的水分和脂肪含量密切相关。食品的水分含量高则能量密度低，脂肪含量高则能量密度高。

影响能量密度的另一特性是食品的稠度。它与食品的适口程度和是否满足能量需要有关。例如，玉米粥易呈黏稠状，若加水稀释则能量密度自然降低；如添加少量植物油，也可明显降低其黏度，但同时也可增加其能量密度。所以，在添加脂肪和糖以增加食品的能量密度和可口性时，必须注意保证蛋白质和其他营养素的浓度，使之保持适宜的水平。

2. 能量在烹饪中的变化

能量既不能被创造也不能被消灭，它只能由一种形式转变成另一种形式。食材初加工时剔除了不可食用的部分，其可食性比例提高会增加其可利用的食物能量。如果蔬榨汁，减少了果蔬中不可消化的膳食纤维，能量增加。烹饪过程中，不同的烹饪方法会影响菜品的能量。一般来说，烹饪方式的热量排名为拌＜蒸＜煮＜炒＜卤＜煎＜炸＜烤。采用煎、炸、烤的烹饪方式，需要在菜肴中加入大量的油，使菜肴热量迅速增加，而蒸、煮、拌的烹饪方式较为清淡，最接近菜品本身的热量。一些烹饪习惯也会增加菜品的能量，如勾芡时加入淀粉、拌沙拉时加入沙拉酱等。

第二节

蛋白质

　　两位运动员，李先生和王女士，都在为即将到来的马拉松比赛进行训练。李先生主要选择红肉和鸡蛋作为蛋白质来源，而王女士则主要选择豆腐和其他豆制品。在训练过程中，他们发现自己的恢复速度和运动表现有所不同。

　　李先生发现自己的肌肉恢复得很快，但有时会感到疲劳和僵硬。王女士虽然恢复速度稍慢，但她的肌肉柔韧性和耐力似乎更好。两人开始思考，他们的蛋白质选择是否影响了他们的运动表现和恢复？

　　蛋白质（protein）是机体细胞、组织和器官的重要组成成分，是一切生命的物质基础。而一切生命的表现形式，本质上都是蛋白质功能的体现，没有蛋白质就没有生命。一个体重70kg的健康成年男性体内大约含有12kg蛋白质。人体内的蛋白质始终处于不断分解和不断合成的动态平衡之中，从而达到组织蛋白质更新和修复的目的。一般来说，成人体内每天约有3%的蛋白质被更新，肠道和骨髓内的蛋白质更新速度较快。

一、蛋白质的组成与分类

　　蛋白质的结构使得它们能够执行许多重要的功能。蛋白质与碳水化合物、脂肪在元素构成上的一个关键差别是除了这三种产能营养素都含有碳、氢和氧原子，它还含有氮原子。这些氮原子正是蛋白质的构件氨基酸的氨基名称的由来。另一个主要区别是碳水化合物中重复单元的葡萄糖分子都是相同的，但蛋白质链中的氨基酸各不相同，构成蛋白质的氨基酸链可能含有20种不同的氨基酸。

（一）氨基酸

　　氨基酸（amino acids）是组成蛋白质的基本单位，是分子中具有氨基和羧基的一类含有复合官能团的化合物，具有共同的基本结构。氨基酸是羧酸分子的α碳原子上的氢被一个氨基取代的化合物，故又称为α-氨基酸。生命组织中绝大多数蛋白质都是由大约20种具有不同侧链的氨基酸组成的，在少数蛋白质中会出现其他稀有的氨基酸。

1. 氨基酸的分类

　　氨基酸按化学结构可分为脂肪族氨基酸、芳香族氨基酸、杂环氨基酸和杂环亚氨基酸。按照营养需求，氨基酸可分为必需氨基酸、非必需氨基酸和条件必需氨基酸（表2-8）。

　　体内不能合成或合成速度不能满足机体需要，必须由食物供给的氨基酸称为必需氨基酸（essential amino acids，EAA）。人体EAA有9种：异亮氨酸、亮氨酸、赖氨酸、蛋氨酸、苯丙氨酸、苏氨酸、色氨酸、缬氨酸和组氨酸。其中组氨酸是婴儿的EAA。

　　非必需氨基酸（nonessential amino acids）指的是人体能自身合成，不需通过食物供给的氨基酸。

条件必需氨基酸（conditionally essential amino acids）是指人体能合成，但合成速度不能满足需要，或合成原料是必需氨基酸的一类氨基酸，如半胱氨酸和酪氨酸。半胱氨酸和酪氨酸在体内可分别由蛋氨酸和苯丙氨酸转变而成，如果膳食中能直接提供这两种氨基酸，则人体对蛋氨酸和苯丙氨酸的需要量可分别减少30%和50%。

表2-8　人体内的氨基酸

必需氨基酸		非必需氨基酸		条件必需氨基酸	
异亮氨酸	Isoleucine（Ile）	天冬氨酸	Aspartic acid（Asp）	半胱氨酸	Cysteine（Cys）
亮氨酸	Leucine（Leu）	天冬酰胺	Asparagine（Asn）	酪氨酸	Tyrosine（Tyr）
赖氨酸	Lysine（Lys）	谷氨酸	Glutamic acid（Glu）		
甲硫氨酸	Methionine（Met）	谷氨酰胺	Glutamine（Gln）		
苯内氨酸	Phenylalanine（Phe）	甘氨酸	Glycine（Gly）		
苏氨酸	Threonine（Thr）	脯氨酸	Proline（Pro）		
色氨酸	Tryptophan（Trp）	丝氨酸	Serine（Ser）		
缬氨酸	Valine（Val）				
组氨酸	Histidine（His）				

资料来源：《中国营养科学全书（第二版）》。

2. 氨基酸模式

氨基酸模式是指某种蛋白质中各种必需氨基酸的构成比例。人体所需蛋白质来源于多种食物，凡蛋白质氨基酸模式与人体蛋白质氨基酸模式接近的食物，其必需氨基酸在体内的利用率就高，反之则低。例如，动物蛋白质中的蛋、奶、肉、鱼等以及大豆蛋白质的氨基酸模式与人体蛋白质氨基酸模式较接近，从而所含的必需氨基酸在体内的利用率就较高（表2-9）。其中鸡蛋蛋白质的氨基酸模式与人体蛋白质氨基酸模式最为接近，在比较食物蛋白质营养价值时常作为参考蛋白质（reference protein）。

表2-9　人体和几种常见食物蛋白质氨基酸模式

氨基酸	人体	全鸡蛋	牛奶	牛肉	大豆	小麦粉	大米
异亮氨酸	5.0	3.2	3.4	4.4	4.3	3.8	4.0
亮氨酸	9.8	5.1	6.8	6.8	5.7	6.4	6.3
赖氨酸	7.5	4.1	5.6	7.2	4.9	1.8	2.3
蛋氨酸＋半胱氨酸	3.7	3.4	2.4	3.2	1.2	2.8	2.8
苯内氨酸＋酪氨酸	6.3	5.5	7.3	6.2	3.2	7.2	7.2
苏氨酸	3.8	2.8	3.1	3.6	2.8	2.5	2.5
缬氨酸	6.5	3.9	4.6	4.6	3.2	3.8	3.8
色氨酸	1.0	1.0	1.0	1.0	1.0	1.0	1.0

资料来源：《中国食物成分表（标准版）》（第6版）。

3. 限制性氨基酸

食物蛋白质中一种或几种必需氨基酸含量相对较低，导致其他必需氨基酸在体内不能被充分利用而使蛋白质营养价值降低，这些含量相对较低的氨基酸被称为限制氨基酸（limiting amino acid）。由于这些氨基酸的不足，限制了其他氨基酸的利用。其中，含量最低的称第一限制氨基酸，其余依次称为第二，第三……限制氨基酸。植物蛋白质中赖氨酸、蛋氨酸、苏氨酸和色氨酸含量相对较低，所以营养价值也相对较低。如大米、面粉中的蛋白质赖氨酸含量最低，为第一限制氨基酸。以下是几种常见食物蛋白质中的限制氨基酸类别（表2-10）。

表2-10 几种常见食物蛋白质中的限制氨基酸

食物名称	第一限制氨基酸	第二限制氨基酸	第三限制氨基酸
小麦	赖氨酸	苏氨酸	缬氨酸
大麦	赖氨酸	苏氨酸	蛋氨酸
燕麦	赖氨酸	苏氨酸	蛋氨酸
大米	赖氨酸	苏氨酸	—
玉米	赖氨酸	色氨酸	苏氨酸
花生	蛋氨酸	—	
大豆	蛋氨酸	—	
鱼	蛋氨酸	缬氨酸	

（二）蛋白质的分类

人体细胞的新陈代谢、组织的更新和修复以及各种生理功能的调节和维持都依赖蛋白质。根据营养价值的高低可将蛋白质分为完全蛋白质、不完全蛋白质和半完全蛋白质。

完全蛋白质（又称优质蛋白质）含必需氨基酸的种类齐全，且氨基酸组成比例与人体蛋白质氨基酸比例接近，营养价值较高，如乳类中的酪蛋白及乳白蛋白、蛋类中的卵白蛋白及卵黄蛋白、肉类中的清蛋白和肌蛋白以及植源性的大豆蛋白等。当这类蛋白质作为唯一蛋白质来源时，能满足健康成人和儿童正常生长发育的要求。

不完全蛋白质缺少人体必需氨基酸中的一种或几种，在作为唯一蛋白质来源时，既不能维持生命，又不能促进生长发育，如玉米胶蛋白、动物结缔组织等。

半完全蛋白质虽含有人体需要的必需氨基酸，但其组成比例不当，其中一种或几种必需氨基酸相对含量较低，导致其他必需氨基酸在体内不能被充分利用而浪费，造成蛋白质营养价值降低。当这类蛋白质作为唯一的蛋白质来源时，可维持生命，但不能满足人体正常生长发育的需要，如小麦、大麦、马铃薯、坚果中的蛋白质。

二、蛋白质的功能

蛋白质进入机体后被消化成氨基酸，这些氨基酸与体内分解形成的其他氨基酸组成氨基酸池。组织从池中摄取氨基酸，并合成身体需要的特定蛋白质（肌肉、毛发、指甲、趾甲、激素、酶等）。如果碳水化合物与脂肪不能满足能量需要，氨基酸还可以提供能量（通过一种脱氨基过程）。蛋白质的主要功能如下。

（一）构成和修复组织器官

蛋白质是构成人体细胞、组织、器官结构的主要物质，人体内蛋白质含量约占体重的

16%。人体细胞中除水分外，蛋白质约占细胞内物质的80%。儿童、青少年、孕妇、乳母体格和组织、器官的生长发育，机体各种损伤修补，消耗性疾病的恢复，以及成人体内细胞和组织的更新，都需要大量的蛋白质。有研究证实，成人体内每日有1%~3%的蛋白质需要更新。而如肠黏膜细胞平均6d更新一次，而红细胞平均120d更新一次。适量的蛋白质摄入将有利于儿童的生长发育、健康成人体内蛋白质更新和疾病的康复。

（二）构成体内各种重要的生理活性物质

蛋白质能形成酶，酶参与消化和其他合成机体所需的化学终产物的细胞过程。蛋白质能够合成控制机体功能的特定激素（如胰岛素）和神经递质（如5-羟色胺）。蛋白质是血液中"聪明"的物质搬运工，能将物质准确运送到受体的位置。例如，运铁蛋白是运送铁的蛋白质。此外，体内还有众多的调节细胞活动的蛋白类细胞因子。

（三）维持机体内环境稳定及多种生命活动

抗体的主要成分是蛋白质，对于维持健康至关重要。在控制血液与机体组织的液体容积和渗透压方面，蛋白质是很重要的化合物，也是维持水平衡的重要调控因素。蛋白质还参与神经冲动的传导、信息传递及思维活动等信息传递。蛋白质是两性化合物（既可以作为酸性物质，也可以作为碱性物质），能够在酸性与碱性环境中起缓冲作用，以维持和优化的血液pH。

（四）供给能量

蛋白质为能量生成反应提供所需的碳源，当碳水化合物、脂肪提供的能量不能满足机体需要时，蛋白质可被代谢水解释放能量，1g食物蛋白质在体内产生约16.7kJ（4kcal）的能量。

（五）提供特殊氨基酸

蛋白质中蛋氨酸是体内最重要的甲基供体，很多含氮物质如肌酸、松果素、肾上腺素、肉碱等在生物合成时由蛋氨酸提供甲基。此外，甲基化在蛋白质和核酸的修饰加工方面也极为重要。牛磺酸是一种氨基磺酸，在人出生前后中枢神经系统和视觉系统发育中起关键作用。精氨酸能增加淋巴因子的生成与释放、刺激人外周血单核细胞对促细胞分裂剂的胚胎细胞样转变等，以增强免疫功能。

三、蛋白质的理化性质

（一）电离性质

蛋白质分子在一定的溶液pH条件下可解离成带正或负电荷的基团。当蛋白质解离的正、负离子相等时，净电荷为零，此时溶液的pH被称为蛋白质的等电点。在等电点附近，蛋白质溶解度最低，易于形成凝胶或沉淀。利用这一特性，可以通过调整食材的pH至蛋白质的等电点附近，使蛋白质凝固和定形，从而制作出具有特定形状和质地的食品。例如，制作豆腐时，利用豆浆中蛋白质的等电点特性，通过添加凝固剂使蛋白质凝固成块，得到质地细腻的豆腐。另外，蛋白质在等电点附近的溶解度变化会影响食品的口感。通过控制烹饪过程中食材的pH，可以调整蛋白质的溶解度，从而改变食品的口感。例如，在烤肉或烤鱼时，适当调整食材的pH至蛋白质的等电点附近，可以使蛋白质更好地吸收并保持水分，使肉质更加鲜嫩多汁。

（二）胶体性质

蛋白质的分子量在1~100万，其分子的直径可达1~100nm，在胶粒范围之内。其颗粒表面大多为亲水基团，可吸引水分子，使颗粒表面形成一层水化膜，从而阻断蛋白质颗粒的相互聚集，防止溶液中蛋白质的沉淀析出。

（三）变性

蛋白质在热、辐射、酒精、酸、碱或重金属盐的作用下会发生变性，蛋白质特定的空间结构可被破坏，导致理化性质改变和生物学活性丧失，使其不能在体内行使功能。然而，在消化过程中蛋白质的变性却对人体有益。变性蛋白质的溶解度降低、黏度增加、结晶破坏，易被蛋白酶分解，故易于消化吸收。

在食物的烹调过程中同样也会发生变性。以煎鸡蛋为例，煎鸡蛋时会使鸡蛋的蛋白质变性并变硬，使得鸡蛋中的抗生物素蛋白和抗胰蛋白酶变性，有助于释放生物素和铁，利于消化。

人们熟悉的很多毒素都是含汞和银的重金属盐，它们只要遇到蛋白质就会使其变性。当吞食了重金属毒物时，常见的急救方法就是喝牛奶或生蛋清，随后毒物就会作用于食物中的蛋白质而不易与口、食管和胃的蛋白质发生作用。稍后，通过呕吐就能将与食物结合的毒物排出体外。

（四）呈色反应

蛋白质经水解后产生氨基酸，可与水化茚三酮作用产生蓝色反应。此外，蛋白质在碱性溶液中与硫酸铜作用呈现紫色，称双缩脲反应。蛋白质的呈色反应可用于溶液蛋白质含量的测定。

（五）在紫外光谱区有特征性吸收峰

由于蛋白质分子中含共轭双键的酪氨酸和色氨酸，在280nm波长处有特征性吸收峰，可用于蛋白质的定量测定。

四、蛋白质的消化吸收与代谢

（一）蛋白质的消化

蛋白质消化的目的是将结构复杂的蛋白质分解成氨基酸。虽然口腔中没有蛋白质消化酶，但唾液有助于使摄入的蛋白质变性。当食物进入胃中，胃酸（pH为1~2）有助于蛋白质进一步变性，而蛋白质的主要消化酶胃蛋白酶开始将蛋白质分解为少量多肽和氨基酸。小肠内蛋白质的消化主要由胰腺分泌的蛋白酶所完成，包括胰蛋白酶、糜蛋白酶、羧肽酶等。经过胃液和胰液中酶的消化后，蛋白质水解为游离氨基酸和较小分子的肽，肽类可被存在于肠黏膜纹状缘膜上的或胞质中的肽酶水解成氨基酸。

（二）蛋白质的吸收

随着消化过程的完成，氨基酸通过小肠被吸收到血液中。大多数蛋白质的吸收发生在空肠和回肠。对一个健康人而言，蛋白质的消化与吸收是非常有效的，只有一小部分的膳食蛋白质在粪便中流失。而随着年龄增长，衰老通常会导致胃酸减少，这使得老年人难以消化与吸收所有蛋白质。

（三）蛋白质的代谢

氨基酸被吸收进入血液，通过血液输送到不同的组织中合成新的蛋白或代谢为能量。肝脏是蛋白质合成的重要场所，不断调节着机体蛋白质代谢，并为满足机体的各种需求而合成氨基酸和蛋白质。蛋白质的合成是通过转氨基作用与脱氨基反应实现的。在转氨基作用中，氨基酸的氮被用来生成另一种氨基酸；在脱氨基反应中，氨基从氨基酸中脱去，并转化为氨（图2-1）。剩余的碳链或重组为脂肪储存，或转化成葡萄糖（如丙氨酸和谷氨酸），或被细胞利用以释放能量。在脱氨基反应中产生的氨对身体有一定的毒性，但是肝脏中的酶能够将氨转化成尿素，尿素可通过尿液从身体排出。因此，摄入的额外蛋白质越多，需要从机体中排出的氨（以尿素的形式）就越多，而且脱掉氨基的剩余碳链大部分会以脂肪的形式储存。

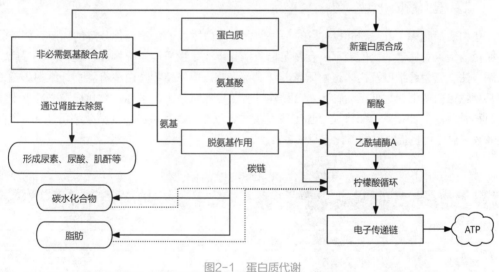

图2-1　蛋白质代谢

五、蛋白质的营养价值评价

食物蛋白质营养价值应从食物蛋白质含量、消化率和利用率三方面进行综合评价。

（一）食物蛋白质含量

食物蛋白质含量是评价食物蛋白质营养价值的基础。对同类食物而言，蛋白质质量越好、含量越高，其营养价值相对越高，如大米的蛋白质含量为7%~9%，面粉的蛋白质含量为10%~12%，燕麦的蛋白质含量可达到13%~15%。但在不同种类食物间，蛋白质的含量不能作为唯一的标准进行评价，比如牛奶的蛋白质含量约3%，但牛奶中的蛋白质属于优质蛋白质。

食物蛋白质含量的测定常用凯氏定氮法，即通过测定食物中的氮含量，再乘以蛋白质的折算系数，按含氮量估算，平均蛋白质的折算系数为6.25。

$$食物粗蛋白质含量（g）= 食物含氮量（g）\times 6.25$$

蛋白质来源和氨基酸组成存在差异，折算系数不同，详见常见食物蛋白质的折算系数表（表2-11）。

表2-11　常见食物蛋白质折算系数表

食品	蛋白质换算系数	食品	蛋白质换算系数
全小麦、大麦、燕麦、小米	5.83	鸡蛋	6.25
玉米、高粱	6.25	肉类	6.25
芝麻、葵花子、棉籽	5.30	动物明胶	5.55
花生	5.46	纯乳制品	6.38
核桃、榛子	5.30	胶原蛋白	5.79
大米及米粉	5.95	大豆	5.71

（二）蛋白质消化率

蛋白质消化率（digestibility）指的是一种食物蛋白质被消化酶消化分解的程度，用吸收的氮量与摄入总氮量的比值表示。食物蛋白质消化率受蛋白质性质、构成、食物加工程度、烹调方法、膳食纤维以及机体蛋白质营养状况等影响。由于植物蛋白中有膳食纤维的影响，通常植物蛋白的消化率低于动物蛋白。植物性食品可经过加工，破坏、软化或除去纤维素来提高植物蛋白的消化率。如将大豆加工成豆浆或者豆腐时，其蛋白质的消化率可从60%提高到90%。常见食物蛋白质的消化率见表2-12。

表2-12　常见食物蛋白质的消化率   单位：%

食物名称	真消化率（平均值±标准差）	食物名称	真消化率（平均值±标准差）
鸡蛋	97±3	燕麦	86±7
牛乳	95±3	豌豆	86
鱼、肉	94±3	大豆粉	86±7
玉米	85±6	菜豆	78
大米	88±4	花生酱	95
精制小麦	96±4	玉米＋菜豆	78
小米	79	中国混合膳食	96

（三）蛋白质利用率

1. 蛋白质生物价

蛋白质生物价（biological value，BV）指食物蛋白质被吸收后在体内储留的氮与被吸收氮的比值。它反映食物蛋白质吸收后在体内真正被利用的程度。常见食物蛋白质生物价，鸡蛋为94、牛奶为85、鱼为83、牛肉为76、猪肉为74、大米为74、小麦为67。

2. 蛋白质功效比值

蛋白质功效比值（protein efficiency ratio，PER）是指处于生长阶段的幼年动物（断乳大鼠喂养28d），在实验期内体重增加的克数和摄入受试蛋白质的克数之比，计算平均每摄入lg受试蛋白质时所增加的体重克数。试验常以酪蛋白作为对照组，其功效比值为2.5作为参考标准来校正被测蛋白的PER。由于所测蛋白质主要被用来提供生长需要，所以该指标被广泛用作婴幼儿食品中蛋白质的营养评价。

3. 氨基酸评分

氨基酸评分（amino acid score，AAS）也称为氨基酸化学评分（chemical score），是反映被测食物蛋白质氨基酸构成和利用率的指标。通常是将被测食物蛋白质的某种必需氨基酸含量与推荐的参考蛋白质该必需氨基酸含量进行比较，一般常用赖氨酸、含硫氨基酸、苏氨酸和色氨酸。

$$AAS = \frac{每克待测蛋白质中氨基酸含量（mg）}{每克参考蛋白质中氨基酸含量（mg）} \times 100\%$$

4. 经消化率校正氨基酸评分

经消化率校正氨基酸评分（protein digestibility corrected aminoacid score，PDCAAS）法是由FAO/WHO蛋白质评价联合专家委员会在1990年推出的一种新的方法，与氨基酸评分不同，它考虑到食物蛋白质的消化率，被认为是简单、科学、合理的常规评价食物蛋白质质量的方法。

$$PDCAAS\% = 氨基酸评分 \times 蛋白质真消化率$$

六、蛋白质的推荐摄入量与膳食来源

（一）蛋白质的推荐摄入量

蛋白质的需要量与膳食蛋白质质量密切相关，《中国居民膳食营养素推荐摄入量（2023版）》根据我国人群蛋白质需要量的调查结果，提出了蛋白质AMDR，其中4~5岁儿童蛋白质供能应占总能量的8%~20%，6~17岁儿童青少年蛋白质供能应占总能量的10%~20%，18~64岁成年人蛋白质供能应占总能量的10%~20%，65岁及以上老年人蛋白质供能应占总能量的15%~20%，孕妇和乳母蛋白质供能应占总能量的10%~20%。

（二）蛋白质的膳食来源

蛋白质的食物来源可分为植物性和动物性两大类。植物蛋白质中，谷类中的蛋白质占8%左右，是居民的主食，摄入量大，也是膳食蛋白质的主要来源。豆类中也富含蛋白质，特别是大豆含量高达35%~40%，氨基酸组成也比较合理，在体内的利用率较高，是植物蛋白质的优质来源。蛋类中蛋白质占11%~14%，乳类（牛奶）的蛋白质一般占3%~3.5%。肉类包括禽、畜和鱼的肌肉，新鲜肌肉中蛋白质占15%~22%，一般而言，动物蛋白质的营养价值优于植物蛋白质。

（三）蛋白质的利用

为改善膳食蛋白质的质量，在膳食中应保证有一定数量的优质蛋白质。一般要求动物蛋白质和大豆蛋白质应占膳食蛋白质总量的30%~50%。由于植物蛋白往往相对缺少下列必需氨基酸，如赖氨酸、蛋氨酸、苏氨酸和色氨酸，其营养价值相对较低。为了提高膳食蛋白质的利用率，往往将两种或两种以上食物蛋白质混合食用，可充分发挥氨基酸的互补作用，提高其营养价值，这称之为蛋白质的互补作用。

要提高蛋白质的互补作用，需要满足以下条件。

1．食物的种类越多越好

多样化的食物组合可以促进食物在人体内的消化吸收，并充分发挥蛋白质的互补作用。

2．食物的种属越远越好

将鱼、肉、蛋、奶、米、豆、菜、果以及菌藻类食物搭配组合，混合食用。动物性食物与植物性食物搭配在一起，比单纯植物性食物之间搭配组合更有利于提高蛋白质生物价。例如，小麦、大豆、大米、牛肉按一定比例混合食用后，生物价显著提高，具体数据见表2-13。

3．搭配的食物同餐进食最好

食物中的蛋白质经过消化分解为氨基酸被吸收进入体内，只有同时或先后到达身体组织的氨基酸才能发挥蛋白质的互补作用。

表2-13　几种食物混合后蛋白质的生物价

食物名称	单独食用BV	混合食用所占比例（%）		
小麦	67	37	—	31
大米	57	32	40	46
大豆	64	16	20	8
豌豆	48	15	—	—
玉米	60	—	40	—
牛肉	76	—	—	15
混合食用BV		74	73	89

七、蛋白质摄入不当对健康的影响

（一）蛋白质摄入不足对健康的危害

蛋白质是人体必需的宏量营养素，长期蛋白质摄入不足会使机体处于负氮平衡状态，持续处于蛋白质分解大于合成的阶段，对于生长发育期的儿童青少年来说会严重影响身体的正常发育，当人体蛋白质丢失超过20%时，生命活动就会被迫停止。通常，蛋白质的缺乏往往会伴随能量的缺乏，导致蛋白质-能量营养不良（protein-energymalnutrition，PEM）。PEM是一种因蛋白质和能量长期摄入不足所致的营养缺乏病。因食物摄入不足引起的为原发性PEM；因某些疾病造成食物摄入、消化或利用困难引起的为继发性PEM。单纯的蛋白质缺乏或能量缺乏极为少见，多为二者同时缺乏，表现为混合型蛋白质-能量营养不良。根据临床特征可分为干瘦型（marasmus）、浮肿型（kwashior-kor）和混合型。

（二）蛋白质摄入过量对健康的危害

过量摄入蛋白质会增加肾脏的负担，可能引起肾小球损伤和蛋白尿，尤其是对于罹患慢性肾炎、高血压等可能损伤肾功能的患者。蛋白质在体内代谢后会产生一些酸性物质，这些物质在尿液中的浓度过高时，容易与钙结合形成结石，长期高蛋白饮食可能增加患肾结石的风险。高蛋白饮食还可能导致尿液中钙的流失增加，从而影响骨骼的密度和强度，增加骨质疏松发生风险。

第三节

脂类

脂类（lipids）包括脂肪和类脂。脂类也是膳食中重要的营养素，烹调时赋予食物特殊的色、香、味，增进食欲，适量摄入对满足机体生理需要，促进维生素A、维生素E等脂溶性维生素的吸收和利用，维持人体健康发挥着重要作用。然而，随着经济的发展，居民膳食结构发生了重大改变，动物性食物及脂肪摄入量增加，与脂肪代谢相关的多种慢性病发生率不断上升。《中国居民营养与慢性病状况报告》（2022）显示，我国城市居民膳食中脂肪提供的能量已达到36.4%，农村居民也已经达到33.2%，与脂肪过量摄入相关的慢性病，如肥胖、心脑血管疾病、肿瘤等发生率也显著上升。脂类营养的研究引起人们极大关注，对膳食脂肪参考摄入量及其与健康关系的研究也成为营养科学研究的重点之一。

一、脂肪及其功能

脂肪，又称为甘油酯（acylglycerol），是由三分子脂肪酸与1分子的甘油以酯键结合而成。通常，来自动物性食物的甘油三酯由于碳链长、饱和程度高、熔点高、常温下呈固态，故称为脂；来自植物性食物中的甘油三酯由于不饱和程度高，熔点低，故称为油。甘油三酯分子中的三个脂肪酸，其结构不完全相同，在自然界中还未发现由单一脂肪酸构成的甘油三酯。脂肪因其所含的脂肪酸链的长短、饱和程度和空间结构不同，而呈现不同的特性和功能。

（一）人体内脂肪的功能

1. 构成身体组织和细胞

细胞膜中含有大量脂类以维持正常细胞的结构和功能。脂肪也是构成人体成分的重要物质，脂肪一般占体重的14%~19%。此外，脂肪还可以作为信号分子，参与细胞间的信息传递和调控。

2. 提供和储存能量

脂肪是人体重要的能量来源。当人体摄入能量过多时，可转变为脂肪储存于体内。当机体需要时，在脂肪分解酶的作用下，细胞中的脂肪可被分解为甘油和脂肪酸进入血液循环，和食物中被吸收的脂肪一起氧化并释放出能量供机体所需。

3. 维持体温及保护脏器

由于脂肪是热的不良导体，皮下脂肪有助于维持体温恒定，保护人体免于寒冷和严寒的侵袭。体脂对体内各器官具有支撑和衬垫作用，可降低震动对脏器的损害，保护脏器；此外，腹腔中的脂肪在胃肠蠕动中起到润滑作用。

4. 促进脂溶性营养物质的吸收

脂溶性营养物质的吸收与肠道中的脂类密切相关，脂肪可刺激胆汁分泌，协助脂溶性营养物质吸收。

5. 脂肪组织内分泌功能

现已发现的由脂肪组织所分泌的因子有瘦素（leptin）、肿瘤坏死因子α（tumor necrosis factor -α，TNF-α）、白细胞介素-6（interleukin-6，IL-6）、白细胞介素-8（interleukin-8，IL-8）、雌激素（estrogen）、胰岛素样生长因子-1（insulin-like growth factor，IGF-1），IGF 结合蛋白3（insulin-like growth factor binding protein 3，IGFBP3）、脂联素（adiponectin）及抵抗素（resistin）等。这些脂肪组织来源的因子参与机体的代谢、免疫、生长发育等生理过程。

（二）食物中脂肪的功能

1. 提供能量

脂肪是人体重要的能量来源，合理膳食能量中的20%~30%由脂肪供给。每克脂肪在体内氧化可产生9kcal 的能量，是食物中能量密度最高的营养素。

2. 提供必需脂肪酸

必需脂肪酸必须由食物提供，包括n-6系的亚油酸和n-3系的α-亚麻酸。必需脂肪酸及其衍生物参与维持生物膜的正常功能，参与胆固醇转运代谢，同时还是合成前列腺素的前体。此外，必需脂肪酸是脑、神经组织以及视网膜中含量最高的脂肪酸。

3. 提供脂溶性维生素

脂溶性维生素在食物中与脂类共存，包括维生素A、维生素D、维生素E和维生素K。

4. 节约蛋白质作用

充足的膳食脂肪摄入可保护蛋白质，令其不被作为能源物质，有助于蛋白质有效发挥其他生理功能。

5. 改善食物的感官性状和促进食欲

膳食脂肪可改善食物的色、香、味、形等感官性状，从而起到促进食欲的作用。膳食脂肪可刺激十二指肠产生肠抑胃素，使肠蠕动受到抑制，从而减缓胃排空的速度，进而增强饱腹感。

6. 增加饱腹感

食物脂肪由胃进入十二指肠时，可刺激十二指肠产生肠抑胃素（enterogastrone），使胃蠕动受到抑制，造成食物由胃进入十二指肠的速度相对缓慢。胃排空时间的延长，有助于营养素的吸收，提高人体组织对营养的利用率。

二、类脂及其功能

类脂（lipoid）是类似脂肪或油的有机化合物的总称，包括磷脂和固醇类。两者主要为胆固醇和植物固醇，动物内脏、蛋黄等食物中富含胆固醇，而植物固醇主要来自植物油、种子、坚果等食物。

（一）磷脂

磷脂指含有磷酸基团的类脂，具有亲水性和亲脂性的双重特性，是除甘油三酯以外，在体内含量较多的脂类，在脑、神经组织和肝脏中含量丰富。磷脂按其组成结构可以分为两类：一类是磷酸甘油酯，如卵磷脂，脑磷脂，肌醇磷脂等；另一类是神经鞘磷脂。磷脂分子中的磷酸使得磷脂溶于水，而脂肪酸使其可以溶于脂肪。这种多功能性使得磷脂能够起到使脂肪分散于水中的作用。所以它可以充当乳化剂。

食物加工经常通过乳化作用使脂肪与水样的成分混合在一起。一些色拉酱会分为两层——位于底部的醋和位于顶部的油；另外一些沙拉调料，例如蛋黄沙拉酱也是由醋与油组成的，但不会分散开。这个区别源于蛋黄酱的一种特殊原料——蛋黄中的乳化剂卵磷脂。卵磷脂是一种磷脂，它能将醋与油混合成一种稳定的、容易被涂开的蛋黄酱。

磷脂在人体内也起着关键作用。磷脂结合在一起形成坚固的脂双层——细胞膜。由于磷脂具有亲水和亲脂两种特性，它们可以帮助脂肪来回穿过细胞膜进入两侧的水样液体中。此外，一些磷脂能响应激素如胰岛素的反应，在细胞内产生信号，来帮助调节身体状况。

（二）固醇类

固醇类也称甾醇类，是含羟基的环戊烷多氢菲衍生物。固醇包括动物体内的胆固醇和植物体内的植物固醇，后者又称为植物甾醇。

胆固醇为白蜡状结晶片，不溶于水而溶于脂肪溶剂，可与磷脂酰胆碱或胆盐形成乳状物，是人体中主要的固醇类化合物，在脑、肝、肾和蛋黄中的含量很高，为最常见的一种动物固醇。植物固醇主要有β-谷固醇、豆固醇等，存在于谷类和豆类中。麦角固醇存在于酵母和真菌类植物中，在紫外线照射下可合成维生素D_2。

胆固醇能被作为原材料用来制造胆汁中的乳化剂，它对于脂肪消化很重要。胆固醇在每个细胞膜的结构中也起到了重要的作用，对身体的正常功能发挥必不可少，人体内每日合成的胆固醇约1g。其他的固醇包括维生素D以及一些人们熟悉的类固醇激素，如性激素，都是由胆固醇衍生而来的。

胆固醇是形成（脂肪）斑块的主要成分，斑块在动脉粥样硬化中会使动脉变得狭窄，是导致心脏病发作和脑卒中的潜在因素。人体每日从膳食中摄入的胆固醇为300~500mg。膳食中的脂肪和饱和脂肪酸有提高胆固醇吸收的作用。各种植物固醇（如豆固醇、谷固醇等）在肠道吸收率很低，并具有干扰和抑制胆固醇吸收的作用。其他影响胆固醇吸收的因素还包括不被肠道酶消化的多糖，如纤维素、半纤维素、果胶等，因其易和胆盐形成复合物，妨碍微粒的形成，而降低胆固醇的吸收。此外，随着年龄的增长，胆固醇吸收有所增加，绝经后的女性特别明显。肠道细菌能使胆固醇还原为不易吸收的类固醇，降低胆固醇吸收。

三、脂肪酸的分类及功能

脂肪酸是具有甲基端（—CH_3）和羧基端（—COOH）的碳氢链，大多数脂肪酸含有排列成一条直链的偶数碳原子。目前已知存在于自然界的脂肪酸有40多种。脂肪酸的基本分子式为：$CH_3[CH_2]_n COOH$，式中n的数目大部分为2~24个。根据脂肪酸碳链的长短、饱和程度、空间结构和人体需要程度不同，脂肪酸可以有不同的分类方法。

（一）按碳链长度分类

脂肪酸按其碳链长度可分为长链脂肪酸含14~24碳，中链脂肪酸含8~12碳，短链脂肪酸含6碳以下。另外，还有一些极长链脂肪酸主要分布在大脑和一些特殊的组织中，如视网膜和精子。

短链脂肪酸也被称作挥发性脂肪酸，常见的短链脂肪酸包括乙酸、丙酸、丁酸等，在自然界中以游离或酯化形式，存在于牛乳、椰子和棕榈籽的脂肪和油中，含量极少。人体所需的短链脂肪酸主要由结肠内的厌氧细菌代谢产生，是结肠内重要的有机酸阴离子。在人体代谢中，短链脂肪酸对于维持大肠的正常功能和结肠上皮细胞的形态和功能具有重要作用。短链脂肪酸可以促进钠的吸收，增加乳酸杆菌的产量而减少大肠杆菌的数量。

（二）按饱和程度分类

脂肪酸可分为饱和脂肪酸（saturated fatty acid，SFA）和不饱和脂肪酸（unsaturated fatty acid，USFA）。饱和脂肪酸的碳链中没有不饱和双键；不饱和脂肪酸含有一个或多个不饱和双键。根据不饱和双键的数量可将含有一个不饱和双键的脂肪酸称为单不饱和脂肪酸（monounsaturated fatty acid，MUFA），含有两个及以上不饱和双键的脂肪酸称为多不饱和脂肪酸（polyunsaturated fatty acid，PUFA）。

根据不饱和脂肪酸碳链上第一个双键从甲基端的起始部位将其分为n-3、n-6和n-9 PUFA。n-3多不饱和脂肪酸包括α-亚麻酸（α-linolenic acid，ALA）、二十碳五烯酸（eicosapntemacnioc acid，EPA）、二十二碳六烯酸（docosahexaenoic acid，DHA）；n-6多不饱和脂肪酸包括亚油酸（linoleic acid，LA）、γ-亚麻酸（γ-linolenic acid，GLA）和花生四烯酸（arachi-donic acid，ARA）。

（三）按人体的需要程度分类

按人体的需要程度可分为必需脂肪酸和非必需脂肪酸。必需脂肪酸是指人体维持机体正常代谢不可缺少而自身又不能合成或合成速度慢无法满足机体需要，必须通过食物供给的脂肪酸。必需脂肪酸包括n-6 PUFA系列的亚油酸和n-3 PUFA系列的α-亚麻酸。

α-亚麻酸在大部分食物当中存在量相对较少，仅在紫苏籽油、亚麻籽油、深海鱼、海藻、贝类、核桃等食物中含量较高，适量食用这些食物，可较好地补充α-亚麻酸这种必需脂肪酸。亚油酸含量较高的食用油有花生油、菜籽油、豆油、葵花子油、棉籽油、芝麻油等。这些食用油中亚油酸的含量通常在15%~50%以上，所以日常膳食摄入足量且烹饪科学的食用油，人体内一般并不会缺乏亚油酸。

必需脂肪酸是细胞膜、线粒体膜等生物膜脂质的主要成分，也参与磷脂合成，在人体中起到重要作用。必需脂肪酸摄入不足可能会导致人体的皮肤黏膜通透性升高，使致敏物质更容易进入人体，从而引发机体过敏反应。长期摄入必需脂肪酸含量偏低，也可能会引起机体的生育能力降低，出现不孕症等表现。所以合理进行α-亚麻酸和亚油酸的摄入，对人体健康有较大益处。

（四）按空间结构分类

脂肪酸按空间结构不同可分为顺式脂肪酸和反式脂肪酸。顺式结构是指连接到双键两端碳原子上的2个氢原子都在碳链的同侧，而反式结构的2个氢原子在碳链的两侧（图2-2）。与顺式不饱和脂肪酸相比，反式脂肪酸更加稳定，能够在高温和氧气存在的情况下保持稳定性。

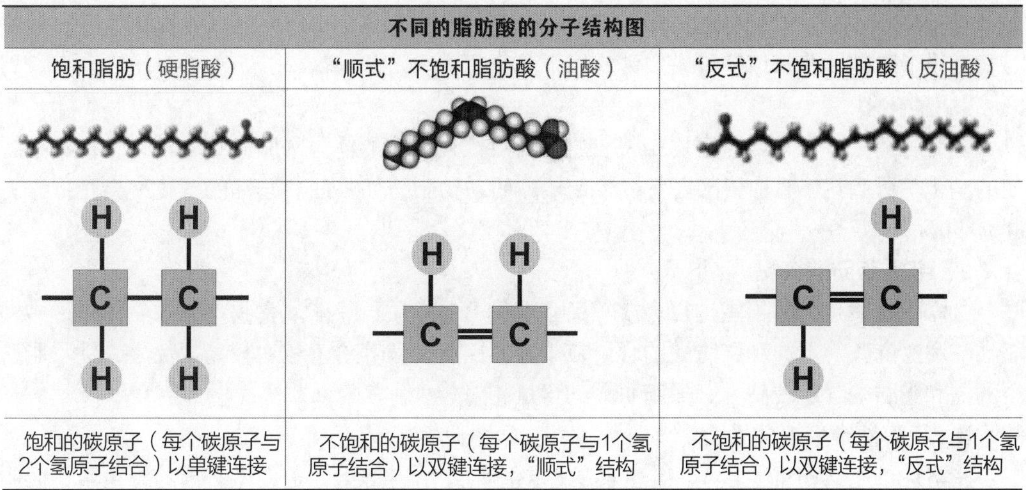

不同的脂肪酸的分子结构图		
饱和脂肪（硬脂酸）	"顺式"不饱和脂肪酸（油酸）	"反式"不饱和脂肪酸（反油酸）
饱和的碳原子（每个碳原子与2个氢原子结合）以单键连接	不饱和的碳原子（每个碳原子与1个氢原子结合）以双键连接，"顺式"结构	不饱和的碳原子（每个碳原子与1个氢原子结合）以双键连接，"反式"结构

图2-2 不同脂肪酸的分子结构图

天然产生的不饱和脂肪酸是顺式脂肪酸，天然的反式脂肪酸仅少量存在于某些动物产品中，例如牛肉、乳制品、乳酪和乳脂等。这是由于一些反刍动物的消化系统中的细菌可以产生反式脂肪酸。生活中的反式脂肪酸主要来源是工业加工过程中的部分氢化油脂，这种加工可以使油脂更加稳定和延长保质期。含有反式脂肪酸的加工食品包括炸鸡、薯条、爆米花、饼干、蛋糕、甜甜圈和巧克力等。此外，在日常的烹饪过程中，高温煎炸或反复油炸和烘焙的过程也会产生反式脂肪酸，且温度越高，加热时间越长，产生的反式脂肪酸越多。

有研究表明，天然来源的反式脂肪酸，可以在体内代谢过程中通过去饱和转化成为共轭亚油酸，发挥心血管保护作用。而工业加工过程中产生的反式脂肪酸会增加低密度脂蛋白胆固醇（LDL-C）的水平，同时降低高密度脂蛋白胆固醇（HDL-C）的水平，增加患动脉粥样硬化和冠心病的风险；摄入过多的反式脂肪酸可能影响胰岛素的敏感性和葡萄糖代谢，增加患2型糖尿病的风险；由于反式脂肪酸可在体内长时间存在，并且难以被代谢，因此摄入过多可能导致体重增加和肥胖；摄入过多的反式脂肪酸可能导致身体产生炎症反应，并对免疫系统产生负面影响；对于儿童和青少年来说，摄入过多的反式脂肪酸可能影响他们的生长发育和神经系统健康，对老年人而言，可能诱发阿尔茨海默病；一些研究表明，摄入过多的反式脂肪酸可能与某些癌症（如乳腺癌和结肠癌）的风险增加有关。

为了降低摄入反式脂肪酸的风险，《中国居民膳食指南（2022）》建议，培养清淡饮食习惯，少吃油炸食品，每日反式脂肪酸摄入量不超过2g。建议大家，减少食用快餐和加工食品的频率，增加天然食品的摄入量。购买预包装食品时，建议仔细阅读食品标签，避免购买含有反式脂肪酸的食物。如关注配料表，配料表中有氢化植物油、起酥油、代可可脂、人造奶油、人造黄油、植脂末等原料的可能有反式脂肪酸。同时，还可以关注预包装食品的营养成分表，《食品安全国家标准 预包装食品营养标签通则》（GB 28050—2011）规定，凡是原料中可能存在反式脂肪酸的食品，要在预包装食品营养成分表上标示反式脂肪酸含量。

四、食物脂肪的营养价值评价

食物脂肪的营养价值评价主要涉及以下几个方面。

1. 消化率

脂类的消化率与其熔点密切相关。通常熔点低于人体的体温的脂肪更易消化，例如植物油的消化率可高达98%。相比之下，熔点较高的动物脂肪如牛油和羊油的消化率会稍低，为80%~90%。

2. 必需脂肪酸含量

必需脂肪酸是人体不能自行合成但又必需的营养物质，只能从食物中摄取。植物油中的亚油酸和亚麻酸等不饱和脂肪酸的含量较丰富，因此其营养价值相对较高。反之，动物脂肪中的饱和脂肪酸含量较高，必需脂肪酸的含量相对较少。

3. 脂溶性维生素含量

脂溶性维生素如维生素A、维生素D、维生素E、维生素K，是人体必需的维生素，而脂类是其主要的携带者。不同的脂类，含有的脂溶性维生素的种类和数量也不同。例如，鱼肝油中含有丰富的维生素A和维生素D，奶油中的维生素A和维生素D的含量也较高。因此，在评价脂类的营养价值时，需要考虑其脂溶性维生素的含量。

4. 脂类的稳定性

脂类的稳定性与其不饱和脂肪酸的含量和维生素E的含量有关。不饱和脂肪酸化学性质活泼，容易发生氧化、酸败，而维生素E具有抗氧化作用，可以延缓脂类的氧化、酸败过程，保持脂类的稳定性。因此，稳定性也是评价脂类营养价值的一个重要指标。

5. 饱和脂肪酸与不饱和脂肪酸的比例

饱和脂肪酸过多会增加患心血管疾病等疾病的风险，而不饱和脂肪酸则有助于降低胆固醇、减少心血管疾病的风险。因此，在评价脂类营养价值时，需要关注其饱和脂肪酸与不饱和脂肪酸的比例。

6. 反式脂肪酸的含量

反式脂肪酸是一种对人体健康有害的脂肪酸，会增加患心血管疾病、糖尿病等疾病的风险。因此，在评价脂类营养价值时，需要注意其反式脂肪酸的含量。

五、脂类的供给量与膳食来源

（一）脂类的供给量

脂肪的摄入受地区、饮食习惯以及季节、气候条件等因素影响，变动范围很大。至于脂肪的摄入量，各国大都按脂肪供能所占总能摄取量的百分比计算，并多限制在30%以下。中国营养学会2023年修订的《中国居民膳食营养素参考摄入量》推荐成年人和老年人膳食脂肪AMDR为20%E~30%E。控制膳食中SFA摄入量，对改善高LDL血症和高胆固醇血症有重要的意义，因此建议SFA的AMDR为<10%E。多不饱和脂肪酸中的n-6 PUFA对人体健康的AMDR为2.5%E~9%E，n-3 PUFA的AMDR为0.5%E~2%E，其他人群推荐量详见表2-14。婴

幼儿对脂类物质的需求较高，指南建议0~0.5岁、0.5~1岁、1~3岁、3~4岁的人群脂肪的AI分别为48%E、40%E、35%E、35%E。

表2-14 中国居民膳食脂肪和脂肪酸AMDR

人群	总脂肪	饱和脂肪酸	n-6多不饱和脂肪酸	n-3多不饱和脂肪酸	亚油酸	亚麻酸	EPA+DHA
	AMDR/%E	AMDR/%E	AMDR/%E	AMDR/%E	AI/%E	AI/%E	AMDR/AI/g/d
0岁~	48（AI）	—	—	—	8.0（0.15g[a]）	0.90	0.1[b]
0.5岁~	40（AI）	—	—	—	6.0	0.67	0.1[b]
1岁~	35（AI）	—	—	—	4.0	0.60	0.1[b]
3岁~	35（AI）	—	—	—	4.0	0.60	0.2
4岁~	20~30	<8	—	—	4.0	0.60	0.2
6岁~	20~30	<8	—	—	4.0	0.60	0.2
7岁~	20~30	<8	—	—	4.0	0.60	0.2
11岁~	20~30	<8	—	—	4.0	0.60	0.2
12岁~	20~30	<8	—	—	4.0	0.60	0.25
15岁~	20~30	<8	—	—	4.0	0.60	0.25
18岁~	20~30	<10	2.5~9.0	0.5~2.0	4.0	0.60	0.25~2.0（AMDR）
50岁~	20~30	<10	2.5~9.0	0.5~2.0	4.0	0.60	0.25~2.0（AMDR）
65岁~	20~30	<10	2.5~9.0	0.5~2.0	4.0	0.60	0.25~2.0（AMDR）
75岁~	20~30	<10	2.5~9.0	0.5~2.0	4.0	0.60	0.25~2.0（AMDR）
孕妇（早）	20~30	<10	2.5~9.0	0.5~2.0	+0	+0	0.25（0.2[b]）
孕妇（中）	20~30	<10	2.5~9.0	0.5~2.0	+0	+0	0.25（0.2[b]）
孕妇（晚）	20~30	<10	2.5~9.0	0.5~2.0	+0	+0	0.25（0.2[b]）
乳母	20~30	<10	2.5~9.0	0.5~2.0	+0	+0	0.25（0.2[b]）

注：a：花生四烯酸；b：DHA。

"—"表示未制定或未涉及；"+"表示在相应年龄阶段的成年女性需要量基础上增加的需要量。

（二）脂类的膳食来源

1. 动物性食物及其制品

动物性食物如猪肉、牛肉、羊肉以及它们的制品，如各种肉类罐头等都含有大量脂肪。即使是除去可见脂肪的瘦肉也都含有一定量"隐藏"的脂肪。禽蛋类和鱼类脂肪含量稍低。乳和乳制品也可提供一定量的脂肪。尽管乳本身含脂肪量不高，但乳粉（全脂）的脂肪含量约占30%，而黄油的脂肪含量可高达80%以上。此外，由一些动物组织还可以炼制成动物脂肪以供烹调和食品加工用。通常，畜类脂肪含饱和脂肪酸较多，而禽类和鱼类脂肪含不饱和脂肪酸较多。鱼类，尤其是深海鱼类的脂肪更是EPA和DHA的良好来源。

2. 植物性食物及其制品

植物性食物以油料作物如大豆、花生、芝麻等含油量丰富。大豆含油量约20%，花生可在40%以上，而芝麻可高达60%。它们本身既可直接加工成各种含油量不同的食品食用，又可以提炼成不同的植物油供人们烹调和在食品加工时使用。植物油中含不饱和脂肪酸多，是人体必需脂肪酸的良好来源，也是人类食用脂肪的良好来源。某些坚果类含油量也很高，如核桃、松子等的含油量可高达60%，但它们在人们日常的食物中所占比例不大。而谷类食物含脂肪量较少，水果、蔬菜的脂肪含量则更少。常见油脂中脂肪酸组成见图2-3。

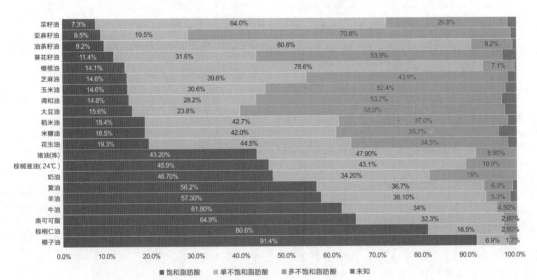

资料来源：《中国食物成分表（标准版）》（第6版）。

图2-3　常见油脂中脂肪酸组成图

六、脂类与人体健康

（一）脂类的缺乏与过量

脂类缺乏与摄入过量，与许多疾病的发生密切相关。脂类长期缺乏，可导致必需脂肪酸的缺乏，影响大脑的正常发育，导致发育不良、生殖功能丧失等。脂类摄入过量会严重危害健康，可能导致罹患肥胖、脂肪肝、高脂血症等疾病，增加心脑血管风险，损伤大脑和胰腺，干扰正常代谢，甚至诱发癌症。因此，合理控制脂类摄入量，维持饮食均衡，对维护身体健康至关重要。

（二）血脂异常的判定标准

血脂是血清胆固醇、甘油三酯和类脂（如磷脂）等物质的总称，与临床密切相关的血脂主要是胆固醇和甘油三酯。近30年来，我国高脂血症患病率明显增加。《中国居民营养与慢性病状况报告（2020年）》显示，我国18岁及以上居民高脂血症总体患病率高达35.6%，造成严重的疾病负担。高脂血症是高血压、糖尿病、冠心病、脑卒中的重要危险因素，长期患高脂血症可导致动脉粥样硬化，增加心血管疾病的发病率和死亡率。血脂的测定通常包括血清TC、TG、HDL-C和LDL-C四项，血脂水平与血脂异常的分层标准见表2-15，其临床分类见表2-16。

表2-15　ASCVD 一级预防人群血脂水平分层标准　　　　　　　　　　单位：mmol/L

血脂水平分层	总胆固醇	甘油三酯	低密度脂蛋白胆固醇	高密度脂蛋白胆固醇	非高密度脂蛋白胆固醇
理想水平	—	—	< 2.6	—	< 3.4
合适水平	< 5.2	< 1.7	< 3.4	—	< 4.1
边缘升高	≥ 5.2 且 < 6.2	≥ 1.7 且 < 2.3	≥ 3.4 且 < 4.1	—	≥ 4.1 且 < 4.9
升高	≥ 6.2	≥ 2.3	≥ 4.1	—	≥ 4.9
降低	—	—	—	< 1.0	—

注：ASCVD：动脉粥样硬化性心血管疾病
资料来源：《成人高脂血症食养指南》（2023年）。

表2-16　血脂异常的临床分类

分型	总胆固醇	甘油三酯	高密度脂蛋白胆固醇
高胆固醇血症	增高	—	—
高甘油三酯血症	—	增高	—
混合型高脂血症	增高	增高	—
高密度脂蛋白胆固醇血症	—	—	降低

资料来源：《成人高脂血症食养指南》（2023年）。

碳水化合物

碳水化合物（carbohydrate，CHO）是由碳、氢和氧三种元素组成的有机化合物，是人体必需的宏量营养素之一，也是人类获取能量最主要和最经济的来源。

一、碳水化合物的功能

（一）提供能量

膳食碳水化合物对机体最主要的作用是供能，每克碳水化合物在体内氧化后可以产生16.7kJ（4kcal）的能量。碳水化合物在体内释放能量较快，供能也快，是神经系统和心肌的主要能源，也是肌肉活动时的主要燃料，对维持神经系统和心脏的正常供能、增强耐力，提高工作效率都有重要意义。维持人体健康所需要的能量中，应有50%~65%由碳水化合物提供。

（二）构成机体组织

碳水化合物是构成机体组织的重要物质，并参与细胞的组成和多种活动。每个细胞中都有碳水化合物，其含量为2%~10%，主要以糖脂、糖蛋白等形式存在；脑和神经组织，胃、脾、肾等器官中都含有糖脂；糖蛋白是骨骼、软骨、眼部等组织的组成成分；一些具有重要生理功能的物质，如抗体、酶和激素的组成成分，也需碳水化合物参与。

（三）节约蛋白质作用

当膳食中碳水化合物供应不足时，机体为了满足自身对葡萄糖的需要，则通过糖异生作用产生葡萄糖，供给能量；而当摄入足够量的碳水化合物时则能预防体内或膳食蛋白质消耗，不需要动用蛋白质来供能，故称碳水化合物的节约蛋白质作用。碳水化合物供应充足，体内有足够的ATP产生，也有利于氨基酸的主动转运。

（四）抗生酮作用

脂肪在体内分解代谢，需要葡萄糖的协同作用。脂肪酸被分解所产生的乙酰基需要与草酰乙酸结合进入三羧酸循环，而最终被彻底氧化和分解产生能量。当膳食中碳水化合物供应不足时，草酰乙酸供应相应减少；而体内脂肪或食物脂肪被动员并加速分解为脂肪酸供应能量。这一代谢过程中，由于草酰乙酸不足，脂肪酸不能彻底氧化而产生过多的酮体，酮体不能及时被氧化而在体内蓄积，以致产生酮血症和酮尿症。膳食中充足的碳水化合物可以防止上述现象的发生，因此称为碳水化合物的抗生酮作用。

（五）解毒作用

经糖醛酸途径生成的葡糖醛酸，是体内一种重要的结合解毒剂，在肝脏中能与许多有害物质如细菌毒素、酒精、砷等结合，以消除或减轻这些物质的毒性或生物活性，从而起到解毒作用。

（六）增强肠道功能

非淀粉多糖类如纤维素和果胶、抗性淀粉、功能性低聚糖等抗消化的碳水化合物，能使胃排空速率减缓，增强饱腹感，在结肠内发酵产生短链脂肪酸，促进肠道益生菌增殖，刺激肠道蠕动，有利于肠道健康。

（七）改善食物感官性状

碳水化合物是重要的烹饪原料，与菜肴、面点的色、香、味、形、质有密切的关系。如调制肉糜、鱼蓉时加入淀粉可帮助其组织形成，并提高其鲜嫩度；烹制菜肴时加入糖能改变菜品的色泽、香气和味道。

二、烹饪中常见的碳水化合物

根据碳水化合物的聚合度，膳食中主要碳水化合物可分为单糖、双糖、糖醇、寡糖和多糖，分类详见表2-17。

表2-17 主要膳食碳水化合物分类

分类（DP）	组成
单糖（1）	葡萄糖、半乳糖、果糖、核糖、脱氧核糖、阿拉伯糖、木糖
双糖（2）	蔗糖、乳糖、麦芽糖、海藻糖
糖醇（1~2）	山梨醇、甘露醇、木糖醇、麦芽糖醇、乳糖醇等
寡糖（3~9）	异麦芽低聚寡糖、棉籽糖、水苏糖、低聚果糖、大豆低聚糖
多糖（≥10）	淀粉（直链淀粉、支链淀粉、抗性淀粉） 糖原（肝糖原、肌糖原） 纤维类多糖（木质素、纤维素、半纤维素、果胶、树胶等）

（一）单糖

单糖是最简单的糖，通常条件下不能再被直接水解为分子更小的糖。单糖是构成各种寡糖和多糖的基本组成单位，每分子含3~9个碳原子。按碳链碳原子的多少，可分为丙糖、丁糖、戊糖、己糖、庚糖、辛糖及壬糖。在自然界中只有葡萄糖和果糖以大量的游离状态存在，其他一些单糖主要存在于双糖或多糖中。重要的单糖有葡萄糖、果糖和半乳糖。

1. 葡萄糖

葡萄糖（glucose）存在于水果、蜂蜜、血液中，是构成双糖、寡糖和多糖的基本单位。它是机体吸收、利用最好的单糖，也是动物脑组织、肺及红细胞首位利用的能量物质，大脑每天需100~120 g葡萄糖。葡萄糖有D型和L型，人体只能代谢D型葡萄糖而不能利用L型。所以利用L型葡萄糖做甜味剂，可达到增加食品的甜味而又不增加能量摄入的双重目的。人们直接食用葡萄糖的情况很少，市售葡萄糖主要由淀粉水解而来。此外，还可来自蔗糖、乳糖等的水解。

2. 果糖

果糖（fructose）主要存在于水果、蜂蜜中，机体的果糖除主动摄入外，还来自肠道中蔗糖的水解。吸收时部分果糖被肠黏膜细胞转变成葡萄糖和乳酸。肝脏是唯一实际利用果糖的器官，它可将果糖迅速转化，因而整个血液循环中果糖含量很低。果糖的代谢可不受胰岛素制约，血糖生成指数低，果糖以及相关制品被广泛应用于糖尿病患者与肝功能不全者的饮食结构中，但大量食用也可能产生副作用，如可能会导致罹患非酒精性脂肪肝。

果糖是天然碳水化合物中最甜的糖，其甜度随温度而变，为蔗糖的1.03（加热时）~1.073（冷却时）倍。果糖的甜味峰值比食品的其他风味出现早，不会遮掩食品的其他风味，能与各种不同的香味和谐并存，因而果糖是食品工业中重要的甜味物质，工业上利用淀粉制成高果糖糖浆并应用于饮料、冷冻食品、糖果蜜饯等生产加工中。

3. 半乳糖

半乳糖（galactose）又名脑糖，几乎全部以结合形式存在于食物中，它是乳糖、蜜二糖、水苏糖、棉籽糖等的组成成分，可以被乳酸菌发酵。半乳糖有甜味，在体内被吸收后转化为葡萄糖。

4. 其他单糖

除了上述三种重要的己糖外，食物中还有少量的戊糖，如核糖、脱氧核糖、阿拉伯糖和木糖。前两种糖可以在动物体内合成，后两种糖主要存在于水果和根、茎类蔬菜之中。

（二）双糖

双糖（disaccharide）是由两个单糖分子脱水缩合而成。食物中常见的双糖主要有蔗糖、麦芽糖、乳糖和海藻糖等。

1. 蔗糖

蔗糖（sucrose）是由一分子葡萄糖和一分子果糖以α-键连接而成的。甘蔗、甜菜和蜂蜜中含量较多，日常食用的白砂糖即蔗糖，是由甘蔗或甜菜中提取的。蔗糖易于发酵，并可以产生溶解牙齿珐琅质和矿物质的物质，与牙垢中的某些细菌和酵母作用，在牙齿上形成一层黏着力很强的不溶性葡聚糖，同时产生酸性物质，引起龋齿。某些西方国家人均一日蔗糖食用量可高达100g以上，当地居民中体重过高，糖尿病、龋齿、动脉粥样硬化和心肌梗死等的发病率高，可能与糖的大量摄食有关。

2. 麦芽糖

麦芽糖（maltose）又称饴糖，是由二分子葡萄糖以α-1，4-糖苷键连接而成的。淀粉在酶的作用下可降解成大量麦芽糖。麦芽糖的甜度约为蔗糖的$\frac{1}{2}$，是食品工业中重要的糖质原料。

3. 乳糖

乳糖（lactose）是由一分子葡萄糖和一分子半乳糖以β-1，4-糖苷键连接而成的，主要存在于乳及其乳制品中。人乳中乳糖的含量约为7%，牛乳和羊乳中约为5%，占乳类提供的总能量的30%~50%。乳糖作为婴儿糖类的主要来源，能够保持肠道中比较合适的菌群数量，并能促进钙的吸收。乳糖是婴儿主要食用的糖类物质，随着年龄的增长，肠道中的乳糖酶活性下降，因而很多成年人食用普通牛乳后，乳糖难以消化，导致腹泻，即乳糖不耐症。

4. 海藻糖

海藻糖（trehalose）又称为漏芦糖、蕈糖，是由两个葡萄糖分子组成的一个非还原性双糖。海藻糖除了存在海藻外，还广泛存在于蘑菇、酵母、真菌、细菌，以及面包、啤酒等发酵食品中。海藻糖为体内有益肠道细菌——双歧杆菌的增殖因子，可改善肠道微生态环境，加强胃肠道消化吸收功能，有效排除体内毒素，增强机体免疫抗病能力。海藻糖的甜度为蔗糖的45%，化学性质稳定，目前广泛应用于烘焙制品、果酱、饮料、巧克力及糖果的生产加工中。

（三）糖醇

糖醇（alditol）是单糖和双糖的重要衍生物，常见的糖醇有山梨醇、甘露醇、木糖醇、麦芽糖醇、乳糖醇等，广泛存在于蔬菜、水果、菌藻类中。糖醇有甜味，其代谢不受胰岛素调节，不能被口腔中微生物利用，能量值低，在肠道可促进肠道益生菌生长繁殖，常作为甜味剂替代食糖用于糖尿病患者食品和防龋齿等食品中。

（四）寡糖

寡糖（oligose）又称低聚糖，由3~9个单糖分子通过糖苷键构成的聚合物。异麦芽低聚寡糖、棉籽糖、水苏糖、低聚果糖是几种重要的寡糖，其甜度通常只有蔗糖的30%~60%。寡糖是优良的双歧杆菌增殖因子，其不能被人体消化酶分解、利用，但到达结肠后可被双歧杆菌选择性利用，并使之大量增殖，进而可抵御肠道腐败菌和病原菌的生长，抑制肠内腐败物质、诱癌物质的生成，有助于维护肠道健康。此外，寡糖还具有膳食纤维的功能，能刺激肠道蠕动，防治便秘。寡糖也不能被口腔微生物利用，有预防龋齿作用。因而寡糖在医疗保健、功能性食品以及食品添加剂等行业得到广泛应用。

1．异麦芽低聚寡糖

异麦芽低聚寡糖（isomalto-oligosaccharide）又称异麦芽低聚糖、分枝低聚糖，是葡萄糖之间至少有一个以α-1，6-糖苷键结合而成的一类低聚糖，主要包括异麦芽糖、潘糖、异麦芽三糖和异麦芽四糖等。

2．低聚果糖

低聚果糖（fructooligosaccharide）又称寡果糖，是由蔗糖分子的果糖残基上结合1~3个果糖而组成。低聚果糖主要存在于日常食用的水果、蔬菜中，如洋葱、大蒜、香蕉等，其甜度为蔗糖的30%~60%，常作为防龋齿甜味剂使用。

3．棉籽糖

棉籽糖（raffinose）又称蜜三糖，由D-半乳糖、D-葡萄糖、D-果糖各1分子而组成，是一种无还原性的三糖。广泛分布于多种植物的种子、果实、花及根茎中，甘蔗和棉籽中含量尤多。

4．水苏糖

水苏糖（stachyose）是一种四糖，由2分子D-半乳糖、1分子D-葡萄糖及1分子D-果糖组成，通常多与蔗糖及棉籽糖共存。

5．大豆低聚糖

大豆低聚糖（soybean oligosaccharide）是存在于大豆中的可溶性糖的总称，主要成分是水苏糖、棉籽糖和蔗糖。除大豆外，在豇豆、扁豆、豌豆、绿豆和花生等中均有存在。大豆低聚糖不能在小肠消化吸收，可被结肠中的细菌发酵产气，又称为大豆胀气因子。其甜味特性接近于蔗糖，甜度为蔗糖的70%，但能量仅为蔗糖的50%左右。大豆低聚糖也是肠道双歧杆菌的增殖因子，可作为功能性食品的基料，能部分代替蔗糖应用于清凉饮料、酸奶、乳酸菌饮料、冰激凌、面包、糕点、糖果和巧克力等食品中。

（五）多糖

多糖（polysaccharide）是由≥10个单糖分子脱水缩合并由糖苷键彼此连接而成的高分子聚合物。多糖在性质上与单糖和寡糖不同，一般不溶于水，无甜味，可分为淀粉多糖和非淀粉多糖。多糖也可按其是否可被人类消化吸收而分成可消化利用的多糖和不可消化利用的多糖两类。淀粉通常是可被消化利用多糖的代表，而纤维素等膳食纤维则被认为是不可消化利用的多糖。

1. 淀粉

淀粉（starch）广泛地存在于许多植物的种子、块茎和根中，谷类、根茎类蔬菜、杂豆类和某些坚果中丰富的淀粉是膳食中主要的能量来源。根据聚合方式的不同，淀粉可分为直链淀粉和支链淀粉。为了增加淀粉的用途，淀粉经改性处理后获得了各种各样的变性淀粉。

（1）直链淀粉（amylose）　又称糖淀粉，由几十个至几百个葡萄糖分子残基以α-1，4-糖苷键相连而成的一条直链，并卷曲成螺旋状二级结构，相对分子质量为1~10万。直链淀粉在热水中可以溶解，与碘产生蓝色反应，易"老化"，形成难消化的抗性淀粉。天然食品中，直链淀粉含量较少，一般仅占淀粉成分的19%~35%。

（2）支链淀粉（amylopectin）　又称胶淀粉，分子相对较大，一般由几千个葡萄糖残基组成，其中每25~30个葡萄糖残基以α-1，4-糖苷键相连而形成许多个短链，每两个短链之间又以α-1，6-糖苷键连接，如此则使整个支链淀粉分子形成许多分支再分支的树冠样的复杂结构。支链淀粉难溶于水，遇碘产生棕色反应，易"糊化"。在食物淀粉中，支链淀粉含量较高，一般占65%~81%。支链淀粉含量与食物的品质有很大关系，含支链淀粉越多，糯性越大。食物中直链和支链淀粉的含量不同，其含量变化常取决于淀粉的来源或加工方式。

（3）抗性淀粉（resistant starch，RS）　是在人类小肠内不能吸收、在大肠内被发酵的淀粉及其分解产物。RS可以分为三类，RS1，这类淀粉的颗粒被食物的一些成分包裹着，影响消化酶直接接触，消化较慢，如全谷粒、部分碾碎的谷粒、种子、豆粒；RS2，即生淀粉粒，如马铃薯、青香蕉所含的淀粉。RS2只有糊化后才可被α-淀粉酶消化；RS3，又称变性淀粉（retrograded starch），是直链和支链淀粉在经过烹煮或糊化处理时变性而成，也不能被α-淀粉酶消化。食物中淀粉的类型及其消化吸收见表2-18。

表2-18　食物中淀粉的类型及其消化吸收

类型	食物形式	小肠中消化
快消化淀粉 RDS	新鲜煮熟的食物	迅速完全吸收
慢消化淀粉 SDS	多数为生的谷类或高温糊化干燥淀粉	缓慢但完全吸收
抗性淀粉 RS1	整的或部分研磨的谷类和豆类	部分消化
抗性淀粉 RS2	未煮的土豆和青香蕉	部分消化
抗性淀粉 RS3	放冷的熟土豆、谷类等食物	部分消化

资料来源：《中国营养科学全书》（第二版）。

2. 糖原

糖原（glycogen）是动物体内储存的一种多糖，又称为动物淀粉，主要存在于肝脏和肌肉中，因此有肝糖原和肌糖原之分。正常情况下，肝脏中糖原的含量达10%~20%，肌肉中的含量达4%，人体约含糖原400g。糖原在体内的储存有重要意义，它能迅速地分解为葡萄糖，快速供给能量。肝糖原可维持血糖浓度的稳定，当血液中葡萄糖含量增高时，多余的葡萄糖就转变成糖原储存于肝脏中；当血液中葡萄糖含量降低时，肝糖原就分解为葡萄糖进入血液中，以保持血液中葡萄糖的一定含量。肌糖原可提供机体运动时所需的能量。

3. 非淀粉多糖

非淀粉多糖（non-starch polysaccharides，NSP）又称纤维类多糖，包括纤维素、半纤维素、果胶等，它们在人体内不能消化吸收，在营养学上被称为膳食纤维。按水溶性的不同，可分为可溶性纤维和不可溶性纤维。各种纤维的来源和主要功能见表2-19。

表2-19　纤维的种类、食物来源和主要功能

	类型	食物来源	主要功能
不溶性纤维	木质素	所有植物	—
	纤维素	所有植物	增加粪便体积
	半纤维素	小麦、黑麦、大米、蔬菜	促进胃肠蠕动
可溶性纤维	果胶、树胶、少数半纤维素	柑橘类、燕麦及其制品和豆类	延缓胃排空时间、减缓葡萄糖吸收、降低血胆固醇

三、碳水化合物的消化与吸收

碳水化合物的消化吸收分为两个主要形式：小肠消化和结肠发酵。消化吸收主要在小肠中完成。单糖直接在小肠消化吸收；双糖经酶水解后再吸收；一部分寡糖和多糖水解成葡萄糖后吸收。在小肠不能消化的部分，到结肠经细菌发酵后再吸收。

（一）碳水化合物的消化

碳水化合物的消化从口腔开始。口腔分泌的唾液中含有α-淀粉酶可部分分解碳水化合物。胃液不含任何能水解碳水化合物的酶，其所含的胃酸只能水解少量碳水化合物。碳水化合物的消化主要是在小肠进行，极少部分非淀粉多糖可在结肠内通过发酵消化。小肠内消化分为肠腔消化和小肠黏膜上皮细胞表面的消化。肠腔中的主要水解酶是来自胰液的α-淀粉酶即胰淀粉酶，通过水解α-1，4-糖苷键使淀粉变成麦芽糖，麦芽三糖（约占65%）、异麦芽糖、α-临界糊精及少量葡萄糖等。小肠黏膜上皮细胞刷状缘上含有丰富的α-糊精酶、糖化淀粉酶、麦芽糖酶、异麦芽糖酶、蔗糖酶及乳糖酶，这些酶分工协作，将可消化淀粉中的多糖及寡糖完全分解为葡萄糖及少量果糖和半乳糖，从而被小肠黏膜上皮细胞吸收。葡萄糖、果糖和半乳糖在小肠内由小肠内绒毛上皮细胞或细胞间隙直接吸收；单糖首先进入肠黏膜上皮细胞，再进入小肠壁的门静脉毛细血管，并汇合于门静脉而进入肝脏，最后由门静脉进入大循环，运送到全身各个器官。在吸收过程中也可能有少量单糖经淋巴系统而进入淋巴循环。双糖在双糖酶的作用下水解成单糖形式，为小肠绒毛上皮细胞吸收。小肠内不被消化的碳水化合物到达结肠后，被结肠菌群分解，产生氢气、甲烷、二氧化碳和短链脂肪酸等，该过程称为发酵。发酵也是消化的一种方式，还可促进肠道一些特定菌群如双歧杆菌、乳酸杆菌等的生长繁殖。

（二）碳水化合物的吸收

葡萄糖的吸收机制可分为3个途径：主动吸收、被动吸收以及通过细胞间隙直接吸收。其中主动吸收是主要的吸收途径。调控小肠可消化碳水化合物吸收的因素较多，包括吸收面积、Na^+电化学梯度、细胞膜脂质成分、转运细胞与非转运细胞比例，转运子周转速率，亲和系数等因素。通过多种因子的调控作用，能有效地促进碳水化合物的吸收，以满足动物体的生长和发育的需要。

葡萄糖的主动吸收机制还可使葡萄糖逆浓度梯度转运，即从低浓度处向高浓度处集聚。与此同时，进入上皮细胞的Na^+促使依赖ATP的"钠钾泵"（即Na^+-K^+-ATP酶）的启动，使ATP分解，释出的能量则将Na^+驱出细胞，以恢复细胞内Na^+的浓度，从而使葡萄糖和Na^+的吸收得以不断进行（图2-4）。不同的Na^+-葡萄糖联合转运体对各种单糖的结合能力不同，如葡萄糖的吸收速度为100，半乳糖则为110，果糖为43，甘露糖为19，木糖为15，阿拉伯糖为9。

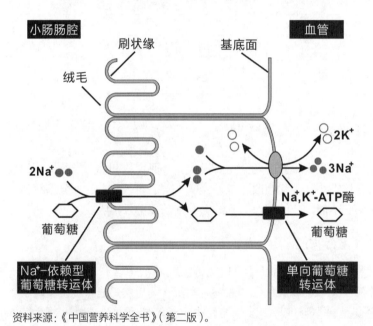

资料来源：《中国营养科学全书》（第二版）。

图2-4　葡萄糖在小肠上皮细胞的转运

四、碳水化合物与血糖生成指数

> 💡 案例：▶ 窝头与血糖
>
> 张阿姨最近体检化验出她的尿糖、血糖偏高，医生说她患上了糖尿病。按照医生的饮食建议，张阿姨调整了饮食的结构，并定期测量血糖。慢慢地她发现了一些规律，如果早饭吃馒头，血糖就高；吃窝头，血糖就低。这是为什么呢？

(一)血糖生成指数的概念

食物血糖生成指数（Glycemic Index，GI）简称生糖指数，是反映食物引起人体血糖升高程度的指标，是人体进食后机体血糖生成的应答状况，表示含有50g碳水化合物的食物与相当量的葡萄糖相比，在餐后2h引起体内血糖应答水平的百分比。

血糖生成指数（GI）=（某食物在食后2小时血糖曲线下面积/相当含量葡萄糖在食后2小时血糖曲线下面积）×100%

GI概念由Jenkins在1981年提出，可以衡量某种食物或某种膳食组成对血糖浓度的影响。一般GI≥70为高生糖指数，56~69为中生糖指数，≤55为低生糖指数食物。GI反映食物被消化吸收后升高血糖的程度，GI高的食物或膳食，进入胃肠后消化快，吸收完全，葡萄糖迅速进入血液；反之则在胃肠内停留时间长，释放缓慢，葡萄糖进入血液后峰值低，下降速度慢。常见食物的GI见表2-20。

表2-20　常见食物的GI

食物名称	GI	食物名称	GI	食物名称	GI	食物名称	GI	食物名称	GI
面条（挂面，小麦粉）	55	牛奶	27.6	苹果	36	马铃薯泥	87	白面包	75
馒头（富强粉）	88	全脂牛奶	27	梨	36	甘薯	54	比萨饼	60
油条	75	脱脂牛奶	32	桃	28	藕粉	33	苏打饼干	72
小米饭（籼米，糙米）	71	低脂奶粉	11.9	杏干	31	黄豆	18	爆米花	55
大米饭（籼米，精米）	82	低糖奶粉	26	樱桃	22	豆腐	32	薯片	60.3
燕麦饭	42	老年奶粉	40.8	葡萄	43	绿豆	27.2	华夫饼	76
糯米饭	87	酸奶	48	葡萄干	64	扁豆	38	巧克力	49
黑米粥	42.3	芒果	55	猕猴桃	52	四季豆	27	南瓜	75
烙饼	80	西瓜	72	柚	25	甜菜	64	芋头	48
玉米	55	香蕉	52	菠萝	66	胡萝卜	71	玉米片	79
意大利面	49	窝窝头	65	荞麦	54	冰激凌	61	苹果汁	41

资料来源：《中国食物成分表（标准版）》第六版 第二册。

(二)影响食物GI的因素

1. 食物碳水化合物的类型

食物GI主要由碳水化合物的类型决定，果糖对于血糖的影响比葡萄糖小，因此冰激凌的GI小于富含淀粉的土豆。支链淀粉比直链淀粉消化得快，故支链淀粉类食物的GI也比较高。

2. 食物生熟度和加工程度

天然食物保持天然的固有形态，被食用时其纤维成分保持相对完整的状态，因此它们的GI相对较低。加工越精细的食物，越容易被吸收，升血糖作用也越强，例如精米的升血糖作用强于糙米，精面的升血糖作用强于粗面。另外食物的GI还取决于其成熟度，未成熟的水果碳水化合物以淀粉为主，成熟过程中大分子的淀粉被逐渐分解为单糖和双糖，GI升高。

3. 其他营养素对GI的影响

蛋白质、脂肪、膳食纤维、有机酸可以帮助降低食物GI，复合食物会降低人体对糖类的吸收速度。比如在提供等量可利用碳水化合物前提下，增加蛋白质可刺激更高的胰岛素应答，脂肪有助于延缓胃排空，膳食纤维通过包裹作用延缓淀粉降解等。如膳食纤维高的荞麦、燕麦等具有较低的GI；米饭与蔬菜、肉同时食用，GI降低；面条（小麦粉）GI为55，面条（蛋白质强化面粉）GI为27。

4. 烹调方式

食物的烹调加工过程中，烹调时间、烹调方法、烹调温度和水的用量等都会影响食物的GI。淀粉颗粒在水和热的作用下产生的糊化作用而变得容易消化，烹调时间越长、温度越高，食物GI越高，如米粥的GI高于米饭。食物的颗粒大小也会影响食物GI，食物颗粒越小，越容易被水解吸收，如土豆泥GI高于蒸土豆。从烹调方式而言，脂肪可延长胃排空和减少淀粉糊化，因此含油食品GI较低，如有油烤土豆GI为60，而无油烤土豆GI为85。

（三）血糖生成指数的应用

1. 控制超重和肥胖

高GI食物会使血糖上升速度快，会增加脂肪的形成和积累。经常选择低GI食物，血糖和胰岛素的波动幅度相对平缓，饱腹感持续时间较长，可控制食欲、延迟饥饿感，有利于维持正常体重。

2. 控制糖尿病患者的血糖水平

低GI食物可延迟葡萄糖的吸收，能降低胰岛素浓度峰值和总胰岛素的需求量，有助于控制血糖。

3. 减少心血管疾病的发生

低GI食物可以使人体血清总胆固醇、低密度脂蛋白和甘油三酯分别降低，高密度脂蛋白含量上升，有利于减少心血管疾病的发生。

4. 提高运动员耐力

低GI食物可以延缓能量释放，有利于提高运动员的耐力和持久力。

5. 预防癌症的发生

研究表明，低GI食品对预防肠癌、乳腺癌有益处。

（四）血糖负荷

餐后血糖水平除了与GI值有关之外，还与食物中所含的碳水化合物的量有关。1997年，美国哈佛大学学者将摄入碳水化合物的"质"和"量"结合起来，提出了一个新的概念，即血糖负荷（Glycemic Load，GL），表示了摄入该食物后对血糖的综合影响。例如，白米饭的升血糖指数是84，100 g的白米饭含碳水化合物为25克，我们可以根据公式，计算出吃100克的白米饭GL是21。

$$GL=（食物中碳水化合物克数 \times GI）/100$$

GL值高于20为高GL食物，10~20为中等GL食物，低于10为低GL食物。食物的GL越高，食用相同重量的食物对餐后血糖的影响程度越大。

> 例：计算100g米饭的GL。
>
> 解：查表可知100g米饭碳水化合物含量为25.9g，GI为83，根据公式计算：
>
> $$GL_{米饭}=（25.9×83）/100= 21.5$$
>
> 答：100g米饭GL为21.5，属于高血糖负荷食物。

五、碳水化合物的供给量与膳食来源

（一）碳水化合物的供给量

碳水化合物的供给量主要决定于饮食习惯、生活水平和劳动强度等。因碳水化合物在体内主要用于能量消耗，所以常以供能比来表示人体对碳水化合物的需要量。中国营养学会推荐：0~6个月婴儿的碳水化合物的适宜摄入量（AI）为60g/d，7~12个月婴儿的碳水化合物的适宜摄入量（AI）为80g/d，1岁以上人群碳水化合物的适宜供能比范围为50%~65%（表2-21）。故若成人能量为2000kcal，按55%计，其碳水化合物实际摄入量应为275g。

食品加工和制备时添加到食物或者饮料中的糖或糖浆，即添加糖。中国营养学会《中国居民膳食指南科学研究报告（2021）》对添加糖与健康进行了评价，结果表明过量添加糖可增加龋齿的发病风险，还可能增加肥胖发生风险。故建议添加糖的摄入量不超过50g/d，最好低于25g/d。

表2-21　膳食碳水化合物参考摄入量

年龄/阶段	碳水化合物	
	EAR/（g/d）	AMDR/%E
0岁~	60（AI）	—
0.5岁~	80（AI）	—
1岁~	120	50~65
12岁~	150	50~65
18岁~	120	50~65
孕早期	+10	50~65
孕早期	+20	50~65
孕晚期	+35	50~65
乳母	+50	50~65

注："+"表示在相应年龄阶段的成年女性需要量基础上增加的需要量。

（二）碳水化合物的膳食来源

碳水化合物主要来自粮谷类和薯类。谷类一般含碳水化合物60%~80%，薯类含量为15%~29%，豆类为40%~60%。单糖和双糖的来源主要是蔗糖、糖果、甜食、糕点、水果、含糖饮料和蜂蜜等。全谷类、蔬菜水果等富含膳食纤维，一般含量为3%以上。

乳糖是哺乳动物乳腺分泌的一种特有的碳水化合物，一般仅存在于乳制品中。乳糖在不同动物的乳中含量略有不同，常见的几种动物乳中的乳糖浓度：母乳为7.0%，牛乳为4.7%，马乳为2.6%，绵羊乳为4.4%，山羊乳为4.6%。

六、碳水化合物摄入不当对健康的影响

（一）碳水化合物摄入不足对健康的危害

人体碳水化合物缺乏，大都发生在饥饿、禁食或某些病理状态下。碳水化合物摄入过少易引发低血糖、酮症酸中毒，甚至肝脏受损；日常利用低碳膳食减肥人群，可以观察到呕吐、便秘和口臭等症状。动物研究表明，缺乏碳水化合物的饮食可引起后代高死亡率和低出生体重，甚至死胎。

（二）碳水化合物摄入过量对健康的危害

碳水化合物的摄入量对血脂、低密度脂蛋白胆固醇浓度有明显影响。过量的碳水化合物摄入可能造成能量过剩，多余的能量将转化为脂肪储存在人体的皮下和内脏周围引起肥胖。研究表明过量碳水化合物摄入能引起血浆高密度脂蛋白胆固醇下降和血浆甘油三酯水平升高，增加心血管疾病发生的危险。精制糖（主要是蔗糖）的消费不断增加，也可增加糖尿病等多种代谢性疾病、龋齿和缺钙发生风险。

第五节
矿物质

一、概述

人类与环境关系密切。在人类进化与生命过程中，不断与周围环境进行着以化学元素为基础的物质交换，因此，人体的元素组成除人体原生质的主要成分碳、氢、氧、氮以及地壳的主要成分硅以外，其他元素在人体与地壳分布的趋向是一致的，即两者的丰度曲线颇为吻合。人体含有的元素中，已知有20多种元素为维持机体正常生物功能所必需的元素，除碳、氢、氧、氮主要构成蛋白质、脂类、碳水化合物等有机化合物及水外，其余元素统称为矿物质（mineral）。其中体内含量大于体重0.01%的元素称为常量元素（macroelement）或宏量元素，有钙、镁、钾、钠、磷、硫、氯7种。凡是在人体内含量小于体重0.01%的元素称为微量元素（microelement或trace element），根据各种元素的生理活性及其健康效应，微量元素被分为三类。第一类为人体必需的微量元素，有碘、锌、硒、铜、钼、铬、钴、铁；第二类为人体可能必需微量元素，有锰、硅、镍、硼、钒；第三类为具有潜在毒性微量元素，这一类微量元素在低剂量时，对人体可能具有生理功能，包括氟、铅、镉、汞、砷、铝、锂和锡。

（一）矿物质的特点

1. 矿物质在人体内不能合成，必须通过食物获取

矿物质与蛋白质、脂肪和碳水化合物等营养素不同，不能在体内合成，且每天都有一定量的矿物质随尿、粪便、汗液、毛发、指甲、上皮细胞脱落以及月经、哺乳等过程排出体

外。因此，为满足机体的需要，矿物质必须不断地从饮食中得到补充。

2. 矿物质在人体内分布极不均匀

钙和磷主要分布在骨骼和牙齿，铁分布在红细胞，碘集中在甲状腺，钴分布在造血系统，锌分布在肌肉组织等。

3. 矿物质之间存在协同或拮抗作用

一种矿物质元素可影响另一种的吸收或改变其在体内的分布。例如摄入过量铁或铜可以抑制锌的吸收和利用，而摄入过量的锌也可以抑制铁的吸收，而铁可以促进氟的吸收。

4. 某些矿物质在人体内的安全剂量范围较窄

某些矿物质元素在体内的生理剂量与中毒剂量范围较窄，摄入过多易产生毒性作用，摄入不足又会引起营养缺乏病。如我国居民18岁以上成年人氟的适宜摄入量为1.5mg/d，而其可耐受最高摄入量仅为3.5mg/d。

（二）矿物质缺乏的原因

1. 地壳元素分布不平衡

地壳中矿物质元素的分布不平衡，致使某些地区表层土壤中某种矿物质元素含量过低或过高，导致人群因长期摄入在这种环境中生长的食物或饮用水而引起亚临床症状甚至疾病。我国东北、中部和西部等地区土壤硒含量仅为0.25~0.95mg/kg，为缺硒或低硒地区。流行病学调查发现硒缺乏与克山病的分布一致，硒缺乏是当地居民克山病高发的重要因素。而我国湖北恩施地区土壤表层硒含量高达50~7150mg/kg，该地区居民因长期摄入富含硒食物而导致慢性硒中毒。

2. 食物成分对矿物质吸收的影响

食物中含有天然存在的矿物质拮抗物，如菠菜中含有较多草酸盐可与钙或铁结合成难溶的螯合物而影响其吸收。馒头、面包在制作过程中，经过发酵能够降低植酸的含量。尼罗河三角地区居民因习惯食用未发酵面包，导致面粉中植酸与锌结合成不溶性物质，抑制锌的吸收利用，从而导致儿童出现锌缺乏疾病。

3. 食物烹饪过程会对矿物质造成损失

烹饪过程中的操作不当会造成矿物质损失，如粮谷表层富含的矿物质常因碾磨过于精细而丢失；蔬菜浸泡于水中或蔬菜水煮后把水倒掉可损失大量矿物质。

4. 人体自身因素的影响

由于摄入不足或消耗增加可导致矿物质缺乏，如厌食、挑食、疾病状态导致食物摄入不足或摄入食物品种单调，使矿物质供给量达不到机体需求量；生理需求增加引起的钙、锌、铁等矿物质缺乏，如儿童、青少年、孕妇、乳母阶段对营养素需求的增加导致矿物质的不足。当机体长期排泄功能障碍时有可能造成矿物质在体内蓄积，引起急性或慢性毒性作用。

（三）矿物质与食物的酸碱性

食物的酸碱性是指摄入的食物经过机体代谢后形成的液体的酸碱性，它取决于食物中所含矿物质的种类和含量。

酸性食物可降低血液等的pH，通常含有丰富的蛋白质、脂肪和糖类。它们含成酸元素（氯、硫、磷）较多，在体内代谢后形成酸性物质，如肉类、鱼类、蛋类及其制品。

碱性食物通常含有丰富的钾、钠、钙、镁等元素，在体内代谢后则生成碱性物质，能阻止血液等向酸性方面变化，如蔬菜、水果等。通常，人们摄食各类食品的比例应适当，以便有利于维持机体正常的酸碱平衡。若肉、鱼等酸性食品摄食过多，可导致体内酸性物质过多，引起酸过剩，并大量消耗体内的固定碱。但食用蔬菜、甘薯、马铃薯及柑橘之类的水果等，由于它们的成碱作用，可以消除机体中过剩的酸，降低尿的酸度，增加尿酸的溶解度，减少尿酸在膀胱中形成结石的可能。

值得注意的是，酸味食品并不一定是酸性食物。食品中的酸味物质是有机酸类，如水果中的柠檬酸及其钾盐，虽离解度低，但在体内可彻底氧化，柠檬酸可最后生成二氧化碳和水，而在体内留下碱性元素。故此类具有酸味的食品是碱性食品。

二、重要的常量元素

常量元素是人体组织构成的必需元素，分布在身体各个部位，发挥着多种多样的作用。其主要生理功能包括：①构成机体组织的重要组分，如骨骼和牙齿中的钙、磷、镁，蛋白质中的硫、磷等；②在细胞内外液中与蛋白质一起调节细胞膜的通透性、控制水分流动、维持正常渗透压和酸碱平衡；③维持神经和肌肉的正常兴奋性，如钾、钠、钙、镁等离子；④构成酶的成分或激活酶的活性，如氯离子激活唾液淀粉酶，镁离子激活磷酸转移酶等；⑤参与血液凝固过程，如钙离子。

（一）钙

1. 含量与分布

钙（calcium，Ca）是人体含量最多的矿物质，成年人体内含钙总量约为1200g，占体重的1.5%~2.0%。其中约99%的钙集中在骨骼和牙齿中；其余1%的钙分布于软组织，细胞外液和血液中，统称为混溶钙池。

2. 生理功能

（1）构成机体的骨骼和牙齿　钙是构成骨骼和牙齿的重要组分，主要以羟基磷灰石 $[3Ca_3(PO_4)_2 \cdot Ca(OH)_2]$ 的形态存在。骨骼中的钙占瘦体重的25%和总灰分的40%，钙对保证骨骼的正常生长发育和维持骨健康起着至关重要的作用。

（2）维持神经和肌肉活动　分布在体液和其他组织中的钙，虽然还不到体内总钙量的1%，但在机体内多方面的生理活动和生物化学过程中起着重要的调节作用。Ca^{2+}同神经肌肉的兴奋、神经冲动的传导、心脏的正常搏动等生理活动都有非常密切的关系。红细胞、心肌、肝和神经等细胞膜上有钙的结合部分，当Ca^{2+}从这些部位释放时，细胞膜的结构与功能发生变化，如对钾、钠等离子的通透性改变。血清Ca^{2+}浓度降低时，神经肌肉兴奋性增加，可引起手足抽搐，而Ca^{2+}浓度过高时，则可损害肌肉的收缩功能，引起心脏和呼吸衰竭。也有研究表明高血压同钙不足有关。

（3）参与凝血功能　钙可使可溶性纤维蛋白转变成纤维蛋白，是血液凝固过程所必需的凝血因子。

（4）其他生理功能　Ca^{2+}在体内还参与调节和激活多种酶的活性作用，如ATP酶、脂肪氧化酶、蛋白质分解酶、钙调蛋白等。此外，钙对细胞功能的维持、细胞的吞噬、激素的分泌也有影响。

3. 吸收与排泄

钙的吸收主要在十二指肠和小肠上段，依赖于1，25-（OH）$_2$D$_3$和肠道维生素D受体的作用，以主动运输的方式完成。当钙摄入量较高时，则大部分由被动的离子扩散方式吸收。整体吸收率介于20%~60%。

影响钙吸收的因素主要包括机体和膳食两个方面。机体因素与年龄、个体机能状态有关。年龄大，钙吸收率低；体力活动可促进钙吸收；胃酸缺乏、腹泻等降低钙的吸收，但若机体缺钙，则吸收率较大。

膳食中钙的摄入量是影响钙吸收率和吸收总量的最重要的因素。一般来说，营养素摄入量高，其吸收量相应也高，但吸收量与摄入量并不成正比，摄入量增加时，吸收率相对降低。等量的钙，以少量多次的方式摄入则可增加钙吸收率和吸收总量。膳食中维生素D的含量，对钙的吸收有明显影响。乳糖经肠道菌发酵产酸，降低肠内pH，与钙形成乳酸钙复合物可增强钙的吸收。适量的蛋白质和一些氨基酸，如赖氨酸、精氨酸、色氨酸等可与钙结合成可溶性络合物，有利于钙吸收，但当蛋白质超过推荐摄入量时，则未见进一步的有利影响。高脂膳食可延长肠道停留和钙与黏膜接触时间，可使钙吸收有所增加，但过量的脂肪酸与钙结合形成脂肪酸钙，则影响钙吸收。低磷膳食可提高钙的吸收率。食物中碱性磷酸盐、草酸和谷类中的植酸可与钙形成不溶的磷酸钙、草酸钙、植酸钙而影响钙吸收。膳食纤维中的糖醛酸残基与钙螯合而可干扰钙吸收。一些药物如青霉素和新霉素能增加钙吸收，而一些碱性药物如抗酸药、四环素、肝素等可干扰钙吸收（表2-22）。

表2-22 影响钙吸收的主要膳食因素

增加吸收	降低吸收
维生素 D	植酸
乳糖	草酸
酸性氨基酸	膳食纤维
低磷	脂肪酸

钙的排泄主要通过肠道与泌尿系统；少量也可经由汗液排出，一般为每天150~300mg，高温时可达1g。肠道排出的钙，每天100~150mg，一部分是未被吸收的膳食钙；另一部分为由消化液分泌至肠道而未被重吸收的钙，称为内源性钙。肾是钙排出的主要器官，每天从肾小球滤过的钙总量可达10g，正常人每天从尿中排出160~200mg，最多能达500mg。乳母平均每日可在泌乳时排出钙100~300mg。补液、酸中毒、高蛋白膳食以及甲状腺素、肾上腺皮质激素、甲状腺素或维生素D过多等，均可使钙排出增多。

4. 钙的缺乏与过量

钙的摄入量过低可导致钙缺乏症，主要表现为骨骼的病变，即儿童时期的佝偻病和成年人的骨质疏松症。

钙过量对机体可产生不利的影响，包括以下几种。

（1）增加肾结石的危险。

（2）奶碱综合征 典型症候群包括高钙血症、碱中毒和肾功能障碍。急性发作呈现为高钙血症和碱中毒，特征是易兴奋、头疼、眩晕、恶心和呕吐、虚弱、肌痛和冷漠，严重者出现记忆丧失、嗜睡和昏迷。

（3）过量的钙干扰其他矿物质的吸收和利用　钙和铁、锌、镁、磷等元素存在相互作用，如钙可以明显抑制铁的吸收；高钙膳食会降低锌的生物利用率；钙/镁比大于5时可导致镁缺乏。

5. 钙的需要量与食物来源

我国居民膳食钙推荐摄入量（RNI）：成年男女为800mg/d，乳母为1000mg/d。钙的可耐受最高摄入量（UL）为2000mg/d。

食物中钙的来源以乳及乳制品为最好，它不但含量丰富，而且吸收率高，是婴幼儿最理想的钙源。发酵酸乳更有利于钙的吸收。虾皮、小鱼、海带等含钙丰富。蔬菜、豆类和油料种子含钙也较多，但利用率不高，至于谷类、肉类、水果等食物含钙较少。在选用蔬菜和谷物时，应注意其中草酸和植酸，其可以影响钙的吸收和利用，可采用适当措施去除，如先焯后炒（使部分草酸溶于水）；洗大米时加以浸泡使植酸酶活跃；面粉经过发酵，可减少植酸含量。此外，还应采用合理烹调处理方法，避免食物中钙的损失。钙的快速指南见表2-23。

表2-23　钙的快速指南

项目	内容
符号	Ca
膳食参考摄入量	18~65岁 RNI：800mg/d 18~65岁 UL：2000mg/d
功能	（1）构成机体的骨骼和牙齿 （2）维持神经和肌肉活动 （3）参与凝血功能 （4）其他生理功能
含量丰富的食物来源	乳制品、深绿色多叶蔬菜、豆类、钙强化食品
营养缺乏症	骨质疏松症、骨软化症、佝偻病
毒性	肾结石、奶碱综合征、干扰其他矿物质吸收

（二）磷

1. 含量与分布

磷在成人体内的总量为600~900g，约占体重的1%。大约85%的磷与钙一起成为骨骼和牙齿的重要组成成分，其中钙磷比值约为2∶1。此外，磷也是软组织结构的重要组分，很多组织的蛋白质含磷，细胞膜的脂质中含磷，RNA和DNA也含磷。

2. 生理功能

（1）磷是骨骼和牙齿的重要构成成分　人体中85%以上的磷存在于骨骼和牙齿中，主要为钙结合的羟磷灰石，少量为无定形的磷酸钙。

（2）磷参与能量代谢和糖脂代谢　磷参与能量的储存和释放。产能营养素在体内氧化时所释放出的能量以高能磷酸键的形式储存于三磷酸腺苷（ATP）和磷酸肌酸等能量载体中，当机体需要能量时，高能磷酸键释放出能量并游离出磷酸根。

（3）磷是细胞膜的重要构成成分　磷脂是细胞膜的组成成分，其亲水亲油的性质，可以帮助机体进行物质运输、能量交换、信息传递等基本代谢活动，还参与凝血过程和脂蛋白组成。

（4）构成遗传物质和某些功能因子的重要成分　核酸磷酸基团是脱氧核苷酸（DNA）和核苷酸（RNA）的重要原料。细胞内重要第二信使环腺苷酸（cAMP）、环鸟苷酸（cGMP）和IP₃等也是含有磷基的化合物。磷酸盐缓冲体系由磷酸二氢钠和磷酸氢二钠组成。

3. 吸收与排泄

磷的吸收与排泄大致与钙相同。通常磷的吸收比钙高，学龄儿童或成人的吸收率为50%~70%。婴儿对牛乳中磷的吸收率可高达65%~75%，母乳中磷的吸收率更高，可达85%~90%。

食物中的磷大多以有机化合物（如磷蛋白和磷脂等）的形式存在。摄入后在肠道磷酸酶的作用下游离出磷酸盐，磷以无机盐的形式吸收，但植酸形式的磷不能被机体充分吸收、利用。谷类种子中主要是植酸形式的磷，利用率很低，若经酵母发酵或预先将谷粒浸泡于热水中，则可大大降低植酸盐含量，从而提高其利用率。此外，维生素D不仅可促进磷的吸收，而且还增加肾小管对磷的重吸收，减少尿磷的排泄。

4. 磷的缺乏与过量

一般来说，正常人磷的摄入量大于钙，如果食物中钙和蛋白质的含量充足，则磷也能满足需要。磷的缺乏只有在一些特殊情况下才会出现。如早产儿仅以母乳喂养，而母乳中磷含量较低，不能满足早产儿骨磷沉积的需要，可能会发生磷缺乏。

一般情况下，正常饮食不易发生磷摄入过量问题。过量的磷可干扰钙的吸收，影响骨骼代谢，使骨密度降低。

5. 磷的需要量与食物来源

中国营养学会提出一般人群磷的推荐摄入量，12~14岁为700mg/d，15~29岁为720mg/d，30岁以上成人、孕妇、乳母均为710mg/d，65~80岁人群为680mg/d。

磷普遍存在于各种动、植物食品中。尽管谷类种子中的磷因植酸的存在而难以利用，蔬菜和水果含磷较少，但肉、鱼、禽、蛋、乳及乳制品含磷丰富（磷与蛋白质并存），是磷的重要来源。磷的快速指南见表2-24。

表2-24　磷的快速指南

项目	内容
符号	P
膳食参考摄入量	18~29 岁 RNI：720mg/d，30~64 岁 RNI：710mg/d 18~64 岁 UL：3500mg/d
功能	（1）磷是骨骼和牙齿的重要构成成分 （2）磷参与能量代谢和糖脂代谢 （3）磷是细胞膜的重要构成成分 （4）构成遗传物质和某些功能因子的重要成分
含量丰富的食物来源	所有高蛋白食物、全谷物食物、碳酸饮料
营养缺乏症	很少发生；如发生缺乏，常见骨密度低、肌肉无力
毒性	影响骨骼代谢，造成骨密度降低

（三）钾

1. 含量与分布

钾在成人体内的总量约为50mmol（1955mg）/（kg·bw），儿童约为40mmol（1564mg）/

（kg·bw）。钾在体内的分布与器官大小及其细胞的数量和质量有关，其中70%储存于肌肉，10%在皮肤，红细胞内占6%~7%，骨内占6%，脑内占4.54%，肝内占4.0%，各种体液内都含有钾。

2．生理功能

（1）参与糖和蛋白质代谢　葡萄糖和氨基酸经过细胞膜进入细胞，参与合成糖原和蛋白质的过程中，必须有适量的钾离子参与。估计1g糖原的合成约需0.15mmol钾，合成蛋白质时，每1g需要0.45mmol钾。三磷酸腺苷的生成过程中也需要一定量的钾，如果钾缺乏，糖和蛋白质的代谢将受到影响。

（2）维持细胞渗透压和酸碱平衡　钾主要存在于细胞内，维持细胞内渗透压。钾离子能通过细胞膜与细胞外的H^+-Na^+交换，起到调节酸碱平衡的作用。当细胞失钾时，细胞外液中钠与氢离子可进入细胞内，引起细胞内酸中毒和细胞外碱中毒；反之，细胞外钾离子内移，氢离子外移，可引起细胞内碱中毒与细胞外酸中毒。

（3）维持神经肌肉的应激性和正常功能　细胞内的钾离子和细胞外的钠离子联合作用，可激活Na^+-K^+-ATP酶而产生能量，维持细胞内外钾钠离子浓度差梯度，产生膜电位，当膜去极化时在轴突产生动作电位，激活肌肉纤维收缩并引起突触释放神经递质。当血钾降低时，膜电位上升，细胞膜极化过度，应激性降低，发生松弛性瘫痪。当血钾过高时，可使膜电位降低，致使细胞不能复极而丧失应激性，其结果也可能为发生肌肉麻痹。

（4）维持心肌的正常功能　心肌细胞内外的钾浓度对心肌的自律性、传导性和兴奋性有密切关系。钾缺乏时，心肌兴奋性增高；钾过高时，又会使心肌自律性、传导性和兴奋性受抑制；两者均可引起心律失常。在心肌收缩期，肌动蛋白与肌球蛋白和ATP结合前，钾从细胞内逸出，舒张期又内移，若缺钾或钾过多，均可引起钾的迁移，从而使心脏功能严重失常。

（5）降低血压　许多研究证实，补钾对高血压及正常血压者的血压有降低作用，对高血压患者的作用较正常人强，对氯化钠敏感者的作用效果尤为明显。钾降低血压的作用可能与钾直接促进尿钠排出，抑制肾素-血管紧张素系统和交感神经系统，改善压力感受器的功能，以及直接影响周围血管阻力等因素有关。

3．吸收与排泄

人体摄入的钾主要来自食物，成年人每日从膳食中摄入的钾为45~100mmol（1759~3910mg），儿童为0.5~3.0mmol/kg（19.5~117.3mg/kg）体重，摄入的钾大部分由小肠吸收，吸收率约为85%。

摄入人体的钾主要由肾、肠道和皮肤排出体外，摄入的钾80%~90%经由肾脏排出；由粪便排出的钾约为12%，但当肾衰竭时，自肠道排出的钾可达摄入量的35%；由汗液排出钾的比例很少，为3%左右，但是在高温环境从事体力活动大量出汗时，每日从汗液排出的钾比例明显增加，有时可达150mmol（5865mg）。钾的排泄量与膳食钾、膳食纤维和钠的摄入量密切相关。膳食钾摄入量增加时，尿钾排出量也随之增高，因此，尿钾含量变化可反映膳食钾的摄入状况。膳食纤维摄入增加时，粪便钾排出明显增多。膳食中钠摄入量在6.9g/d（300mmol/d）以下时，对尿钾排出影响不明显，当摄入量超过此量时，尿钾排出量可超过钾的摄入水平。

4．钾的缺乏与过量

人体内钾总量减少可引起神经肌肉、消化、心血管、泌尿、中枢神经等系统发生功能性或病理性改变。当体钾缺乏达10%以上时，表现为肌肉无力及瘫痪、心律失常、横纹肌肉裂解症及肾功能障碍等。体内钾过多可引起血钾浓度升高，血钾浓度高于5.5mmol/L时，可出现毒性反应，称高钾血症。钾过多可使细胞外K^+上升，静息电位下降，心肌自律性、传导性和兴奋性受抑制以及细胞内碱中毒和细胞外酸中毒等。神经肌肉方面表现为极度疲乏、软弱和四肢无力，下肢为重。心血管系统可见心率缓慢、心音减轻、心律失常等，严重时心室纤颤，心脏停搏于舒张期。

5. 钾的需要量与食物来源

中国营养学会建议15岁以上人群膳食钾的AI为2000mg/d，PI-NCD为3600mg/d。12~15岁AI为1800mg/d，PI-NCD为3200mg/d。

大部分食物都含有钾，豆类、蔬菜和水果是钾最好的来源。每100g谷类中含钾100~200mg左右，豆类600~800mg，蔬菜和水果200~500mg，肉类中含量约为150~300mg，鱼类200~300mg。每100g食物中钾含量高于800mg以上的食物有黄豆、蚕豆、赤小豆、豌豆、冬菇、黄豆、竹笋、紫菜等。钾的快速指南见表2-25。

表2-25 钾的快速指南

项目	内容
符号	K
膳食参考摄入量	18~64岁 AI：2000mg/d 18~64岁 PI-NCD：3600mg/d
功能	（1）参与糖和蛋白质代谢 （2）维持细胞正常的渗透压和酸碱平衡 （3）维持神经肌肉的应激性和正常功能 （4）维持心肌的正常功能 （5）降低血压
含量丰富的食物来源	豆类、蔬菜和水果
营养缺乏症	肌无力、横纹肌溶解综合征、心律失常及肾功能障碍
毒性	高钾血症

（四）钠

1. 含量与分布

正常人体内钠的含量浓度为60mmol/（kg·bw），其中50%分布于细胞外液，10%在细胞内液，40%在骨骼中。体内钠分为可交换钠和非交换钠，前者约占总钠量的70%，不可交换钠主要存在于骨骼中，吸附在致密长骨中的羟基磷灰石晶体表面。可交换钠与血浆中的钠进行着弥散平衡。

2. 生理功能

（1）调节体内水分与渗透压 钠主要存在于细胞外液，是细胞外液中的主要阳离子，约占细胞外液中阳离子含量的90%，其与相对应的阴离子一起构成的渗透压也占细胞外液渗透压的90%左右。钠含量控制着体内的水量。当细胞内钠含量增高时，其渗透压升高，造成细胞吸水肿胀，引起组织水肿，血压升高。反之，人体丢失钠过多时，细胞外液的钠量降低，细胞外液容量下降，这些改变可能促使血压下降。

（2）维持酸碱平衡 血浆中的碳酸氢钠缓冲系统占全血缓冲能力的35%，而人体内钠离子的含量可以影响碳酸氢钠的水平；钠在肾脏重吸收时与氢离子交换，以排出体内的酸性代谢产物，从而保持体液酸碱度的恒定。

（3）增强神经肌肉兴奋性　钠钾离子的主动运转，由Na^+-K^+-ATP酶驱动，使钠离子主动从细胞内排出，以维持细胞内外液渗透压平衡。钠、钾、钙、镁等离子的浓度平衡时，能够维护神经肌肉的应激性，增强神经肌肉的兴奋性。

（4）与能量代谢有关　钠对ATP的生成和利用、肌肉运动、心血管功能、能量代谢都有关系，钠不足均可影响其作用。此外，糖代谢、氧的利用也需有钠的参与。

（5）维持血压正常　人群调查与干预研究证实，膳食钠摄入与血压有关。血压随年龄增长而增高，有人认为，这种增高中有20%可能归因于膳食中食盐的摄入。每摄入2300mg钠，可致血压升高0.267kPa（2mmHg），中等程度减少膳食钠的摄入量，可使高于正常的血压（舒张压10.7~11.91kPa）者血压下降。高血压患者减少钠摄入量后，血压也随之降低。

3. 吸收与排泄

摄入的钠在小肠几乎完全被吸收，吸收部位在小肠上部。在空肠中钠通过三种形式被吸收：①钠与葡萄糖、氨基酸一起被吸收，吸收过程中需要消耗能量；②通过Na^+-H^+-ATP酶的作用，Na^+与H^+交换而进入空肠黏膜。钠在回肠和结肠也是通过 Na^+-H^+-ATP酶的主动吸收；③钠通过空肠黏膜紧密结合处，与水及CL^-一起进入细胞间液。据估计，每日从肠道中吸收的氯化钠包括从食物中摄入的钠和由肠液等分泌的钠，总量在4400mg左右。

在正常情况下，每日摄入的钠只有小部分是身体所需，进入体内的钠主要从肾脏排出，如果出汗不多，也无腹泻，98%以上摄入的钠自尿中排出，每天的排出量在2300~3220mg。

4. 钠的缺乏与过量

一般情况下，人体内钠不易缺乏。但在某些情况下可引起机体缺钠：①摄入量过低，如禁食、少食，膳食钠限制过严；②排出、丢失过多，如高温、重体力劳动、过量出汗、胃肠疾病、反复呕吐，腹泻（泻剂应用）等情况；③某些疾病导致肾性失钠，如慢性肾脏疾病、肾上腺皮质功能不全、ADH分泌异常综合征、糖尿病酸中毒等。血浆钠<135mmol/L时，即为低钠血症。可导致渗透压下降，血压降低。体内钠元素含量过低时，细胞的水分、渗透压、应激性等都将受到影响。此外，缺钠还会影响细胞对氨基酸和葡萄糖的吸收，或可影响胃液分泌。

急性过量摄入食盐（每天达35~40g）可引起急性中毒，出现水肿、血压上升、血浆胆固醇升高、脂肪清除率降低、胃黏膜上皮细胞破裂等。血浆钠>150mmol/L时称为高钠血症。血钠过高，可出现口渴、面部潮红、软弱无力、烦躁不安、精神恍惚、谵妄、昏迷、血压下降，严重者可致死亡。钠摄入量过高可导致患高血压、心血管疾病、胃癌等疾病风险增高。

5. 钠的需要量与食物来源

中国营养学会建议18~65岁人群膳食钠的AI为1500mg/d，PI-NCD为≤2000mg/d。65岁以上AI为1400 mg/d，PI-NCD为≤1900mg/d。

钠普遍存在于各种食物中，一般动物性食物钠含量高于植物性食物，但人体钠来源主要为食盐（钠）以及加工、制备食物过程中加入的钠或含钠的复合物（如谷氨酸、小苏打等），如酱油、盐渍或腌制肉或烟熏食品、酱咸菜类、发酵豆制品、咸味休闲食品等。此外，有些地区饮用水的钠含量甚高，可高达220mg/L（一般含钠量<20mg/L）。钠的快速指南见表2-26。

表2-26　钠的快速指南

项目	内容
符号	Na
膳食参考摄入量	18~64岁 AI：1500mg/d 18~64岁 PI-NCD：≤ 2000mg/d
功能	（1）调节体内水分与渗透压 （2）维持酸碱平衡 （3）增强神经肌肉兴奋性 （4）与能量代谢有关 （5）维持血压正常
含量丰富的食物来源	盐、加工与罐头食品、泡菜、薯片
营养缺乏症	低钠血症、血压下降
毒性	高钠血症、高血压、心血管疾病风险增加

三、重要的微量元素

（一）铁

1. 铁在人体中的存在形式

正常人体内的铁含量为30~40mg/（kg·bw），其中约2/3是功能性铁，其余以储存性铁存在。功能性铁主要存在于血红蛋白、肌红蛋白和细胞色素等蛋白质中，参与氧的运输和利用。储存性铁主要以铁蛋白和含铁血黄素的形式存在于肝、脾和骨髓中，作为铁的储备。个体间储存铁的数量差异很大，与机体铁营养状况和性别有关。一般女性存储性铁含量为0.3~1.0g，男性则可达0.5~1.5g。

2. 生理功能

（1）参与氧的运输和利用　铁是血红蛋白和肌红蛋白的组成成分，参与氧的运输和利用。血红蛋白在肺部与氧气结合，将氧气运输到全身各组织器官，满足细胞的代谢需求。肌红蛋白则主要存在于肌肉细胞中，参与肌肉收缩和放松过程中的氧供应。

（2）参与能量代谢　铁作为细胞色素的组成部分，参与线粒体中的氧化磷酸化过程，是ATP合成所必需的。细胞色素主要催化电子在呼吸链中的传递，将氧气还原为水并释放能量。

（3）参与免疫功能　铁对免疫系统的正常功能至关重要。缺铁可能导致免疫功能下降，增加感染的风险。铁参与免疫细胞的增殖、分化和功能发挥，以及抗体和细胞因子的产生。

（4）参与神经传导和认知功能　铁在神经系统中也发挥着重要作用。缺铁可能导致神经传导速度减慢，影响认知功能和学习能力。铁参与神经递质的合成和释放，以及神经元的能量代谢。

（5）参与DNA合成和细胞增殖　铁是DNA合成所必需的微量元素之一。缺铁可能导致DNA合成受阻，影响细胞的增殖和修复能力。铁参与核糖核苷酸还原酶等酶的活性调节，影响DNA的合成过程。

3. 膳食铁的来源与吸收

铁存在于各种各样的食物中，包括肉类、鸡蛋、蔬菜和强化铁的谷类食品。对于人类来说，一个典型平衡饮食提供约6mg/1000kcal的铁。牛奶和其他乳制品是贫铁食物。膳食铁分为血红素铁和非血红素铁。血红素铁主要存在于动物性食物中，如红肉、鱼类和禽类等，其吸收率较高，一般为15%~35%。非血红素铁主要存在于植物性食物中，如豆类、谷物、蔬菜和水果等，其吸收率较低，通常仅为2%~20%。

（1）影响膳食铁吸收的因素

①抑制因素：某些食物和饮料中的成分可能抑制非血红素铁的吸收。例如，植酸、草酸和多酚等存在于谷物、豆类和蔬菜中的抗营养因子可与铁结合，形成难溶性的复合物，从而降低铁的吸收率。此外，高纤维食物也可能通过增加肠道排泄来减少铁的吸收。

②促进因素：维生素C和其他有机酸可增加非血红素铁的吸收。维生素C可将铁还原为亚铁离子，提高其溶解度和吸收率。柠檬酸、苹果酸等有机酸也可与铁形成可溶性盐，促进其吸收。

（2）提高膳食铁吸收的方法

①合理搭配食物：为了提高膳食铁的吸收率，可以搭配富含维生素C的食物（如柑橘类水果、草莓、绿叶蔬菜等）与富含非血红素铁的食物一起摄入。此外，避免同时摄入大量抑制铁吸收的食物和饮料，如咖啡、茶和某些谷物。

②选择合适的烹饪方法：适当的烹饪处理可以提高铁的吸收率。例如，将豆类浸泡、发芽或发酵可降低植酸等抗营养因子的含量；将谷物和蔬菜煮熟或炖煮可使植酸和草酸溶于水，从而减少它们对铁吸收的抑制作用。

③补充铁剂：对于严重缺铁的人群，可能需要补充铁剂来满足身体对铁的需求。在选择铁剂时，应遵循医生的建议，选择适合自己的产品，并按照规定剂量进行补充。

4．铁的缺乏与过量

（1）铁的缺乏　铁缺乏的原因有三个，一是膳食铁摄入不足：长期饮食缺铁或铁摄入不足是造成缺铁的主要原因。常见于素食者、欠发达地区居民、孕妇和儿童等人群。二是吸收障碍：某些消化系统疾病、手术或药物使用可能影响铁的吸收和利用，导致缺铁。三是生理需求增加：生长发育期的婴幼儿、青少年，孕妇和哺乳期妇女等人群对铁的需求增加，若摄入不足则易导致缺铁。

缺铁最常见的危害是引发贫血，表现为乏力、面色苍白、头晕等症状。严重的缺铁性贫血可能导致免疫功能下降，增加感染的风险；还可能影响神经系统发育和功能，导致注意力不集中、学习能力下降等认知障碍，2岁以下儿童的铁缺乏可损害其认知能力，即使补充铁后也难以恢复（表2-27）。

表2-27　缺铁阶段及其测量指标

测量指标	正常	第一阶段 铁储备耗尽	第二阶段 缺铁性红细胞生成状态	第三阶段 缺铁性贫血
组织铁 （肌红蛋白）	男性：10~95ng/mL 女性：10~65ng/mL	耗尽	缺乏	缺乏
储存铁 （血清铁蛋白）	男性：10~95ng/mL 女性：10~65ng/mL	低	极低	极低
血清铁 （血细胞比容）	男性：39%~54% 女性：34%~47%	正常	低	极低
红细胞铁 （血红蛋白）	男性：14~18 g/dL 女性：11~16 g/dL	正常	正常	低

（2）铁的过量　急性铁中毒是在服入大剂量治疗铁剂后发生的短暂现象。最明显的局部影响是胃肠道出血性坏死，其表现为恶心、呕吐和血性腹泻，并可造成严重低血压、休克、昏迷、凝血不良、代谢性酸中毒等全身性影响。

由于机体无主动排铁的功能，铁在身体中的长期过量蓄积可导致铁负荷过度继而出现慢性中毒症状。过量铁可参与体内自由基的生成，导致脂肪酸、蛋白质和核酸的明显损害，加速细胞老化和死亡，并可引起多器官的组织纤维化。

5. 铁的需要量

中国营养学会2023年建议成年男性铁的RNI为12mg/d，育龄女性为18mg/d，UL为42mg/d。铁的快速指南见表2-28。

表2-28　铁的快速指南

项目	内容
符号	Fe
膳食参考摄入量	18~64 岁 男性 RNI：12mg/d；育龄女性 RNI：18mg/d 18 岁以上 UL：42 mg/d
功能	（1）参与氧的运输和利用 （2）参与能量代谢 （3）参与免疫功能 （4）参与神经传导和认知功能 （5）参与 DNA 合成和细胞增殖
含量丰富的食物来源	红肉、动物内脏、豆类和绿叶蔬菜等
营养缺乏症	缺铁性贫血
毒性	铁中毒

（二）碘

1. 碘在人体内的存在形式

碘主要以碘化物的形式存在于自然界中，如海水、土壤和岩石等。人体通过摄取含碘食物或补充剂来满足对碘的需求。在人体内，碘主要存在于甲状腺组织中，是构成甲状腺激素的重要组成部分。

2. 生理功能

（1）参与甲状腺激素的合成　碘是甲状腺激素的重要组成部分。甲状腺激素在调节人体基础代谢率、蛋白质合成、脂肪代谢等方面发挥着重要作用。当碘摄入不足时，甲状腺激素的合成受阻，可能导致甲状腺功能减退症等疾病的发生。

（2）促进神经系统发育　碘对神经系统的发育和功能至关重要。在胎儿发育过程中，碘的充足摄入有助于促进大脑细胞的增殖和分化，提高智力水平。缺碘可能导致胎儿智力低下、聋哑等神经系统发育障碍。

（3）维护免疫系统功能　碘对于免疫系统的正常功能也具有重要作用。适量摄入碘有助于增强免疫力，提高机体抵抗力，预防感染和疾病的发生。

（4）参与能量代谢　甲状腺激素可以调节体内的能量代谢过程，包括葡萄糖的摄取和利用、脂肪的分解和合成等。碘的充足摄入有助于维持正常的能量代谢平衡，保持身体健康。

（5）调节蛋白质合成　甲状腺激素可以促进蛋白质的合成和利用，对于维持肌肉、骨骼等组织的正常功能具有重要作用。缺碘可能导致蛋白质合成障碍，影响身体健康。

3．碘的缺乏与过量

机体因缺碘所导致的一系列障碍统称为碘缺乏病，其临床表现取决于缺碘的程度、缺碘时机体所处的发育时期以及机体对缺碘的反应性或代偿适应能力。碘缺乏的典型症状为甲状腺肿大，胎儿期碘缺乏导致的甲状腺功能不足引起的不可逆性神经损伤称之为克汀病，是碘缺乏造成的最严重的疾病，表现为严重的智力障碍。

我国碘地理环境比较复杂，碘缺乏地区和高水碘地区并存，长期摄入高碘食物和水可导致高碘性甲状腺肿。

4．碘的需要量与食物来源

中国营养学会2023年建议，1~11岁儿童碘RNI为90μg/d，12~14岁青少年RNI为110μg/d，15岁以上人群RNI为120μg/d，18岁及以上成年人碘UL为600μg/d。

在我国，碘的主要来源是加碘盐。海水中的碘含量很高，因此海产品也是很好的碘来源。其他食物，包括蔬菜和水果，也有可能是碘的良好饮食来源，但这取决于植物生长的土壤的碘含量。碘的其他来源包括鸡蛋和家禽。碘的快速指南见表2-29。

表2-29　碘的快速指南

项目	内容
符号	I
膳食参考摄入量	18岁以上 RNI：120μg/d 18岁以上 UL：600μg/d
功能	（1）参与甲状腺激素的合成 （2）促进神经系统发育 （3）维护免疫系统功能 （4）参与能量代谢 （5）调节蛋白质合成
含量丰富的食物来源	碘盐、海鲜
营养缺乏症	甲状腺肿大、克汀病（呆小症）
毒性	高碘性甲状腺肿

（三）锌

1．含量与分布

锌在人体内的含量相对较少，但它在人体内发挥着重要的作用。锌主要存在于人体的肌肉、骨骼、皮肤和内脏等组织中。根据不同的组织类型和生理状况，锌的含量会有所差异。一般来说，成年人体内锌的总量为2~3克。

2．生理功能

（1）促进生长发育　锌是DNA合成和细胞分裂所必需的微量元素之一。在人体生长发育过程中，锌参与骨骼、肌肉和器官的形成与发育，对儿童的生长和青少年的发育至关重要。

（2）维护免疫系统功能　锌对免疫系统的正常功能具有重要作用。锌可以增强免疫细胞的活性，促进抗体的形成，提高机体对病原微生物的抵抗能力。适量摄入锌有助于预防感染和疾病的发生。

（3）参与味觉与嗅觉感知功能　锌对味觉和嗅觉的感知具有重要作用。锌是构成味觉受体和嗅觉受体的重要成分，缺乏锌可能导致味觉和嗅觉减退或丧失。

（4）促进伤口愈合　锌在伤口愈合过程中发挥着重要作用。锌参与细胞增殖、胶原蛋白的合成以及皮肤细胞的再生，有助于加速伤口的愈合过程。

（5）维护神经系统健康　锌对神经系统的正常功能也具有重要作用。锌参与神经递质的合成和释放，维持神经元的正常传导功能，有助于改善记忆力和认知能力。

（6）参与代谢过程　锌在人体内的代谢过程中发挥着重要作用。锌参与多种酶的活性调节，影响蛋白质、脂肪和碳水化合物的代谢过程，有助于维持能量代谢的平衡。

3.吸收与排泄

锌的主要吸收部位在小肠，锌的吸收率并不高，食物中的锌一般只有不到10%能被吸收。粪便是锌排泄的主要途径，当体内锌处于平衡状态时，约90%摄入的锌由粪排出，其余部分从尿、汗、头发中排出或丢失。

影响锌生物利用度的主要因素有。

①蛋白质：增加食物中蛋白质含量可提高锌的摄入和生物利用率。

②铁：铁锌比过高时，铁会抑制锌的吸收利用。

③钙：人群研究发现，摄入超过1000mg/d的钙可减少锌吸收。

④植酸：植酸是抑制锌的吸收的主要因素之一。

⑤低分子量配体和螯合物：配体/螯合物（如EDTA）、氨基酸（如组氨酸、蛋氨酸）和有机酸（如柠檬酸盐）可提高锌的生物利用率。

⑥胃酸：胃酸可以帮助溶解锌，使其更容易被小肠吸收，对于锌的吸收起着重要作用。胃酸分泌不足会影响锌的吸收。

4.锌的缺乏与过量

长期缺乏锌可能导致生长发育迟缓、免疫力下降、伤口愈合困难、腹泻、皮肤干燥或皮疹、性发育或功能障碍、认知能力差、味觉和嗅觉减退或丧失等问题。儿童、孕妇和老年人等特殊人群应特别关注锌的摄入情况，避免锌缺乏的发生，严格的素食主义者也容易因植物性食物中的锌利用率低而造成缺锌。

盲目过量补锌或食用因镀锌罐头污染的食物和饮料等均有可能引起锌过量或锌中毒。过量的锌可干扰铜、铁和其他微量元素的吸收和利用，损害免疫功能。摄入4~8g锌后的毒性症状包括恶心、呕吐、腹泻、发烧和嗜睡。随着纳米技术的推广，需要重视食品中纳米氧化锌的毒性。

5.锌的需要量与食物来源

中国营养学会2023年建议成年男性膳食锌的RNI为12mg/d，成年女性RNI为8.5mg/d，锌的UL为40mg/d。

食物来源锌广泛存在于各种食物中，但不同食物中锌含量差别较大。锌含量较丰富的食物有贝类（如生蚝、蛏干、扇贝、鱿鱼等）、肉类、肝脏、坚果等；全谷、粗粮、干豆、蛋、鱼等锌含量也较高；谷类经过精制后锌的含量大为减少；蔬菜和水果中锌含量最低。锌的快速指南见表2-30。

表2-30　锌的快速指南

项目	内容
符号	Zn
膳食参考摄入量	18岁以上 男性RNI：12mg/d；女性RNI：8.5mg/d 18岁以上 UL：40 mg/d
功能	（1）促进生长发育 （2）维护免疫系统功能 （3）参与味觉与嗅觉感知功能 （4）促进伤口愈合 （5）维护神经系统健康 （6）参与代谢过程
含量丰富的食物来源	动物性食物、坚果、全麦食品
营养缺乏症	生长发育迟缓、伤口愈合不良、食欲不振、免疫功能受损、皮肤干燥
毒性	锌中毒

（四）硒

1. 含量与分布

成人体内硒的总量为3~20mg。硒存在于所有细胞与组织器官中，其浓度在肝、肾、胰、心、脾、牙釉质和指甲中较高，肌肉、骨骼和血液中浓度次之，脂肪组织最低。体内的硒主要以两种形式存在，一种是来自膳食的硒蛋氨酸，在体内不能合成，作为一种非调节性储存形式存在，当膳食中硒的供给中断时，硒蛋氨酸可向机体提供硒；另一种形式是硒蛋白中的硒代半胱氨酸，具有生物活性。此外，还可能存在其他硒的生物活性形式。

2. 生理功能

（1）抗氧化作用　硒在人体内最重要的生理功能之一是抗氧化作用。它作为一种抗氧化剂，能够清除体内的自由基，减少氧化应激反应。自由基是一种具有高度活性的分子，它们可以损害细胞结构和功能，导致疾病的发生。硒通过参与谷胱甘肽过氧化物酶等酶的活性，可以有效地清除自由基，保护细胞免受氧化损伤。

（2）免疫调节　硒对免疫系统具有重要的调节作用。它可以增强免疫细胞的活性，提高机体的免疫功能。硒可以影响T淋巴细胞和B淋巴细胞的增殖和分化，促进抗体的形成，增强机体对病原微生物的抵抗能力。此外，硒还可以调节细胞因子的产生，参与炎症反应的调节，对预防和缓解炎症性疾病具有一定的作用。

（3）甲状腺激素代谢　硒在甲状腺激素代谢中也发挥着重要作用。甲状腺激素是人体内重要的激素之一，它参与调节体内的代谢过程。硒作为甲状腺激素合成过程中的关键元素，可以促进甲状腺激素的合成和释放。缺乏硒可能导致甲状腺功能减退，影响体内的代谢平衡。

除了上述主要功能外，硒还具有其他一些重要的生理功能。例如，它参与DNA的合成和修复过程，对维持基因组的稳定性具有重要作用。此外，硒还可以影响肿瘤细胞的生长和凋亡过程，对预防和抑制肿瘤的发生和发展具有一定的作用。

3. 硒的缺乏与过量

硒缺乏是引起克山病和大骨节病的重要因素之一。克山病是一种以多发性心肌坏死灶为主要病变的地方性心肌病。大骨节病是一种地方性、多发性、变形性骨关节病，严重影响青少年骨骼发育和成年后劳动生活能力。此外，硒摄入还会影响甲状腺激素代谢，以及免疫功能和生殖功能。

过量的硒可引起中毒，其症状为恶心、呕吐、疲劳、烦躁、头发脱落、指甲变形、皮肤损伤、神经系统异常、肢端麻木、抽搐等，严重者可致死亡。硒中毒现象主要发生于高硒地区，其环境、水源、食物中的硒含量均大大高于其他地区，如湖北的恩施地区和陕西的紫阳地区等。

4. 硒的需要量与食物来源

中国营养学会2023年建议成年人膳食硒的RNI为60μg/d，UL为400μg/d。

食物中硒的含量因地区而异，特别是植物性食物的硒含量与地表土壤层中硒元素的水平有关。总体而言，海产品和动物内脏是硒的良好食物来源，其次是肉类和种子类食物，水果、蔬菜中硒含量较低。烹调加热会使硒挥发，会造成一定的损失。常见的食物中硒含量较高的有魔芋精粉（350.15μg/100g可食部）、猪肾（156.77μg/100g可食部）和蘑菇（10.64~98.44μg/100g可食部）。硒的快速指南见表2-31。

表2-31 硒的快速指南

项目	内容
符号	Se
膳食参考摄入量	18岁以上 RNI：60μg/d 18岁以上 UL：400μg/d
功能	（1）抗氧化作用 （2）免疫调节 （3）甲状腺激素代谢
含量丰富的食物来源	魔芋精粉、猪肾、蘑菇
营养缺乏症	克山病、大骨节病
毒性	硒中毒

第六节

维生素

一、维生素概述

维生素（vitamin）是维持人体正常生命活动所必需的一类低分子量有机化合物。在人体内其含量极微，但在机体的代谢、生长发育等过程中起重要作用。

（一）维生素的共同特点

虽然各类维生素的化学结构不同，生理功能各异，但它们都具有以下共同特点。

①均以维生素本身，或可被机体利用的前体化合物（维生素原）的形式，存在于天然食物中。

②非机体结构成分，不提供能量，但担负着特殊的代谢功能。

③一般不能在体内合成（维生素D、烟酸等除外），或合成量太少，必须由食物提供。

④人体只需少量即可满足需求，但绝不能缺少，否则缺乏至一定程度，可引起维生素缺乏症。

（二）维生素的命名

维生素的命名可分为三个系统（表2-32）：一是按发现的历史顺序，以英文字母顺序命名，如维生素A、维生素C、维生素D、维生素E和B族维生素等。二是按其特有的生理功能或治疗作用命名，如抗干眼病因子、抗癞皮病因子、抗坏血酸等。三是按其化学结构命名，如视黄醇、硫胺素和核黄素等。

表2-32　部分维生素的命名

按字母命名	按化学结构命名	按功能命名
维生素 A	视黄醇	抗干眼病因子
维生素 D	钙化醇	抗佝偻病因子
维生素 E	生育酚	抗不育因子
维生素 K	叶绿醌	抗出血因子
维生素 B_1	硫胺素	抗脚气病因子
维生素 B_2	核黄素	—
维生素 B_3	烟酸、尼克酸、尼克酰胺	抗癞皮病因子
维生素 B_7	生物素	—
维生素 B_9	叶酸	—
维生素 B_{12}	钴胺素	抗恶性贫血病因子
维生素 C	抗坏血酸	抗坏血因子

（三）维生素的分类

在营养学上，一般按维生素的溶解性将其分为两大类，即脂溶性维生素与水溶性维生素。脂溶性维生素是指不溶于水而溶于脂肪及有机溶剂（如苯、乙醚、氯仿等）的维生素，包括维生素A、维生素D、维生素E和维生素K等。我国早在梁代，就有对夜盲症的详细描述，并记载了用牛肝来治疗的方法，这就是早期对脂溶性维生素作用的记录。脂溶性维生素与水溶性维生素的区别见表2-33。

表2-33　脂溶性维生素与水溶性维生素的区别

	脂溶性维生素	水溶性维生素
代表	维生素 A、维生素 D、维生素 E、维生素 K	B 族维生素、维生素 C
化学组成	只有 C、H、O 三种元素	除 C、H、O 以外还有金属元素
溶解性	溶于脂肪和有机溶剂，不溶于水	可溶于水，不溶于脂肪和有机溶剂
体内贮存	在肝和脂肪中贮存	体内贮存量很少，维生素 B_{12} 例外
缺乏症	摄入过少，相应缺乏症状出现缓慢	摄入过少，相应缺乏症状出现较快
中毒	摄入过多，容易引起中毒	不易引起中毒

二、脂溶性维生素

（一）维生素A

维生素A又称视黄醇，是指一类具有视黄醇生物活性的化合物。维生素A与正常的视觉功能密切相关，还帮助维持骨骼、皮肤和红细胞的健康，促进生长发育，并维持免疫系统和生殖系统的正常功能。在我国，唐代的孙思邈在医书《备急千金要方》中就集中记载了动物肝脏有治眼病和夜盲症的作用。维生素A的活性形式是视黄醇，我们可以从动物性食物，如动物肝脏、蛋黄、强化乳制品（比如含维生素A和维生素D的牛奶）、人造黄油及鱼油中获取这种物质。

类胡萝卜素（主要是β-胡萝卜素）被称为维生素A的前体，因为它们可以被细胞转化为维生素A。血清维生素A水平反映的是机体对维生素A的储备情况，而β-胡萝卜素水平则会随着类胡萝卜素的摄入量而变化，更易出现波动。进食含有β-胡萝卜素的食物是一种间接获取维生素A的方式。β-胡萝卜素存在于所有红色、橙色、黄色及深色的水果和蔬菜（胡萝卜、甘薯、菠菜、杏、哈密瓜、番茄等）中。β-胡萝卜素是一种强力的抗氧化剂，可保护细胞免受可能导致癌症的氧化损伤；且当我们需要时，它可以转化成维生素A。与生成的维生素A（视黄醇）不同，β-胡萝卜素过量时机体不会出现同样明显的毒性反应。但是，持续大量地摄入胡萝卜、甘薯及其他富含β-胡萝卜素的食物，由于β-胡萝卜素堆积在皮下脂肪内，会导致人的肤色发黄。

目前，维生素A缺乏仍是许多发展中国家的一个主要公共卫生问题，其中婴幼儿和儿童维生素A缺乏的发生率远高于成人。有研究发现，全球约占总人口的48%的人群维生素A摄入不足。目前，我国人群中维生素A缺乏病的发生率已明显下降。《中国儿童维生素A、维生素D临床应用专家共识（2024）》指出，我国12岁及以下的儿童中，维生素A缺乏的患病率约为5.16%，边缘缺乏率为24.29%，其患病率随着年龄的增长呈下降趋势，农村地区较城镇地区的儿童更易患维生素A缺乏。

维生素A缺乏的发生取决于影响体内维生素A储存的多种因素，如经济水平限制、社会文化因素制约，膳食摄入不足或吸收较差等。一些疾病，如消耗性疾病（麻疹、肺结核、肺炎、猩红热等）、消化道疾病（胆囊炎、胰腺炎肝硬化、胆管阻塞、慢性腹泻等）以及血吸虫病和饮酒等皆可影响维生素A的吸收和代谢，故这些疾病极易伴发维生素A缺乏。

1. 维生素A缺乏的症状

（1）眼部症状　维生素A缺乏最主要的危害是损害视觉的夜盲症和干眼症。暗适应能力下降是维生素A缺乏最早出现的症状，进一步发展为夜盲症，严重者可致眼干燥症，甚至失明。夜盲症是视网膜暗适应功能紊乱，在补充维生素A之后可恢复；而干眼症是眼的前端形态学永久性改变，不可纠正，直到瘢痕形成。儿童维生素A缺乏的典型临床诊断体征是毕脱斑（bitot spots），角膜两侧和结膜外侧因干燥而出现皱褶，角膜上皮堆积，形成大小不等的形状似泡沫的白斑。

（2）皮肤损害　维生素A缺乏可引起机体不同组织上皮干燥、增生及角化，如皮脂汗腺角化，出现皮肤干燥、毛囊角化过度，毛囊丘疹毛发脱落等。易并发感染，特别是儿童、老人容易引起呼吸道炎症，严重时可引起死亡。

（3）其他　维生素A缺乏时，易出现食欲降低、血红蛋白合成代谢障碍、免疫功能低下、儿童生长发育迟缓。

2．维生素A过量的症状

对于成年人，每日维生素A摄入超过3000μgRAE可能引起中毒反应，维生素A的毒性有多种表现形式，包括皮肤干燥、毛发干枯、唇干裂等问题。怀孕期间过量摄入维生素A将增加新生儿畸形的风险。维生素A摄入不足与过量引起的临床症状见图2-5。

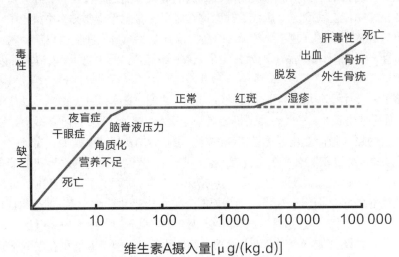

维生素A摄入量[μg/(kg.d)]

资料来源：Gerald F，Combs Jr.《维生素：营养与健康基础》（第3版）。

图2-5　维生素A摄入不足与过量引起的临床症状

膳食或食物中全部具有视黄醇活性的物质常用视黄醇活性当量（retinol activity equivalent，RAE）来表示，包括已形成的维生素A和维生素A原的总量（μg）。它们常用的换算关系如下。

lμg视黄醇活性当量（μgRAE）=1μg全反式视黄醇=2μg油剂纯品全反式β-胡萝卜素=12μg膳食全反式β-胡萝卜素=24μg其他膳食维生素A原类胡萝卜素

则膳食RAE的计算方法为：

RAE（μg）=膳食或补充剂来源全反式视黄醇（μg）+$\frac{1}{2}$补充剂纯品全反式β-胡萝卜素（μg）+$\frac{1}{12}$膳食全反式β-胡萝卜素（μg）+$\frac{1}{24}$其他膳食维生素A原类胡萝卜素（μg）

关于维生素A的膳食参考摄入量，18~50岁女性的RNI为每天660μgRAE，男性为每天770μgRAE。维生素A的快速指南见表2-34。

表2-34　维生素A的快速指南

项目	内容
别称	视黄醇（前体：类胡萝卜素）
性质	易氧化，碱稳定，酸不稳定
膳食参考摄入量	18~50 岁 AI：男 770 μg RAE/d 女 660 μg RAE/d 18~50 岁 UL：3000 μg RAE/d
功能	（1）维护视觉功能 （2）维持皮肤黏膜完整性 （3）维持和促进免疫功能 （4）促进生长发育和维护生殖功能 （5）抗氧化

续表

项目	内容
含量丰富的食物来源	视黄醇：动物肝脏、全奶、奶酪、蛋黄、鱼肝油 类胡萝卜素：深绿色及颜色鲜艳的水果和蔬菜
营养缺乏症	皮肤干燥、夜盲症、干眼病、头痛、呕吐、易感染、失明
毒性	脱发、肝脏毒性、骨折、湿疹、死亡、胡萝卜素血症

（二）维生素D

维生素D是一类具有环戊氢烯菲环结构的化合物，由类固醇衍生而来。维生素D至少有五种形式，但最具有生物学意义的形式有两种，即胆钙化醇和麦角钙化醇。

我们可以通过进食及晒太阳来获取非活性形式的维生素D（图2-6）。皮肤暴露在紫外线（太阳光）下能够将胆固醇衍生物（7-脱氢胆固醇）转换成维生素D的非活性形式——胆钙化醇（维生素D_3）。为了使其发挥作用，维生素D_3的这种非活性形式必须由肾脏激活。因此肾脏疾病可能成为维生素D相关功能失调的原因之一。维生素D的膳食来源包括脂肪含量较高的海鱼（虹鳟鱼、大马哈鱼等）、动物肝脏、蛋黄、奶油、强化牛奶、黄油和人造黄油。曾被广泛用作补剂的鳕鱼肝油是维生素D的可观来源。蘑菇和某些植物性食物也能以麦角钙化醇（维生素D_2）的形式提供维生素D。强化维生素D的食物有限，这些食物包括谷物面粉、牛奶和奶制品，以及富含钙的果汁。

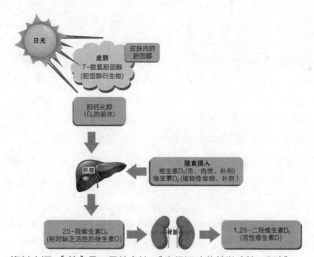

资料来源：［美］丹·贝纳多特.《高级运动营养学（第二版）》。

图2-6　维生素D的来源

维生素D在维持血钙和磷水平稳定中发挥重要作用，对骨骼正常矿化过程、肌肉收缩、神经传导以及细胞基本功能都是必需的。大量科学研究表明，维生素D可通过增加钙和磷的吸收来促进骨骼和牙齿的生长与矿化的。维生素D参与钙转运蛋白和骨基质蛋白的转录以及细胞周期蛋白转录的调节，增加体内特殊细胞的分化（例如破骨细胞前体物、肠细胞和角化细胞等）。维生素D的这种特性可以解释其在骨吸收、肠腔内钙转运以及皮肤中的作用。维生素D还参与机体免疫调节，能诱导巨噬细胞混合和分化，调节T细胞功能及细胞因子分泌。

含有足量的钙和磷但维生素D含量不足的膳食同样会导致钙和磷的缺乏。儿童期的佝偻病和成年人的骨软化症都属于钙缺乏病，可能是由于维生素D水平过低，或缺乏将维生素D转化为活性（功能性）形式的能力。过量摄入维生素D软骨组织钙化、肾结石、高钙血症、高钙尿症可能导致呕吐、腹泻、体重减轻、肾损害、高钙血症和死亡。维生素D的快速指南见表2-35。

表2-35　维生素D的快速指南

项目	内容
别称	胆钙化醇、骨化三醇、钙化醇
性质	溶于脂肪和有机溶剂，对热、碱较稳定，光和酸可促进其异构化
膳食参考摄入量	12~64 岁 RNI：10 μg/d 12~64 岁 UL：50 μg/d
功能	（1）维护血钙和血磷稳态 （2）参与维持机体免疫功能 （3）在骨外组织中发挥作用
含量丰富的食物来源	紫外线照射、脂肪含量较高的海鱼（虹鳟鱼、大马哈鱼等）、动物肝脏、蛋黄、奶油
营养缺乏症	儿童佝偻病、成人骨软化症、骨质疏松
毒性	软骨组织钙化、肾结石、高钙血症、高钙尿症

（三）维生素E

维生素E又名生育酚，是6-羟基苯并二氢吡喃环的异戊二烯衍生物，包括生育酚和三烯生育酚（tocotrienol）两类共8种化合物，即α、β、γ、δ生育酚和α、β、γ、δ三烯生育酚。α-生育酚是食物中含量最丰富且活性最高的维生素E形式，常以此为代表进行维生素E的相关研究。维生素E的生物学活性可以用国际单位（IU）或α-生育酚当量（α-tocopherol equivalent，α-TE）表示。日常饮食中α-生育酚的平均吸收率约为75%。

混合膳食中维生素E的总量，可按下列公式折算：膳食中总α-TE当量（mg）=$1 \times \alpha$-生育酚（mg）+$0.5 \times \beta$-生育酚（mg）+$0.1 \times \gamma$-生育酚（mg）+$0.02 \times \delta$-生育酚（mg）+$0.3 \times \alpha$-三烯生育酚（mg）。

维生素E作为一种重要的脂溶性抗氧化营养素而广为人知，生理功能主要有：抗氧化作用、维持生育功能、维持免疫功能，还有抗动脉粥样硬化、保护神经系统和骨骼肌、调节血小板的黏附力等作用。

维生素E的食物来源广泛，种子和坚果中含量尤其丰富，一般情况下人体不会因为摄入不足而导致缺乏，但当机体存在脂肪吸收不良或某些疾病时可能导致维生素E缺乏，比如低体重的早产儿、血β-脂蛋白缺乏症、脂肪吸收障碍的患者。在脂溶性维生素中，维生素E的毒性相对较小。维生素E过量最令人担忧的副作用可能是凝血机制损害导致某些个体的出血倾向，发生溶血性贫血。使用抗凝药物或有维生素K缺乏的人，在没有密切医疗监控情况下不宜使用维生素E补充剂，因为有增加出血致命的危险。早产儿对补充α-生育酚的副作用敏感，因此必须在儿科医生的监控下使用。

根据2015—2017年中国居民营养与健康状况监测数据，18岁以上成人维生素E摄入量的平均数为37.5mg/d，经推算，成人维生素E的AI为14mg α-TE/d，UL值为700mg α-TE/d。维生素E的快速指南见表2-36。

表2-36 维生素E的快速指南

项目	内容
别称	生育酚
性质	溶于脂肪和有机溶剂；易氧化，光、热、碱、金属离子可加速氧化过程；酸性环境下稳定性高于碱性环境
膳食参考摄入量	18 岁以上 AI：14 mg α-TE/d 18 岁以上 UL：700 mg α-TE/d
功能	（1）抗氧化作用 （2）维持生育功能 （3）维持免疫功能
含量丰富的食物来源	植物油，坚果、大豆及其他种子油料
营养缺乏症	很少出现，如出现可能导致生殖障碍、溶血性贫血
毒性	毒性较低，但使用抗凝药物或维生素 K 缺乏，及早产儿补充需谨慎

（四）维生素K

维生素K为一种脂溶性维生素，是含有2-甲基-1，4-萘醌基团的脂溶性化合物，有维生素K_1和维生素K_2两种天然类型。维生素K_1主要源自绿色蔬菜，而维生素K_2主要源自发酵食品、肉类和乳制品，也可通过肠内细菌合成。

维生素K_1的主要功能是促进凝血。维生素K_2则具有骨骼健康效应和降低心血管疾病风险等其他潜在作用，对骨质疏松症、冠状动脉钙化和心血管疾病有预防作用。

依据2010—2013年和2015—2017年中国居民营养监测获得的膳食摄入资料，结合我国食物成分数据库中维生素K的数据，《中国居民膳食营养素参考摄入量（2023）》建议18岁以上成年人AI值为80 μg/d。维生素K的快速指南见表2-37。

表2-37 维生素K的快速指南

项目	内容
别称	凝血维生素、叶绿醌
性质	脂溶性，对热稳定，但易遭酸、碱、氧化剂和光（特别是紫外线）的破坏。正常烹调过程中损失较少
膳食参考摄入量	18 岁以上 AI：80 μg/d
功能	（1）发挥凝血功能 （2）促进骨形成、抑制骨吸收 （3）抑制血管钙化
含量丰富的食物来源	绿色蔬菜、发酵食品、肉类和乳制品
营养缺乏症	出血性疾病、新生儿出血症
毒性	尚不明确（尚未确定安全上限）

三、水溶性维生素

（一）维生素C

维生素C又称为抗坏血酸，是一种水溶性维生素。维生素C呈无色无臭的片状结晶体，易溶于水，不溶于脂溶剂。在酸性环境中稳定，遇空气中氧、热、光、碱性物质，特别是有氧化酶及痕量铜、铁等金属离子存在时，可促进其氧化破坏。氧化酶一般在蔬菜中含量较多，特别是黄瓜和白菜等，但在柑橘类中含量较少，所以蔬菜在储存过程中，维生素C都有不同程度损失。枣、刺梨等水果中含有生物类黄酮，能保护食物中维生素C的稳定性。

维生素C参与机体羟化反应，可以促进胶原蛋白、神经递质的合成，促进类固醇羟化，促进有机物或毒物羟化解毒；维生素C还具有较强的还原性，能改善铁、钙和叶酸的利用，防止低密度脂蛋白胆固醇、维生素A和维生素E的氧化，防止血管内皮的氧化损伤；维生素C参与机体免疫调节，维生素C能使二硫键还原为巯基（—SH），使胱氨酸还原为半胱氨酸，促进抗体的形成；维生素C还具有解毒作用，能对重金属离子、苯、细菌毒素及某些药物具有解毒作用。

膳食摄入减少或机体需要增加又得不到及时补充时，可使体内维生素C储存减少。若体内贮存量低于300mg，将出现缺乏症状。维生素C缺乏时，主要引起坏血病，主要表现有疲劳、出血、牙龈炎、骨质疏松等。过量摄取维生素C时，可能会导致泌尿系统结石。有报道指出，成人维生素C的摄入量超过2g，可引起渗透性腹泻。

维生素C的主要食物来源是新鲜蔬菜与水果。蔬菜中，辣椒、茼蒿、苦瓜、白菜、豆角、菠菜、土豆、韭菜等含量丰富；水果中，酸枣、红枣、草莓、柑橘、柠檬等含量较高。《中国居民膳食营养素参考摄入量（2023版）》建议，维生素C成年人RNI为100mg/d，UL为2000mg/d。维生素C的快速指南见表2-38。

表2-38　维生素C的快速指南

项目	内容
别称	抗坏血酸
性质	水溶液在酸性环境下稳定；碱性环境下易失活，不耐热
膳食参考摄入量	18岁以上 RNI：100 mg/d 18岁以上 UL：2000 mg/d
功能	（1）羟化作用 （2）抗氧化作用 （3）调节免疫功能 （4）解毒作用
含量丰富的食物来源	新鲜蔬菜与水果
营养缺乏症	坏血病、骨质疏松
毒性	泌尿系统结石、渗透性腹泻

（二）维生素B₁

维生素B$_1$又称硫胺素、抗脚气病因子、抗神经炎因子。我国医书《黄帝内经》曾对脚气病进行过详细论述。但直到19世纪末和20世纪初，学界才发现维生素B$_1$是一种必需的营养物质。

维生素B₁是脱羧辅酶的主要成分，参与丙酮酸的氧化脱羧，是碳水化合物代谢所必需的基础物质。维生素B₁也是维持机体正常神经功能的营养物质。维生素B₁摄入严重不足时出现的缺乏症又称脚气病，主要表现为神经-血管系统损伤。早期症状为食欲不佳、便秘、恶心、抑郁、周围神经障碍、易兴奋及疲劳等。按年龄可分为成人脚气病和婴儿脚气病；前者又分为干性脚气病、湿性脚气病和混合性脚气病三类。长期酗酒者发生的韦尼克脑病〔Wernicke encephalopathy，又称韦尼克-科尔萨科夫综合征（Wernicke-Korsakoff syndrome）〕也与维生素B₁缺乏有关。这是由于酒精会阻碍维生素B₁的吸收，并加速其在尿液中的排泄，进而影响中枢神经系统，表现为精神错乱、共济失调、眼肌麻痹甚至昏迷。此外，维生素B₁还可抑制胆碱酯酶活性，维持肠道的正常蠕动。

维生素B₁广泛存在于天然食物中，含量丰富的食物有谷类、豆类及干果类。动物内脏（肝、心、肾）、瘦肉、禽蛋中含量也较多。日常膳食中维生素B₁主要来自谷类食物，多存在于表皮和胚芽中，如米、面碾磨过于精细可造成维生素B₁大量损失。维生素B₁具有易溶于水且在碱性条件下易受热分解的特性，所以过分淘米或烹调中加碱也可导致维生素B₁大量损失。一般温度下烹调食物时维生素B₁损失不多，高温烹调时损失可达30%~40%。

影响维生素B₁需要量的因素包括维生素B₁生物利用率、能量摄入、身体活动水平及性别因素等。大量研究表明，某些特殊环境或作业应激往往会使维生素B₁需要量增加；职业运动员或运动爱好者可能需要更多的维生素B₁。《中国居民膳食营养素摄入量（2023版）》建议成年男性RNI为1.4mg/d，女性为1.2mg/d。维生素B₁的快速指南见表2-39。

表2-39　维生素B₁的快速指南

项目	内容
别称	硫胺素、抗脚气病因子、抗神经炎因子
性质	水溶液在酸性环境下稳定；碱性环境下易失活，不耐热
膳食参考摄入量	18岁以上 男性 RNI：1.4 mg/d 18岁以上 女性 RNI：1.2 mg/d
功能	（1）参与能量代谢 （2）维持神经和肌肉功能
含量丰富的食物来源	谷类、豆类、干果以及动物内脏、瘦肉、禽蛋等
营养缺乏症	脚气病、多发性神经炎、韦尼克脑病
毒性	尚不明确（尚未确定安全上限）

（三）维生素B₂

维生素B₂又称核黄素，耐酸不耐碱，光照或紫外线照射可引起分解。

维生素B₂在体内主要以辅酶形式参与能量代谢等过程，对烟酸与维生素B₆代谢以及抗氧化功能、亚甲基四氢叶酸还原酶基因变异人群血同型半胱氨酸和血压水平也有调节作用。

维生素B₂缺乏主要的临床表现为眼、口腔和皮肤的炎症反应。缺乏早期表现为疲倦、乏力、口腔疼痛，眼睛出现灼热感，继而出现口腔和阴囊病变，称为"口腔生殖系统综合征"，包括唇炎、口角炎、舌炎、皮炎、阴囊皮炎以及角膜血管增生等。一般维生素B₂不会引起过量中毒。机体对维生素B₂的吸收有上限，过量吸收的维生素B₂也很快随尿液排出体外。

　　膳食模式对机体维生素B_2需要量有一定影响，低脂肪、高碳水化合物膳食可使机体对维生素B_2需要量减少，而高蛋白、低碳水化合物膳食或高蛋白、高脂肪、低碳水化合物膳食可增加机体维生素B_2需要量。《中国居民膳食营养素参考摄入量（2023版）》建议成年男性与女性RNI分别为1.4mg/d和1.2mg/d，老年人RNI与成年人一致。

　　维生素B_2广泛存在于动植物食品中，动物性食物较植物性食物含量高。动物肝脏、肾脏、心脏、乳汁及蛋类含量尤为丰富，植物性食物以绿色蔬菜、豆类含量较高，谷类含量较少。维生素B_2在碱性溶液中易分解，对光敏感，所以食品加工过程中加碱，储存和运输过程中日晒及不避光均可导致其损失。食物烹调方法不同，维生素B_2损失也不同，如碗蒸米饭比捞饭损失少；在烹调肉类时，油炸和红烧损失较多。维生素B_2的快速指南见表2-40。

表2-40　维生素B_2的快速指南

项目	内容
别称	核黄素
性质	水溶液在酸性环境下稳定；碱性环境下易失活，不耐热
膳食参考摄入量	18岁以上 男性 RNI：1.4 mg/d 18岁以上 女性 RNI：1.2 mg/d
功能	（1）参与能量代谢 （2）参与烟酸与维生素 B_6 代谢 （3）参与维持抗氧化功能 （4）参与同型半胱氨酸代谢
含量丰富的食物来源	动物肝脏、肾脏、心脏、乳汁及蛋类等
营养缺乏症	口眼生殖综合征
毒性	尚不明确（尚未确定安全上限）

（四）烟酸

　　烟酸又称为尼克酸、抗癞皮病因子、维生素B_3、维生素PP，在体内以烟酰胺（尼克酰胺）形式存在。烟酸为稳定的白色针状晶体，味苦；烟酰胺呈白色结晶，两者均溶于水及酒精。烟酰胺的溶解度大于烟酸。烟酸和烟酰胺性质比较稳定，不易吸潮，酸、碱、氧、光照或加热条件下均不易被破坏；在高温（120℃）高压下持续20分钟也不被破坏。食物的一般加工烹调损失很小，但洗涤时会随水流失。

　　烟酸参与体内物质能量代谢，是葡萄糖耐量因子的组成成分，有增加葡萄糖利用的作用，能调节血脂和胆固醇水平，并维持神经系统的正常功能。烟酸缺乏引起的全身性疾病称为糙皮病或癞皮病。此病起病缓慢，常有前驱症状，如体重减轻、疲劳乏力、记忆力差、容易兴奋，注意力不集中、失眠等。随着病情进展，可以出现较典型的症状，即皮炎（dermatitis）、腹泻（diarrhea）和痴呆（depression）。即所谓"3D"症状。烟酸缺乏常与维生素B_1、维生素B_2缺乏同时存在。过量摄入烟酸可能导致中毒症状，包括胃肠道不适与灼热感（面色发红、发热），还可能引起颈部、面部和手指周围的刺痛感。这些症状一般在大剂量服用烟酸以降低血脂水平的人群中有报道。长时期大剂量服用烟酸，可能引起肝脏损伤。

　　机体细胞具有由色氨酸合成烟酸的能力（60 mg色氨酸可生成1 mg烟酸），烟酸的参考摄入量应以膳食烟酸当量（niacin equivalent，NE）计算。根据能量需要量推算，成年男性烟酸RNI为15 mgNE/d，成年女性烟酸RNI为12 mgNE/d。根据出现皮肤潮红等反应的剂量，成年人烟酸UL为35mgNE/d，烟酰胺UL为310mg/d。

烟酸及烟酰胺广泛存在于食物中。烟酸和烟酰胺在肝、肾、瘦畜肉、鱼以及坚果类中含量丰富；乳、蛋中的色氨酸较多，可转化为烟酸。谷类中的烟酸80%~90%存在于它们的种子皮中，受加工影响较大。玉米含烟酸并不低，但以玉米为主食的人群容易发生癞皮病。其原因是：①玉米中的烟酸为结合型，不能被人体吸收利用；②色氨酸含量低。如果用碱处理玉米，可将结合型的烟酸水解成游离型的烟酸，易被机体利用。我国有曾用碳酸氢钠（小苏打）处理玉米以预防癞皮病的案例，显示出良好的预防效果。烟酸的快速指南见表2-41。

表2-41　烟酸的快速指南

项目	内容
别称	尼克酸、抗癞皮病因子、维生素 B_3、维生素 PP
性质	性质比较稳定，不易吸潮，酸、碱、氧、光照或加热条件下均不易被破坏
膳食参考摄入量	18~49 岁男性 RNI：15 mgNE/d；女性 RNI：12 mgNE/d 18~49 岁 烟酸 UL：35 mgNE/d；烟酰胺 UL：310 mg/d
功能	（1）参与能量代谢和物质转化 （2）调节葡萄糖代谢 （3）调节血脂、胆固醇水平 （4）保护神经系统功能
含量丰富的食物来源	肝、肾、瘦畜肉、鱼以及坚果类等
营养缺乏症	癞皮病
毒性	面色潮红、皮肤瘙痒、非特异性胃肠道反应、肝损伤

（五）维生素B_6

维生素B_6是人类必需的一种水溶性维生素，是2-甲基-3-羟基-5-羟甲基吡啶的衍生物，主要以天然形式存在，包括吡哆醛、吡哆醇和吡哆胺。在酸性介质中吡哆醇、吡哆醛和吡哆胺对热都比较稳定，但在碱性介质中对热不稳定，易被碱破坏。

维生素B_6在生长和认知发育、免疫功能、抗疲劳以及调节类固醇激素活性等方面发挥重要作用。维生素B_6是维持人体生理功能必需的微量营养素，以辅酶形式参与糖、蛋白质和脂肪酸的正常代谢，并与白细胞、血红蛋白的合成有关。已证明吡哆醛缺乏与脂肪肝、高胆固醇血症、总脂质的蓄积等有密切关系，并且维生素B_6在降低人群慢性疾病危险性方面的作用已引起人们广泛关注。维生素B_6缺乏时可出现典型的脂溢性皮炎等临床症状。在正常膳食摄入情况下，很少发生单独维生素B_6严重缺乏或过量。已有研究证实，在胎儿期以及出生以后都需要足够的维生素B_6。根据研究结果，建议成年人RNI为1.4mg/d，UL为60mg/d。

维生素B_6的食物来源很广泛，动植物性食物中均含有，含量最高的食物为白肉类（如鸡肉和鱼肉），其次为肝脏、全谷类产品（特别是小麦）、坚果类和蛋黄中。水果和蔬菜中维生素B_6含量也较多，其中香蕉、卷心菜、菠菜的含量丰富，但在柠檬类水果、奶类等食品中含量较少。动物性来源的维生素B_6的生物利用率优于植物性来源的食物。谷类维生素B_6主要集中在胚芽和糊粉层，谷类加工成面粉过于精细可导致维生素B_6含量显著降低。食品加工和储存可影响其中维生素B_6的含量，不同的食物和加工技术会导致丢失10%~50%。维生素B_6的快速指南见表2-42。

表2-42　维生素B₆的快速指南

项目	内容
别称	吡哆醛、吡哆醇、吡哆胺
性质	水溶液在酸性环境下稳定；碱性环境下易失活，不耐热；对光敏感
膳食参考摄入量	18~50岁 RNI：1.4mg/d 18~50岁 UL：60mg/d
功能	（1）参与氨基酸、糖原和脂肪酸代谢 （2）参与造血和一碳单位代谢 （3）参与某些微量营养素的转化与吸收 （4）维持免疫功能 （5）调节神经递质合成
含量丰富的食物来源	酵母菌、肝脏、谷粒、肉及豆类等
营养缺乏症	脂溢性皮炎、巨幼红细胞性贫血、神经损伤、高同型半胱氨酸血症
毒性	神经毒性、皮肤损伤等

（六）维生素B$_{12}$

维生素B$_{12}$是所有维生素中化学属性最复杂的一种，因含有矿物质钴也被称为钴胺素，它是所有细胞完成其功能必不可少的营养素，尤其对蛋氨酸的合成、红细胞的生成、叶酸代谢、DNA合成和神经的发育起着重要的作用。

维生素B$_{12}$吸收需要胃中内因子的参与，如果没有内因子，即使能够经膳食正常摄入维生素B$_{12}$，也会因为吸收障碍而出现维生素B$_{12}$缺乏。维生素B$_{12}$缺乏会导致巨幼红细胞贫血，这种贫血最常发生于胃功能受损的老年人。维生素B$_{12}$缺乏还可能导致神经系统损坏及高同型半胱氨酸血症。

维生素B$_{12}$的膳食来源主要是动物性食物（肉类、鸡蛋、乳制品等）。肠道菌群也会合成少量可吸收的维生素B$_{12}$。不吃任何动物性食物的素食者（既不吃肉，也不吃鸡蛋和乳制品的人群）可能存在维生素B$_{12}$缺乏的风险。建议成人维生素B$_{12}$的RNI为2.4μg/d。维生素B$_{12}$的快速指南见表2-43。

表2-43　维生素B₁₂的快速指南

项目	内容
别称	钴胺素
性质	性质较稳定，弱酸环境下比强酸、碱性环境稳定
膳食参考摄入量	18岁以上 RNI：2.4 μg/d
功能	（1）参与蛋氨酸合成和蛋氨酸－同型半胱氨酸代谢 （2）促进红细胞的发育和成熟，预防恶性贫血 （3）提高叶酸利用率 （4）保护神经系统功能
含量丰富的食物来源	动物性食物（肉类、鸡蛋、乳制品等）
营养缺乏症	巨幼红细胞贫血、高同型半胱氨酸血症、神经系统损害
毒性	尚不明确（尚未确定安全上限）

（七）叶酸

叶酸是一种水溶性维生素，作为一碳单位的载体，参与核苷酸合成、DNA甲基化反应，对于人体细胞生长、分化、修复至关重要，并具有预防胎儿神经管缺陷的作用。叶酸缺乏可导致成人和儿童巨幼红细胞贫血，增加孕妇发生先兆子痫、胎盘早剥、贫血的风险，可导致孕妇自发性流产。孕早期叶酸缺乏可引起胎儿神经管缺陷。中国从2010年开始向孕期妇女推荐叶酸补充剂，以预防胎儿神经管缺陷。

叶酸广泛存在于各种动、植物食品中，肠道功能正常时肠道细菌能合成叶酸。富含叶酸的食物为动物肝、肾、鸡蛋、豆类、酵母、绿叶蔬菜、水果及坚果类等。天然叶酸对高温和强酸溶液（如醋、柠檬汁）及紫外线敏感，因此食物中的叶酸极易在烹饪加工过程和长期储存过程中受到损失，损失率可达50%~90%。

由于合成叶酸生物利用率为天然叶酸的1.7倍，叶酸的参考摄入量应以膳食叶酸当量（dietary folate equivalent，DFE）计算。18岁以上成人RNI为400μgDFE/d。0~6月龄婴儿叶酸AI为65μg DFE/d，7~12月龄婴儿叶酸AI为100μg DFE/d。孕妇和乳母RNI应分别在成年人RNI基础上增加200μg DFE/d、150μg DFE/d。根据食物强化和补充剂的合成叶酸摄入量计算，成人叶酸UL为1000μg/d。叶酸的快速指南见表2-44。

表2-44　叶酸的快速指南

项目	内容
别称	无
性质	对热、光线、酸性溶液均不稳定
膳食参考摄入量	18岁以上 RNI：400 μgDFE/d 18岁以上 UL：1000 μgDFE/d
功能	（1）参与核酸代谢 （2）参与氨基酸代谢 （3）参与红细胞生成，预防恶性贫血 （4）参与神经递质合成，预防神经管畸形
含量丰富的食物来源	动物肝、肾、鸡蛋、豆类、酵母、绿叶蔬菜、水果及坚果
营养缺乏症	胎儿神经管畸形、巨幼红细胞贫血
毒性	暂无报道

第七节
水

💡 案例：▶ 奇怪地增重

小王是一个经常运动的大学生，平均每周运动五天，每天运动1h。日常饮食也注意不摄入高油高糖的垃圾食品，但是体重却增加了2.3kg。他非常不理解自己为什么会体重增加，为此咨询了营养师。营养师通过询问，了解到小王虽然对于食物的选择比较注意，但是在日常饮品上没有控制，通常早餐时会喝一大杯富含维生素C的橘子汁饮料；午餐前，喝一杯或两杯苏打水；下午为了提神，有时会喝一大杯摩卡；当他运动时，还会喝运动饮料。

你知道小王为什么会体重增加了吗？

水（water）是由氢、氧两种元素组成的无机物，其化学式为H_2O。水是人体中含量最多的成分，占一个健康成年人体重的60%~70%。人体的一切运作都与水有关，例如食物的分解、养分的吸收及运送、代谢废物的排出、体温的维持等，水分在人体内随时处于一种动态平衡的恒定状态以维持生命。

一、水的分布

人体内所有的水分称为总体水含量。总体水含量可因年龄、性别和体型的胖瘦而存在明显个体差异。根据数据统计显示，总体水含量随着年龄的增长而减少；女性体内水含量小于男性（表2-45）；总体水含量还随机体脂肪含量的增多而减少，因为脂肪组织含水量较低，仅为10%左右，而肌肉组织含水量较高，可达75%~80%。

表2-45 不同年龄、性别人群总体水含量占体重百分比

年龄	性别	总体水含量占体重百分比/%	
		均值	范围
0岁~	—	74	64~84
0.5岁~	—	60	57~64
12岁~	男性	59	52~66
	女性	56	49~63
19岁~	男性	59	43~73
	女性	50	41~60
51岁~	男性	56	47~67
	女性	47	39~57

二、水的生理功能

水是保持细胞形状及构成人体体液必需的物质，人体的一切生命活动都需要水的参与。除此之外，水还具有调节体温与润滑关节的功能。

1. 水是细胞和体液的组成部分

水是保持细胞形状及构成人体体液必需的物质，成人体内水分含量占体重的65%左右，水广泛分布在组织细胞内外，构成人体内环境的重要部分。

正常情况下，体液在血浆、组织间液及细胞内液这三个区间中，通过溶质的渗透作用，维持着动态的平衡状态，即渗透压平衡。细胞内液和细胞外液的渗透压平衡，主要依靠水分子在细胞内外的自由渗透。细胞内液和细胞外液的电解质中阴离子和阳离子之间的平衡主要依靠电解质的活动和交换来维持。

机体水摄入量不足、水丢失过多或者摄入盐过多时，细胞外液的渗透压就会增高，通过神经系统、激素、肾脏等调节机制，启动饮水行为，并通过肾脏重吸收及离子交换来调节水和电解质平衡，可使水摄入增多、排出减少，从而维持体液的正常渗透压。

人体内绝大多数细胞并不与外界环境相接触，而是浸浴于机体内部的细胞外液中，因此细胞外液是细胞直接接触和赖以生存的环境，区别于整个机体所处的外环境，生理学将细胞

外液称之为机体的内环境。机体内环境的理化性质如温度、渗透压和各种液体成分的相对恒定状态，即稳态，稳态是维持机体正常生命活动的必要条件。稳态的破坏将影响细胞功能活动的正常进行，如高热、低氧、水与电解质失衡以及酸碱平衡紊乱等都将导致细胞功能的严重损害，引起疾病，甚至危及生命。

2. 水参与人体新陈代谢

人的一切生命活动都需要水的参与。细胞的各种代谢活动都是酶促生化反应，因此，需要细胞外液提供足够的营养物质、氧气和水分，以及适宜的温度、离子浓度、酸碱度和渗透压等。水的溶解力很强，并有较大的电解力，是营养物质代谢的载体，可使水溶物质以溶解状态和电解质离子状态存在。水参与体内物质新陈代谢和生化反应，既是生化反应的原料，又是生化反应的产物。同时，水具有较大的流动性，在消化、吸收、循环、排泄过程中，可加速协助营养物质的运送和废物的排泄，使人体内新陈代谢和生理化学反应得以顺利进行。

3. 水参与人体体温调节

水的比热值较大，1g水每升高或降低1℃需要约4.2J的热量，大量的水可吸收代谢过程中产生的能量，使体温不至显著升高。水的蒸发热也较大，在37℃体温的条件下，蒸发1g水可带走2.4kJ的热量。因此，在高温下，体热可随水分经皮肤蒸发散热，以维持人体体温的平衡。

4. 水具有润滑作用

在关节、胸腔、腹腔和胃肠道等部位，都存在一定量的水分，水与黏性分子结合可形成关节的润滑液、消化系统的消化液、呼吸系统以及泌尿生殖系统的黏液，对器官、关节、肌肉、组织能起到缓冲、润滑、保护的功效。

三、水的需要量与食物来源

（一）水的需要量

人体内的水分可以通过呼吸、皮肤蒸发、尿液和粪便四个途径排出，正常情况下，为了保证人体内水分处于一个动态平衡状态，人每日水的摄入量和排出量大体相同，基本维持在每日2500mL左右（表2-46）。

人体水的来源包括饮水、食物中的水和内生水。通常每人每日饮水约1200mL，食物中含水约1000mL，内生水约300mL。内生水主要来源于蛋白质、脂肪和碳水化合物代谢时产生的水。每克蛋白质产生的代谢水为0.42mL，脂肪为1.07mL，碳水化合物为0.6mL。

水分的排出量受气候、环境、空气温度和相对湿度的影响，主要以经肾脏排出为主，约占60%，其次是经皮肤、肺和粪便，分别占20%、14%和6%。一般成人每日尿量为500~4000mL，最低量为300~500mL，低于此量，可引起代谢产生的废物在体内堆积，影响细胞的正常功能。

皮肤以出汗的形式排出体内的水。出汗分为非显性和显性两种，前者为不自觉出汗，很少通过汗腺活动产生。一般成年人经非显性出汗排出的水量为300~500mL，婴幼儿体表面积相对较大，非显性失水也相对较多。显性出汗是汗腺活动的结果，是体温调节的重要机制。经肺和粪便排出水的比例相对较小，但在特殊情况下，如高温、高原环境以及胃肠道炎症引起的呕吐腹泻时，可发生大量失水。

表2-46　正常成人每日水的出入量

来源	摄入量/mL	排出途径	排出量/mL
饮水或饮料	1200	肾脏（尿）	1500
食物	1000	皮肤（蒸发）	500
内生水	300	肺（呼吸）	350
—	—	大肠（粪便）	150
合计	2500	合计	2500

《中国居民膳食指南（2022）》建议，在温和气候条件下，低身体活动水平成年男性每天总水适宜摄入量为3000mL，每天水的适宜摄入量为1700mL，从食物中获得水为1300mL；女性每天总水适宜摄入量为2700mL，每天水的适宜摄入量为1500mL，从食物中获得水为1200mL。孕妇因孕期羊水以及胎儿，水分需要量增多。孕中期、孕晚期每日饮水适宜摄入量为1700mL，总水摄入量为3000mL；乳母每天饮水适宜摄入量为2100mL，总水摄入量为3800mL。

（二）水的食物来源

1. 白水

白水是指自来水、经过滤净化处理后的直饮水、经煮沸的白水、桶装水以及包装饮用纯净水、天然矿泉水、天然泉水等各种类型饮用水。白水廉价易得，安全卫生，不增加能量，不用担心"添加糖"带来的健康风险，日常饮水建议首选白水。

2. 饮料

饮料一般可分为含酒精饮料和无酒精饮料，无酒精饮料又称软饮料。含酒精饮料指供人们饮用且乙醇（酒精）含量在0.5%~65%（体积分数）的饮料，包括各种发酵酒、蒸馏酒及配制酒。无酒精饮料是指酒精含量小于0.5%（v/v%），以补充人体水分为主要目的的流质食品，包括碳酸饮料、果蔬汁饮料、茶饮料、乳饮料、咖啡饮料、功能饮料、固体饮料等。

目前我国饮料市场中超过半数的饮料都是含糖饮料（表2-47）。含糖饮料的主要成分是水和添加糖，营养价值与营养素密度低。过多摄入含糖饮料可增加龋齿、超重肥胖、2型糖尿病、血脂异常的发病风险。《中国居民膳食指南（2022）》建议用白开水或茶水代替含糖饮料。

表2-47　常见饮料（每100mL）的含糖量　　　　　　　　　　　　　单位：g

名称	总糖平均值	名称	总糖平均值
果蔬汁	—	果味奶饮料	11.50±3.13
果汁	11.9±3.31	碳酸饮料	9.77±1.09
复合果蔬汁	10.80±0.06	蛋白饮料	8.92±3.42
番茄汁	3.00	茶饮料	4.63±2.60
固体饮料	—	咖啡饮料	7.25±1.23
奶茶	30.10±1.30	植物饮料	6.86±2.54
咖啡	34.90±2.45	特殊用途饮料	8.22±3.13

3. 食物

几乎所有食物都含有水分，但含水量却随食物种类不同而异，一般情况下，蔬菜含水量70%~90%，肉类40%~70%，谷类8%~10%，蛋类约75%。同时，烹饪方式的不同也影响食物的含水量，总体而言，煮、煨、炖、烧、扒、焖、汆、烩等方法可以提高食物含水量。

四、水摄入不当对健康的影响

如果摄入的水分与排出的水分大体相等，此时机体中的水处于水平衡状态，即正常水合状态。水摄入过多或过少都会影响水合状态的改变，进而影响机体健康。

水摄入过少引起的脱水状态会降低机体的认知能力、体能，还会增加肾脏疾病、心血管疾病等慢性病的发生风险。体液丢失量约为体重的1%时，机体血浆渗透压升高，出现口渴感，且体能开始受到影响；当失水量占体重的2%~4%时，为轻度脱水，表现为口渴、尿少、尿呈深黄色、尿比重增高及工作效率降低等；当失水量占体重的4%~8%时，为中度脱水，除上述症状外，还可见极度口渴、皮肤干燥、口舌干裂、声音嘶哑及全身软弱等现象，心率加快、尿量明显减少、皮肤干燥失去弹性、眼窝下陷，常有烦躁不安；如果失水量超过体重的8%，为重度脱水，表现为精神及神经系统异常，可见皮肤黏膜干燥、高热、烦躁、精神恍惚、神志不清等；当失水达到体重的10%，会出现烦躁、全身无力、体温升高、血压下降、皮肤失去弹性，甚至危及生命；当失水超过体重的20%时，会引起死亡。有研究显示，增加饮水量有助于维持健康体重、降低肥胖的发生风险。

水摄入过多时，超过了肾脏排出能力（0.7~1.0L/h）时，可引起体液浓度降低，血浆钠离子浓度减少；血液稀释，血浆中蛋白质总量、血红蛋白、红细胞比积减少；细胞内、外液的容量增加等，进而导致水中毒。水中毒时，可因脑细胞肿胀、脑组织水肿、颅内压增高而引起头痛、恶心、呕吐、记忆力减退，重者可发生渐进性精神迟钝、恍惚、昏迷、惊厥等，严重者可引起死亡。正常人的肾脏、汗腺等具有强大的水排泄功能，极少发生水中毒。

第八节
膳食纤维

膳食纤维（dietary fiber，DF）是植物中的并不被人体消化的一大类碳水化合物。中国营养学会2021年发布了《膳食纤维定义与来源科学共识》（以下简称《共识》）明确了膳食纤维的定义：植物中天然存在的、从植物中提取或直接合成的聚合度≥3，不能被人体小肠消化吸收，且对人体有健康意义的可食用碳水化合物的聚合物。在研究资料的支持下，膳食纤维的健康效益日益明确，主要包括调节肠道菌群、改善排便和肠道健康、调控血糖和血脂等。

一、膳食纤维的分类和来源

（一）膳食纤维的分类

膳食纤维按溶解性可分为可溶性膳食纤维（soluble dietary fiber，SDF）和不可溶性膳食纤维（insoluble dietary fiber，IDF）。可溶性膳食纤维指可溶于温水或热水，且其水溶液能被4倍95%的乙醇再沉淀的一种膳食纤维，主要是细胞壁内的储存物质和分泌物，另外还包括微生物多糖和合成多糖，如果胶、树胶、半乳甘露聚糖、葡聚糖、羧甲基纤维素和真菌多糖等。不溶性膳食纤维是指不溶于温水或热水的膳食纤维，主要是细胞壁的组成部分，包括纤维素、木质素、壳聚糖、原果胶和植物蜡等。

从化学结构和聚合度的角度，膳食纤维的种类包括：①非淀粉多糖，如纤维素、半纤维素、植物多糖（果胶、瓜尔胶等）、微生物多糖（黄原胶等）；②抗性低聚糖，如低聚果糖、低聚半乳糖、其他抗性低聚糖；③抗性淀粉和抗性糊精，抗性淀粉包括物理结构上的包埋淀粉（RS_1）、天然淀粉颗粒（RS_2）、回生直链淀粉（RS_3）、化学（物理）改性淀粉（RS_4）；④其他，如木质素等。

（二）膳食纤维的来源

中国营养学会2021年开展的新型碳水化合物的聚合物的科学论证研究，通过对数据库、标准的检索、整合，确定膳食纤维的来源为三类：①天然存在于植物中；②通过物理的、化学的、酶的方法从植物中提取获得；③通过合成获得。

食物中的膳食纤维来自植物性食物如水果、蔬菜、豆类、坚果和各种的谷类。由于蔬菜和水果中的水分含量较高，所含纤维的量就相对较少，因此，膳食纤维的主要来源是谷物。全谷粒和麦麸等富含膳食纤维，而精加工的谷类食品则含量较少。食物中含量最多的是不可溶性膳食纤维，它包括纤维素、木质素和一些半纤维素。谷物的麸皮，全谷粒和干豆类，干的蔬菜和坚果也是不可溶性膳食纤维的良好来源。可溶性膳食纤维富含于燕麦、大麦、水果和一些豆类中。

中国营养学会建议的提取和合成类膳食纤维有10类：低聚半乳糖、低聚果糖、菊粉、聚葡萄糖、β-葡聚糖、纤维素、抗性糊精、海藻酸盐、瓜尔胶、果胶。常见的如果胶，可通过有机酸提取、离子交换、微波辅助等方法从柑橘果皮、苹果渣、甘薯、甜菜、西瓜等果蔬中进行提取。聚葡萄糖是一种合成得到的膳食纤维，通过葡萄糖、山梨醇、柠檬酸以特定比例混合，经高温真空聚缩形成。

二、膳食纤维的性质

（一）持水性和增稠性

膳食纤维化学结构中含有很多亲水基团，因此具有较强的持水性。膳食纤维的持水性与溶解性有关，可溶性纤维比不溶性纤维的持水性强，还与肠道内pH、膳食纤维颗粒大小和加工程度有关。可溶性膳食纤维如果胶、β-葡聚糖、瓜尔胶持水性强，吸收水分后可形成凝聚网络，使小肠内容物稠度增大，可延缓胃排空，增加饱腹感；减少食糜与消化酶的接触，延缓和减少葡萄糖、脂肪、胆汁酸和胆固醇等的消化。

（二）发酵性

发酵性是多糖类膳食纤维特有的性质。膳食纤维虽不能被哺乳动物小肠中的酶所分解，但在大肠中由于细菌的作用会有不同程度的发酵。果胶、树胶和黏胶可以被细菌完全分解，而纤维素和半纤维素只能被部分分解。不同来源的膳食纤维，其发酵性也不相同，高分子质量、大粒径的膳食纤维黏度大，影响发酵的速率和程度，水果、蔬菜类纤维比麦谷类纤维更容易发酵。多糖类膳食纤维的发酵性引起的生理变化至少有三个方面：一是发酵产生的短链脂肪酸直接参与代谢作用；二是大肠内pH的降低，可导致微生态环境的变化，同时促进矿物质的吸收；三是促进双歧杆菌和乳酸杆菌生长，有益菌的繁殖会直接增加粪便排泄量，促进肠道畅通。此外，碳链长度、分子质量大小、粒径大小、侧链官能团种类、溶液浓度等都会影响膳食纤维的发酵性、溶解性和黏度。

（三）吸附性

膳食纤维还具有吸附脂肪酸、胆固醇、胆汁酸的作用，抑制微胶粒的形成，影响脂肪酸的吸收，并可阻断胆汁酸的肝肠循环，使胆汁酸不能被重新吸收，降低血清胆固醇水平。

（四）离子交换作用

膳食纤维分子表面带有很多活性基团，酸性糖类、木质素等膳食纤维化学结构中所包含的羧基、羟基等侧链基团，可产生类似弱酸性阳离子交换树脂的离子交换作用，可与阳离子，尤其是有机阳离子进行可逆的交换。二价的阳离子如钙、铜、铁和锌均可被谷类、玉米中的食物纤维和分离出的半纤维素、纤维素、果胶和木质素所结合。膳食纤维的交换作用不仅可以以结合的方式减少机体对离子的吸收，而且可以改变离子的瞬间浓度，通过稀释离子浓度延长离子的转换时间，在缓冲的环境进行更有益的消化吸收。

三、膳食纤维的吸收和代谢

膳食纤维的共同特点是完全不被小肠吸收或部分不吸收，并在大肠肠道微生物的作用下发酵再吸收。纤维素、半纤维素、抗性淀粉、果胶等不同结构的膳食纤维消化吸收研究均有报道。膳食纤维的代谢见图2-7。

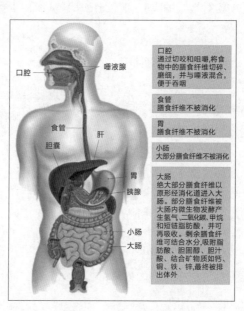

图2-7 膳食纤维的代谢

四、膳食纤维的功能

大量研究表明，膳食纤维虽然不能在人体内被消化吸收，但其特殊的性质使得其与一些慢性非传染性疾病的预防或治疗有关，如胃肠道疾病、肥胖病、糖尿病、心血管疾病等的预防和治疗。

（一）维护肠道健康，改善便秘

膳食纤维的持水性可增加粪便体积，其发酵性可改善结肠内微生物菌群构成，促进有益菌生长，而有益菌生长产生的气体（二氧化碳、甲烷等）也能刺激肠道蠕动，整体上起到改善便秘的作用。发酵产生的短链脂肪酸可降低肠道pH，抑制促炎性细胞因子活性的作用，维护肠道屏障功能。

（二）调节血糖，预防2型糖尿病

大多数膳食纤维都具有较低的血糖生成指数，有些队列研究显示谷类膳食纤维摄入与2型糖尿病风险呈负相关。膳食纤维具有良好吸附性和增稠性，减少葡萄糖扩散，延缓和减少葡萄糖的吸收和利用，减慢血糖水平和胰岛素的反应。达到调节血糖和防治糖尿病的作用。中国营养学会2023年发布的《成人糖尿病食养指南》建议：主食定量，优选全谷物和低血糖生成指数食物，其中全谷物和杂豆类等低GI食物，应占主食的1/3以上。

（三）增加饱腹感，控制体重

体重增加是肥胖的典型特征之一，控制体重的有效方法是增加能量消耗，减少能量摄入。膳食纤维可以通过干预能量代谢而起到控制体重的作用。观察性和前瞻性研究一致认为膳食纤维可增加饱腹感，从而减少其他食物的摄入。再加上膳食纤维能量低，其分解产生的能量远低于其他产能营养素；它增加了口腔咀嚼时间，降低了进食速度；对蛋白质、脂肪和葡萄糖的黏附作用可降低小肠对糖脂的吸收和代谢效率，从而减少摄入能量，对减重有很大的帮助。

（四）降低胆固醇，预防心血管疾病

有关膳食纤维与心血管疾病的关系是通过降低血胆固醇而起作用。膳食纤维调节脂代谢的原因包括：①降低胆固醇吸收，一些膳食纤维可能降低了膳食中胆固醇的吸收，如果胶和燕麦麸能使胆酸库中的脱氧胆酸增加，而脱氧胆酸能使从食物中的胆固醇的吸收减少；②增加胆酸的合成，40%~50%的胆固醇排出是靠胆酸的合成，有两个同位素实验显示车前子和燕麦麸能刺激胆酸合成，从而改变了胆酸库的组成成分；③黏性可溶性膳食纤维还可通过结肠发酵产生的有益代谢产物（如SCFAs等）减少内源性胆固醇的产生，提高血液循环中丙酸和乙酸的比值，为清除LDL-C带来正面作用。

（五）提高机体免疫力，预防癌症

膳食纤维中的多糖类可增加免疫细胞的数量，提高免疫力。流行病学调查和研究表明，摄入膳食纤维可有效预防结肠癌和乳腺癌。

五、膳食纤维的摄入与健康

（一）膳食纤维摄入状况

根据我国居民膳食调查结果，膳食纤维摄入量总体处于较低水平。《中国居民营养与慢性病状况报告（2020年）》显示，目前我国居民平均每标准人日膳食纤维摄入量由1992年的13.3g下降至10.4g。谷物和蔬菜是我国居民膳食纤维的主要来源，分别占43.4%和36.2%，其中小麦、大米和其他谷物分别占23.2%、15.0%和5.3%。

（二）膳食纤维摄入不足对健康的影响

短期摄入过少或无膳食纤维摄入，可引起便秘；长期膳食纤维摄入过低将增加心血管疾病、肠道疾病、2型糖尿病等的发病风险。除了手术和疾病情况，日常生活中出现长期膳食纤维摄入过低的人群并不常见，但是摄入量较低或边缘性缺乏的现象却普遍存在。长期缺少蔬菜和全谷物，而摄入过多高蛋白、高脂食物的膳食模式，可能引起代谢紊乱，诱发多种慢性病。

（三）膳食纤维摄入过量对健康的影响

过量摄入膳食纤维与膳食纤维自限性和现代加工方式有关。当膳食纤维摄入量达到75~80g/d时，可能会引起胃肠胀气和腹胀等胃肠道不适。大量的膳食纤维可能影响钙、铁、锌等矿物质的生物利用率，但这一研究结果尚存争议。含有大量膳食纤维的食物因体积庞大且能量密度和营养密度低可使能量和营养素很难得到充足的摄入，因此非常不适合食欲较差的儿童和老人食用。

（四）膳食纤维的适宜摄入量

用于评价膳食纤维适宜摄入量的方法大体可分为两种。第一，根据健康人的膳食调查来推算适宜摄入量；第二，根据人群实验和观察研究，如膳食纤维与肠道相关指标来确定摄入量。按照我国居民膳食纤维摄入的推算结果和国际组织的相关标准，建议我国成年人膳食纤维的摄入量（AI）为25~30g/d（表2-48）。

表2-48　中国居民膳食纤维适宜摄入量　　　　　　　　　　　　单位: g/d

年龄/阶段	膳食纤维（AI）	年龄/阶段	膳食纤维（AI）
0岁~	—	18岁~	25~30
0.5岁~	—	>65岁	25~30
1岁~	5~10	孕早期	+0
4岁~	10~15	孕中期	+4
7岁~	15~20	孕晚期	+4
12岁~	20~25	乳母	+4
15岁~	25~30		

注："+"表示在相应年龄阶段的成年女性需要量基础上增加的需要量。

六、膳食纤维在烹饪中的应用

随着生活水平的提高，人们的饮食结构发生了很大变化，食物越吃越精细，而膳食纤维摄入量日趋降低，许多与饮食有关的疾病发病率逐年增高，在食品制作中添加膳食纤维能有效提高膳食纤维摄入量，起到预防疾病、减轻心脑血管疾病、糖尿病等慢性病症状的作用。现已开发的膳食纤维共6大类30多种。这6大类包括豆类种子和种皮纤维、谷物纤维、水果和蔬菜纤维、微生物纤维、其他天然纤维，以及合成和半合成纤维。目前，在生产中应用的有以下几种：小麦纤维、大豆纤维、甜菜纤维、玉米纤维、壳聚糖、菊粉，主要应用于主食、焙烤食品、肉制品、乳制品、饮料等食品中。

（一）膳食纤维在主食制作中的应用

通过在馒头、面条等主食中加入膳食纤维，可以有效提高膳食纤维摄入量，但需要注意添加的比例。比如面条中添加3%的麦麸膳食纤维，使面条韧性好、耐煮耐泡、口味正常，但添加过多会导致面条色泽变暗，蛋白质分子结合紧密程度降低。将麦麸膳食纤维添加到馒头中，能有效地提高面团的机械稳定性，抑制淀粉的回生，可提高面团的稳定性，增强面团的机械阻力。

（二）膳食纤维在烘焙食品制作中的应用

在烘焙食品中添加膳食纤维已成为世界范围内的一大流行趋势。添加膳食纤维能够提高烘焙食品的营养价值，提升面团的含水量、降低淀粉老化的速率，从而延长货架期。如在面包中添加5%麦麸膳食纤维较适宜，不会明显降低面包的感官性状和内部品质，而且口感细腻，无麸皮干涩味，感官评分最高。但随着麦麸膳食纤维添加比例的增加，麦麸膳食纤维对面包粉面团有很强的劣化作用。

（三）膳食纤维在肉制品加工中的应用

肉制品是人类蛋白质和脂肪的主要食物来源，但是过多地摄入肉制品对人体健康也会产生危害，在肉制品中减少脂肪含量具有重要意义。膳食纤维作为一类功能性营养素已被越来越多地应用于肉品加工中，以优化组成成分、强化营养、提高产品出产率及延长货架期。膳食纤维在火腿肠、香肠、肉松、腊肠、肉丸等产品中应用较多，是含有膳食纤维肉制品的主要代表产品。

燕麦纤维或燕麦麸具有较强的保水性和颗粒感，是比较适合的脂肪替代品。在火腿肠、肉松等肉糜制品中，加入从大豆、燕麦和甘薯等食物中获取的膳食纤维，作为脂肪替代品，能够减少成品的脂肪含量，增加膳食纤维及蛋白含量，具有良好的保健作用。β-葡聚糖已在香肠、肉丸等多种肉制品中成功应用，有效地降低了脂肪含量。

第九节

其他膳食成分

食物中除含有多种营养素外，还含有许多对人体健康有益的其他物质，这类物质被称为其他膳食成分。其他膳食成分不是维持机体生长发育所必需的，但可以调节人体生理功能、降低膳食相关非传染性疾病风险，从而起到保健作用。为了满足人类日益增长的改善生命质量的要求，应对不断增加的医疗负担，了解食物中的生物活性物质及其保健功效，尤为重要。

与营养素相比较，其他膳食成分种类繁多，化学结构差异大，广泛来源于植物、动物、微生物和藻类食物中。其中来源于植物性食物中的具有生理或医学活性的化学物质被称之为植物化学物（phytochemical），是一类由植物代谢产生的多种低分子量的次级植物代谢产物。

一、酚类化合物

酚类化合物（phenolic compounds）是一类广泛存在于植物体内的具有多元酚羟基结构的次级代谢产物，其苯环上的羟基极易失去氢电子，故酚类化合物作为良好的电子供体而发挥抗氧化功能。酚类化合物广泛存在于植物体的叶、茎、皮、壳和果肉中，是人们每天从食物中摄取数量最多的抗氧化物质，每100g新鲜果蔬中含有200~300mg酚类化合物，成年人通过膳食摄入酚类化合物的总量为（1193±510）mg/d，酚类化合物对食品的色泽和风味均有一定的影响。除此之外，酚类还具有抗癌、抗心血管疾病以及抗菌等生理活性，对人类的健康起着重要的调节作用。

酚类化合物按其化学结构可分为多聚体（单宁）和单聚体，多聚体又可分为水解单宁和缩合单宁。总结来看有酚酸类、类黄酮类、没食子酸单宁、鞣花酸单宁和原花青素五类（图2-8），也可按其提取来源命名，如茶多酚、葡萄多酚、苹果多酚等。与人体健康相关的酚类化合物主要有原花青素、花色苷、大豆异黄酮、儿茶素、槲皮素、绿原酸、姜黄素和白藜芦醇等。

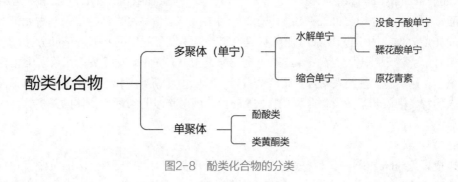

图2-8　酚类化合物的分类

1. 原花青素

原花青素（proanthocyanidins，PCs或P）是指一类由儿茶素、表儿茶素或没食子酸聚合而成的同源或异源多酚类黄酮化合物，广泛分布于植物性食物中，主要存在于葡萄、高粱、苹果、可可豆等以及野生水果（如玫瑰果、樱桃、木莓、黑莓、红莓和草莓等）植物中，其中葡萄是原花青素最丰富、最重要的食物来源，尤其是葡萄籽中含量丰富。中国成年人原花青素的摄入量估计在19.1~126.6mg/d，平均值73.38mg/d。根据临床研究，建议原花青素降低心血管疾病风险的SPL为200mg/d，该剂量对血糖、血脂或血压也有一定改善作用。

2．花色苷

花色苷（anthocyanin）是具有2-苯基苯并吡喃结构的一类糖苷衍生物，为植物界广泛分布的一种水溶性色素。花色苷在深色浆果、蔬菜、薯类和谷物种皮中的含量丰富，使其呈红色、紫色乃至黑色。除赋予植物性食品鲜艳的色泽外，现已明确花色苷还具有抗氧化、抗炎、预防慢性病以及改善视力等生物学作用。此外，作为一种资源丰富的天然色素，花色苷安全无毒、色彩鲜艳、色质好，是葡萄酒、配制酒、果汁和汽水等饮料产品以及糖果、冰激凌和果酱等食品的理想着色剂，在多个国家和地区被允许根据需要量使用。人群干预研究显示，一定剂量范围内膳食补充花色苷可降低心血管疾病和2型糖尿病发病风险，《中国居民膳食营养素参考摄入量（2023版）》建议花色苷SPL为50mg/d。

3．大豆异黄酮

大豆异黄酮（soy isoflavones）是一种多酚类化合物，具有苯并吡喃的化学结构，主要存在于豆科植物中。流行病学研究资料表明，长期食用大豆可显著降低女性乳腺癌发生风险，改善围绝经期综合征和绝经女性骨质疏松症，且有助于防治心血管疾病。我国大豆异黄酮的膳食摄入量平均值约为9.4mg/d，《中国居民膳食营养素参考摄入量（2023版）》基于研究证据，建议我国绝经前女性摄入大豆异黄酮降低乳腺癌发生风险的SPL为55mg/d；绝经女性摄入大豆异黄酮降低乳腺癌发生风险、改善围绝经期综合征和绝经后骨质疏松症的SPL为75mg/d。我国绝经女性摄入大豆异黄酮的UL为150mg/d。

4．儿茶素

儿茶素（catechin）又称茶单宁、儿茶酚，是茶叶中黄烷醇类物质的总称，是茶多酚中最重要的一种，占茶多酚含量的75%~80%。儿茶素类化合物主要包括儿茶素没食子酸酯（catechingallate，CG）、表儿茶素（epicatechin，EC）、表没食子儿茶素（epigallocatechin，EGC）、表儿茶素没食子酸酯（epicatechin-3-gallate，ECG）、表没食子儿茶素没食子酸酯（epi-gallocatechin-3-gallate，EGCG）、没食子儿茶素（gallocatechin，GC）、没食子儿茶素没食子酸（gallocatechin-3-gallate，GCG）等，其中EGCG含量最高，活性最强，占儿茶素类化合物的50%~60%。中国人饮茶习惯已有数千年，根据发酵程度的不同，茶叶分为绿茶（不发酵茶）、乌龙茶（半发酵茶）和红茶（全发酵茶）。绿茶是不发酵茶，儿茶素类化合物种类较全、含量最高。按照人均每日茶叶消费量及茶叶中儿茶素类化合物含量及提取率计算，我国人均每日摄入儿茶素类化合物127~255mg。我国已将以儿茶素为主体的茶多酚列为抗氧化食品添加剂。

5．槲皮素

槲皮素（quercetin），又称栎精，是广泛分布于蔬菜、水果及中草药的黄酮类化合物，在植物的茎皮、叶、花、果实中，多以苷的形式存在。研究发现，槲皮素具有抗氧化、抗炎、抑制肿瘤等生物学功能，对高血压、糖尿病与高血脂等相关疾病的治疗具有重要的临床意义。我国居民膳食槲皮素平均摄入量为20.9mg/d。

6. 绿原酸

绿原酸（chlorogenic acid，CGA）是一种酚酸，广泛存在于植物性食物中，蔬菜、水果和咖啡饮品中含量尤多。绿原酸具有抗氧化、抗炎、抗菌及抗病毒等生物活性。人群流行病学调查和干预研究以及动物试验结果显示，绿原酸在调节糖脂代谢，改善胰岛素抵抗，降低2型糖尿病和心血管疾病风险，保护神经、肝脏、肺脏、眼睛以及关节等器官免受氧化和炎症损伤等方面，发挥着重要作用。基于目前的研究证据，提出绿原酸改善空腹血糖、降低2型糖尿病风险的SPL为200mg/d。

7. 姜黄素

姜黄素（curcumin）是从姜科姜黄属植物姜黄、莪术、郁金等的根茎中提取的一种多酚类物质，具有调节糖脂代谢、抗炎及抗氧化等多种生物学作用。姜黄素的使用有着悠久的历史，含有姜黄素的姜黄作为中药最早记载于唐代苏敬等撰写的《新修草本》中。目前，姜黄素是世界上销量最大的天然色素之一，作为食品工业中的着色剂。2019年粮农组织/世界卫生组织食品添加剂联合专家委员会（Joint FAO/WHO Expert Committee on Food Additives，JECFA）食品法典委员会第42届会议更新的《食品添加剂通用标准》规定了姜黄素作为食品添加剂的最大添加量为500mg/kg。

8. 白藜芦醇

白藜芦醇（resveratrol）是含有芪类结构的非黄酮类多酚化合物，广泛存在于葡萄、桑葚、花生等天然植物及果实中，具有抗炎、调节糖脂代谢以及预防心血管疾病的作用，欧盟批准将白藜芦醇作为成人的膳食补充剂使用。

二、有机硫化物

1. 异硫氰酸酯

异硫氰酸酯（isothiocyanates，ITCs）以前体物硫代葡萄糖苷（glucosinolates，GS）的形式存在于十字花科蔬菜（如西蓝花、卷心菜、花椰菜、球芽甘蓝及羽衣甘蓝等）中，硫代葡萄糖苷简称硫苷。目前，已从十字花科植物中分离鉴定了120多种ITCs，因其具有预防及改善多种代谢性疾病和精神神经类疾病的作用而受到广泛关注。

萝卜硫素（sulforaphane）是众多异硫氰酸酯中的一种，是硫代葡萄糖苷的一种水解产物；是蔬菜中防癌、抗癌效果最好的天然活性物质之一，尤其对食道癌、肺癌、结肠癌、乳腺癌等有很好的防治效果，也因此具有较为广阔的市场前景。根据现有研究证据，SFN降低血糖和甘油三酯水平的特定建议值（SPL）为30mg/d。

2. 大蒜素

大蒜素（allicin）是一种天然含硫化合物，又称蒜素或蒜苷，主要存在于百合科葱属植物大蒜（Allium sativum L.）的鳞茎中。研究表明大蒜素具有抗病原微生物、抗氧化、抗炎、抗肿瘤和调节糖脂代谢等作用。目前，大蒜素被广泛应用于食品和医药等领域，也被广泛应用于农渔业生产中，对提高畜禽和鱼类产品产量和质量也有重要的作用。

3. 硫辛酸

硫辛酸（thioctic acid），又称α-硫辛酸（α-lipoicacid，LA或ALA），是某些细菌和植物生长所必需的物质。硫辛酸广泛分布于动植物组织中，动物体内肝脏和肾脏组织含量丰富，在植物中含量较高的是菠菜和土豆。近年来，其在能量、糖代谢和保健中的作用受到了人们广泛关注，并应用于糖尿病及其并发症的辅助治疗。

4. 辅酶Q₁₀

辅酶Q（coenzyme Q，CoQ），又被称为泛醌（ubiquinone），是一种脂溶性苯醌，辅酶Q₁₀（coenzyme Q₁₀，CoQ₁₀）在人类和哺乳类动物体内最为常见。CoQ₁₀具有广泛的生物学作用，包括抗氧化、降血压、改善胰岛素抵抗、抗炎、改善心力衰竭及提高运动能力等。CoQ₁₀在动物内脏（心脏、肝脏、肾脏）、牛肉、豆油、沙丁鱼和花生等食物中的含量相对较高。基于目前的研究证据，提出CoQ₁₀降低心血管代谢性疾病风险的特定建议值（SPL）为100mg/d。

三、萜类化合物

1. 番茄红素

番茄红素（lycopene）广泛存在于番茄、番茄制品及西瓜、葡萄柚和番石榴等水果中，少量存在于柿子、甘蓝、辣椒（红）等水果和蔬菜中。番茄红素属于不饱和烯烃，分子式为 $C_{40}H_{56}$，是常见的类胡萝卜素之一。番茄红素是成熟番茄中的主要色素，目前广泛用作着色剂，也越来越多地应用于功能食品、药品和化妆品中。基于番茄红素降低血压和降低心血管疾病风险的证据，提出番茄红素特定建议值（SPL）为15mg/d，可耐受最高摄入量（UL）为70mg/d。

2. 叶黄素

叶黄素（lutein）又名植物黄体素，是玉米、蔬菜、水果、花卉等植物色素的主要组分。研究发现叶黄素能改善视觉功能，对心血管疾病、癌症及糖尿病等慢性病有一定预防作用，已被作为食品补充剂允许在食品、饮料、保健食品、化妆品，甚至婴幼儿食品中添加。我国的传统水煮烹饪方式有利于叶黄素的释放，故我国成年居民叶黄素摄入量为2130~11298μg/d，高于欧美成年人。《中国居民膳食营养素参考摄入量（2023版）》基于最新研究证据，提出叶黄素改善视觉功能、降低心血管疾病风险的 SPL为10mg/d，UL为60mg/d。

人体不能自行合成叶黄素，必须通过摄取食物获得。叶黄素的食物来源广泛，主要存在于植物性食物中，在万寿菊中含量较高，并且易于分离纯化。羽衣甘蓝、菠菜等深绿色叶蔬菜是膳食叶黄素的主要来源，桃子、木瓜、柑橘等黄橙色水果中也含有丰富的叶黄素（或叶黄素酯）。天然叶黄素在动物性食物中主要以蛋类和乳类为主；蛋类里叶黄素含量虽然不高，但是其生物利用度较高，为等量蔬菜的3倍；母乳是婴幼儿叶黄素主要食物来源。

3. 植物固醇

植物固醇（phytosterol）是植物中天然存在的、以环戊烷全氢菲为基本骨架的一大类化学物质的总称，结构与胆固醇相似，仅侧链不同。自然界最常见的植物固醇是β-谷甾醇、菜油甾醇、豆甾醇及谷甾烷醇等。大量研究结果均显示，摄入较多的植物固醇可降低人群血清胆固醇水平，并可减少良性前列腺肥大，癌症等的发生风险，许多国家已批准其添加在食品中。根据国内外最新研究，提出植物固醇降低血清TC和LDL-C水平的SPL为0.8g/d（植物固醇酯为1.3g/d），UL为2.4g/d（植物固醇酯为3.9g/d）。植物油、豆类、谷类食物中植物固醇含量较高，蔬菜、水果含量相对较少。

四、糖聚合物

糖聚合物及其衍生物，是指由很多单糖单位构成的高分子糖类物质及其化学修饰物。

1．菊粉和低聚果糖

菊粉（inulin）和低聚果糖（fructooligosaccharides，FOS）均为不同聚合度（DP）果聚糖的直链混合物。菊粉DP范围为2~60，低聚果糖的DP为2~9。大量研究结果显示，菊粉和低聚果糖可增加排便频率、软化粪便并增加粪便湿重，选择性地促进双歧杆菌增殖。《中国居民膳食营养素参考摄入量（2023版）》建议菊粉和低聚果糖促进成人排便的特定建议值为10g/d。2009年我国将菊粉列为新资源食品，还批准低聚果糖作为食品配料和营养强化剂使用于普通食品、婴儿配方食品中，已批准的保健食品中低聚果糖使用量范围是4~30g/d。菊粉和低聚果糖天然存在于菊科、石蒜科、百合科、禾本科等植物的根、块茎和果实等部位。主要食物来源包括黑麦、小麦、大麦、燕麦等谷物，菊苣根、洋葱、韭菜、芦笋、大蒜、洋姜、番茄等蔬菜以及雪莲果、香蕉等水果。

2．β-葡聚糖

β-葡聚糖（β-glucan）是来自谷物、真菌、藻类等多种植物性食物和微生物细胞壁中的一种多糖聚合物。谷物来源β-葡聚糖具有降低胆固醇，调节肠道菌群，辅助降血糖的作用。基于目前的科学证据，提出谷物来源β-葡聚糖辅助降血清胆固醇的SPL为3g/d。β-葡聚糖是谷物水溶性膳食纤维的主要成分，主要富集于麦粒糊粉层、亚糊粉层和胚乳细胞壁中，其含量以大麦和燕麦最高，其次是黑麦和小麦等。燕麦β-葡聚糖在2014年被批准成为新食品原料。

3．氨基葡萄糖

氨基葡萄糖（glucosamine，GlcN），又称氨基葡糖、葡萄糖胺或葡糖胺，是一种氨基己糖，广泛存在于虾、蟹、贝类等的外壳、动物软骨以及菌类细胞壁中，可采用化学提取或微生物发酵等方法获得。氨基葡萄糖不仅能维持软骨正常功能，还显示出改善血管内皮功能和促进创面愈合的作用，当前常用于改善骨关节功能，预防治疗骨关节炎。基于目前的研究证据，提出成人有利于骨关节健康的SPL，氨基葡萄糖为1000mg/d，硫酸氨基葡萄糖或盐酸氨基葡萄糖均为1500mg/d。

4．枸杞多糖

枸杞多糖（lycium barbarum polysaccharides）是从枸杞中提取的水溶性多糖物质，是由多糖、氨基酸、脂质和多肽等物质以共价键相连接的杂多糖，相对分子质量范围为10~2300，是枸杞主要的生物活性成分，在枸杞干果中的占比为3%~8%。研究表明，枸杞多糖具有调节糖脂代谢、抗炎和免疫调节、抗氧化等多种生物学作用。《中华人民共和国药典（2020年版）》中推荐枸杞的用量为6~12g，国内保健食品中枸杞主要以增强免疫力、缓解体力疲劳、对化学性肝损伤有辅助保护功能等为主。

5．海藻多糖

海藻多糖（seaweed polysaccharides）是一类从海洋藻类中提取的多组分天然高分子碳水化合物的总称，根据来源不同分为红藻多糖（卡拉胶等）、褐藻多糖（岩藻多糖、海藻酸钠等）、绿藻多糖（木聚糖和/或甘露聚糖等）和蓝藻多糖（螺旋藻多糖等）。海藻多糖在体内发挥降低血糖血脂、抗病毒抗炎等生物学作用，目前被广泛应用于食品、保健医药等方面。其中卡拉胶和海藻酸钠是常见的食品添加剂，已被列入GB 2760—2014《食品安全国家标准食品添加剂使用标准》。常见干燥海藻中的多糖含量见表2-49。

表2-49　常见干燥海藻中的多糖含量　　　　　　　　　单位：g/100g干重

海藻多糖种类	食物	含量
红藻多糖	龙须菜	17.60~37.50
	麒麟菜	14.00~25.50
	紫菜	1.50~21.10
褐藻多糖	裙带菜	5.50~6.20
	马尾藻	1.50~7.80
	海带	0.50~8.30
绿藻多糖	浒苔	10.30~27.80
	石莼	2.90~4.10
	刺松藻	1.80
蓝藻多糖	螺旋藻	5.70~12.30

五、氨基酸衍生物

1. 牛磺酸

牛磺酸（taurine）是一种广泛分布在动物组织中的含硫氨基酸，又称牛胆酸、牛胆素等，具有抗氧化、抗炎、调节细胞内钙水平和渗透压等生物学功能，对心血管、骨骼肌、视网膜和中枢神经系统相关疾病的预防和治疗具有一定作用。牛磺酸含量最丰富的食物是海产品，如墨鱼、章鱼、贝类等，鱼类中的青花鱼、竹荚鱼、沙丁鱼等牛磺酸含量也很丰富，鱼背发黑的部位牛磺酸含量较多，是其他白色部分的5~10倍；哺乳动物的脏器以及肌肉中含量较高。

2. 左旋肉碱

左旋肉碱（L-carnitine），简称L-肉碱、L-肉毒碱，是一种具有多种生理功能的氨基酸衍生物，在畜肉、禽肉、海产品和乳制品中含量较高，果蔬类食物中含量相对较少。L-肉碱的主要功能是转运长链脂肪酸，促进脂肪分解，减少肌糖原分解，缓解疲劳。目前，作为一种食品营养强化剂，L-肉碱已被广泛应用于医药、食品等领域。

3. 甜菜碱

甜菜碱（betaine）是一种广泛存在于动植物及微生物中的两性离子季铵碱，人类摄入的甜菜碱主要来自谷物、蔬菜、畜禽肉和鱼虾类食物，其中以谷物的贡献最大。流行病学研究显示，甜菜碱作为有机渗透压保护剂和甲基供体，在降低同型半胱氨酸（homocysteine，Hcy）水平、改善体成分和防治慢性病等方面发挥重要作用。根据现有的文献证据，将甜菜碱降Hcy的SPL定为1.5g/d，UL值定为4g/d。

4. γ-氨基丁酸

γ-氨基丁酸（γ-amino butyric acid，GABA）是一种不参与蛋白质合成的氨基酸。研究显示，膳食摄入GABA可能具有促进神经元发育，改善脑功能，提高记忆能力，缓解压力，调节情绪，改善睡眠和血压等作用。GABA广泛存在于各种天然食物和发酵食品中，南瓜、荔枝、龙眼、绿茶、桑葚、番茄、泡菜、甜瓜、马铃薯、坚果、米糠、全谷物等GABA含量较高。

常见其他膳食成分及其主要生理功能和推荐量见表2-50。

表2-50 常见其他膳食成分及其主要生理功能和推荐量

种类	常见活性成分	主要生理功能	主要来源	SPL	UL
酚类化合物	原花青素 / (mg · d⁻¹)	抗氧化、抗癌、抑菌、预防心血管疾病	植物性食品	200	—[a]
	花色苷 / (mg · d⁻¹)	抗氧化、抗炎、防治心血管疾病、改善视力	植物性食品	50	—
	大豆异黄酮 / (mg · d⁻¹)	雌激素样活性、抗氧化、改善骨质疏松、抗癌、防治心血管疾病	大豆及其制品	55[b] 75[c]	120[d]
	儿茶素 / (mg · d⁻¹)	抗氧化、防治心血管疾病、抗肿瘤、抗菌	茶叶	—	—
	槲皮素 / (mg · d⁻¹)	抗氧化、抗炎、防治心血管疾病	植物性食品	—	—
	绿原酸 / (mg · d⁻¹)	调节糖脂代谢、防治心血管疾病、抗氧化	植物性食品	200	—
	姜黄素 / (mg · d⁻¹)	抗炎、抗氧化、调节糖脂代谢	姜黄	—	—
	白藜芦醇 / (mg · d⁻¹)	抗氧化、预防心血管疾病	植物性食品	—	—
有机硫化物	异硫氰酸酯 / (mg · d⁻¹)	抗氧化、抗炎、调节血糖、血脂	十字花科蔬菜	30	—
	大蒜素 / (mg · d⁻¹)	抗微生物、抑制肿瘤、调节血脂、抗氧化	百合科植物	—	—
	硫辛酸 / (mg · d⁻¹)	调节糖代谢、抗氧化、降血脂	肉类和动物内脏	—	—
	辅酶 Q₁₀/ (mg · d⁻¹)	抗氧化、降血压、改善胰岛素抵抗、抗炎	动植物食品	100	—
萜类化合物	番茄红素 / (mg · d⁻¹)	抗氧化、抗癌、预防心血管疾病	植物性食品	15	70
	叶黄素 / (mg · d⁻¹)	抗氧化、保护视网膜、降低慢性病发病风险	植物性食品	10	60
	植物固醇 / (g · d⁻¹)	降血脂、抗癌	植物性食品	0.8	2.4
	植物固醇酯 / (g · d⁻¹)	降血脂、抗癌	植物性食品	1.3	3.9
糖聚合物	低聚果糖 / (g · d⁻¹)	调节肠道菌群、改善肠道功能、调节血脂	植物性食品	10	—
	菊粉 / (g · d⁻¹)	调节肠道菌群、改善肠道功能、调节血脂	植物性食品	10	—
	β - 葡聚糖 / (g · d⁻¹)	降低血清胆固醇、调节肠道菌群	谷物	3.0	
	氨基葡萄糖 / (mg · d⁻¹)	维持软骨正常功能、改善血管内皮功能、合成透明质酸	虾、蟹、贝等	1000	
	硫酸 / 盐酸氨基葡萄糖 / (mg · d⁻¹)	维持软骨正常功能、改善血管内皮功能、合成透明质酸	虾、蟹、贝等	1500	

续表

种类	常见活性成分	主要生理功能	主要来源	SPL	UL
糖聚合物	枸杞多糖 / (mg·d⁻¹)	调节糖脂代谢、抗炎、抗氧化、免疫调节	枸杞	—	—
	海藻多糖 / (mg·d⁻¹)	降血糖、降血脂、抗炎	藻类食品	—	—
氨基酸衍生物	牛磺酸 / (mg·d⁻¹)	结合胆汁酸、抗氧化、参与大脑和视网膜的正常发育、调节血脂	动物性食品	—	—
	左旋肉碱 / (mg·d⁻¹)	参与脂肪代谢、抗疲劳	动物性食品	—	—
	甜菜碱 / (g·d⁻¹)	降低血清同型半胱氨酸水平、节约蛋氨酸、促进蛋白质合成、调节脂代谢	动物性食品	1.5	4
	γ-氨基丁酸 / (mg·d⁻¹)	神经调节、认知功能障碍调节、调节血压、改善睡眠	发酵食品	—	—

注：a：未制定参考值者用"—"表示；b：绝经前女性大豆异黄酮 SPL；c：围绝经期和绝经期女性大豆异黄酮 SPL；d：绝经期女性大豆异黄酮 UL。

💡 思考题

1. 碳水化合物、脂肪和蛋白质三大产能营养素的能量系数是多少？
2. 人体能量消耗的途径有哪些？影响基础代谢的因素有哪些？
3. 请计算一名身高178cm、体重88kg的大二男生每天的能量需要量是多少？
4. 如何判断肥胖，肥胖与哪些代谢性疾病的发生有关？
5. 什么是蛋白质？蛋白质在人体中有哪些主要功能？
6. 什么是氨基酸的等电点？并说明其在食品加工和烹饪中的应用。
7. 如何评价蛋白质的营养价值？常见的蛋白质营养评价方法有哪些？
8. 举例说明蛋白质互补作用的意义，并解释如何提高蛋白质的互补作用。
9. 如何在日常生活中保证充足的蛋白质摄入？对于素食者和运动员，应如何调整蛋白质的摄入？
10. 脂类在人体中有哪些重要的生理功能和作用？
11. 饱和脂肪酸与不饱和脂肪酸的比例如何影响人体健康？
12. 反式脂肪酸对人体健康有哪些危害？如何避免摄入过多反式脂肪酸？
13. 胆固醇在脂类中的作用是什么？摄入过多胆固醇对人体健康有何影响？
14. 碳水化合物对人体的主要生理功能有哪些？
15. 碳水化合物的主要类型有哪些？分别有什么健康效应？
16. 如何利用血糖生成指数和血糖负荷指导日常饮食？
17. 什么是矿物质？它们对人体健康有什么重要性？

18. 影响矿物质吸收和利用的因素有哪些？

19. 什么是维生素，它在人体中起什么作用？

20. 水对人体的主要生理功能有哪些？水摄入不当对健康的影响有哪些？

21. 什么是膳食纤维？膳食纤维在人体内有哪些主要功能？它对我们的健康有什么益处？

22. 食物中其他膳食成分有哪些类别？有何功效？

本章学习检测

03

烹饪原料的营养价值

扫描二维码观看本章视频

学习指导

深入学习各种烹饪原料的营养成分、特性及其在健康饮食中的作用。掌握食品原料营养价值评价的基本原理和方法，了解不同食品原料的营养成分、特性和功能，能够运用所学知识对食品原料进行营养价值评价。掌握食品营养标签的基本构成和各项内容的含义，包括营养成分表、营养声称、营养成分功能声称等，能够正确解读和理解食品营养标签上的信息，能够根据食品营养标签的信息评估食品的营养价值。

培养科学性思维和批判性思维，能够从多个角度对食品原料的营养价值进行全面、客观地评价。树立健康饮食观念，关注食品安全，增强消费者自我保护意识，并在日常生活中践行健康饮食理念，为实现个人健康和社会可持续发展作出贡献。

启发提问

1. 你平时选择食材时，是否考虑过它们的营养价值？
2. 你认为烹饪原料的营养价值是如何影响我们的健康的？
3. 在不同的文化和地区，烹饪原料的选择和其营养价值有什么差异，这些差异背后反映了什么？

学习目标

1. 了解食品营养价值评价的意义。
2. 掌握食品营养价值评价的内容。
3. 了解食物成分表的基本应用。
4. 掌握食物可食部的计算。
5. 掌握营养标签的解读方法。
6. 掌握各类烹饪原料的营养价值特点。
7. 培养健康饮食观念，提升职业道德素养。

第一节
烹饪原料的营养价值评价

烹饪原料的营养价值是指食物中所含营养素和能量满足人体营养需要的程度，具体包括营养素的种类、数量、比例及消化、吸收与利用的程度。

烹饪原料的营养价值并非是绝对的，而是相对的，其受到多种因素的影响。首先，不同食物中能量和营养素的含量不同，即使是同一种食物，其不同品种、不同部位、不同产地之间也有相当大的差别。其次，储存、加工和烹调也会影响原料的营养价值。有些食物经过加工精制之后会损失原有的营养成分，也有些食物经过加工之后提高了营养素的吸收利用率，或者经过营养强化、营养调配而提高了营养价值。另外，随着经济的发展和膳食模式的变化，人们缺乏和相对过剩的营养素也随之改变，对烹饪原料营养价值的评价也会因膳食模式的改变而产生变化。最后，对原料营养价值的评价还受到人生理状态的影响。对某种营养素缺乏的人来说，摄入该营养素含量丰富的食物可以很好地改善其健康状态；而对这种营养素已经过剩的人，或者因某种疾病原因需要限制这种营养素的人来说，同样一种食物就有可能会对其健康带来诸多不利的影响。

因此，对原料进行营养价值评定应考虑两个方面的因素：一是食物原料中所含的能量和营养素满足人体需要的程度；二是食物原料在膳食整体中对维持或促进人体健康状态，特别是对预防慢性疾病的贡献。

一、烹饪原料营养价值评价的意义

烹饪原料营养价值评价的意义有：第一，全面了解烹饪原料中营养素的组成与含量的特点，以便最大限度地利用食物资源开发利用新的食物资源；第二，了解烹饪原料在收获、加工、贮存等过程中可能存在的影响原料营养价值的因素，以便在烹饪过程中对原料进行质量控制，提高原料的营养价值；第三，了解烹饪原料中非营养物质的种类和特点，以便趋利避害，有的放矢，充分发挥其潜能；第四，指导人们科学地选购食物原料，合理配制营养平衡的膳食，以达到增强体质、预防疾病和促进健康的目的。

二、烹饪原料营养价值评价的内容

（一）营养素的种类和含量

烹饪原料中营养素的种类和含量，是评价其营养价值的前提。对原料中的营养素种类和含量的评定即评定每一种原料中所含的营养素种类是否齐全，含量是否充足。一般来说，原料中能提供的营养素的种类和含量越接近人体需要，其营养价值就越高。《中国食物成分表（标准版）》（第6版）是评定原料营养价值的重要工具，包含了2000余种我国居民常用食物的营养成分数据。

（二）营养素的质量

决定烹饪原料营养价值的因素，不仅有烹饪原料中营养素的种类和数量，还应考虑这些营养素的质量。营养素的质量取决于该营养素的生物利用率，营养素的生物利用率是指原料中所含的营养物质被身体吸收和利用的比例。不同食物采用不同烹饪加工方式或与其他食物同时摄入时，营养素的生物利用率会有很大差别。

影响原料营养素生物利用率的因素主要包括以下几个方面。

（1）营养素的消化率　消化率低的食物营养素，其生物利用率也低。如评价钙的营养价值时，不仅应考虑其含量，还应考虑食物中草酸、膳食纤维等一些影响其消化吸收的因素。

（2）营养素的利用率　如鸡蛋、牛奶等动物性食物中的蛋白质，由于其氨基酸模式与人体蛋白质的氨基酸模式更为接近，被人体储存和利用更充分，蛋白质生物价更高。

（3）营养素的存在形式　例如，植物性食物中，铁主要以不溶性的三价铁复合物存在，由此造成铁的生物利用率低；而动物性食物中，铁为血红素铁，生物利用率较高。

（4）人体需求状况与营养素供给程度　在人体生理需求急迫或是食物供给不足时，许多营养素的生物利用率提高；反之，在供给过量时便降低。如乳母的钙吸收率比普通成年人高，而每日大剂量服用钙片会导致钙吸收率下降。

（三）营养质量指数

评价原料营养价值时，营养质量指数（index of nutrition quality，简称INQ）是一种简明实用的重要指标，用食物或膳食中含有各种营养素占每日推荐摄入量的百分比，与其能量占推荐摄入量的百分比之间的比值来表示，其公式如下。

$$INQ = 营养密度/能量密度$$

营养密度=100g某食物中某营养素含量/该营养素的膳食供给量标准

能量密度=100g某食物中能量含量/能量的膳食供给量标准

INQ=1表示该食物营养素与能量的供给能力平衡，即营养素供给能力与能量的供给能力相当，二者满足人体需要的程度相等，是"营养质量合格的食物"。

INQ>1，表示该食物营养素的供给能力超过能量的供给能力，也是"营养质量合格的食物"，该食物特别适合体重超重或肥胖者食用。

INQ≤1，表示该食物营养素的供给能力低于能量的供给能力，为"营养价值低的食物"，长期食用该种食物，可能会发生该项营养素不足或供能过剩的危险。

例：请利用INQ评价鲤鱼是否是20岁轻体力活动水平男性和20岁轻体力活动水平女性的Fe的优质来源？（已知，成年轻体力男子能量需求为2150kcal，铁RNI 12mg/d；成年轻体力女子能量需求为1700kcal，铁RNI 20mg/d；鲤鱼每100g含铁1mg，可提供能量109kcal。）

解：对20岁轻体力活动水平男性而言：

$$INQ_{(Fe)} = (1/12) / (109/2150) = 1.64$$

对20岁轻体力活动水平女性而言：

$$INQ_{(Fe)} = (1/20) / (109/1700) = 0.78$$

答：通过计算可知，鲤鱼对于20岁轻体力活动水平男性是Fe的优质来源，而对于20岁轻体力活动水平女性而言不能满足其对Fe的需求。

INQ的优点在于它可以根据不同人群的需求来分别进行计算，老年人、孕妇、儿童青少年等特殊群体，他们的营养素推荐摄入量是不同的。由此，即使是同一种食物，对不同人群来说，其营养质量指数也是不同的，这再次说明了食物营养价值具有相对性。

（四）原料中的抗营养因素

食物原料中含有的对营养素在人体内正常消化吸收有不良影响的物质，被统称为抗营养因子。如大豆中的抗胰蛋白酶因子（胰蛋白酶抑制剂）可妨碍蛋白质的消化吸收；蛋清中的抗生物素因子会降低生物素的消化吸收率；植物性原料中的草酸、植酸、鞣酸等会降低很多矿物质的吸收利用率。

原料中抗营养因子的存在，在一定程度上影响了食物营养素的利用率。若在原料加工烹饪过程中除去这些物质，则有利于提高原料的营养价值。然而，对食物中抗营养因子的评价也随着人们对食物成分研究的不断深入而发生变化。一些传统的抗营养因子，目前已经被发现具有明确的保健作用，适量摄入对于某些疾病的预防和控制有益。例如，植酸虽然会干扰锌、铁等矿物质的吸收，但其具有抗氧化作用并可延缓餐后血糖的上升；十字花科蔬菜中的硫苷虽会在膳食碘供给不充足时促使甲状腺肿的发生，但在碘供给充足时却表现出预防癌症的有益作用。

（五）原料中的不耐受成分、过敏成分和有害成分

由于个体的体质差异，一些人可能对营养价值很高的食物产生不耐受甚至食物过敏的现象。如部分人群由于机体乳糖酶不足存在乳糖不耐受，部分人群摄入高蛋白食物（鱼、虾、蟹、牛奶、牛肉、豆类、麦麸等）可能发生过敏反应。因此，这部分特殊群体就要改变以营养价值高低作为选择食物的指导方针，首先重点考虑食物的安全性，严格避免食用过敏食物或不耐受食物。同样，原料在生产、加工、储存中可能受到来自微生物或化学毒物的污染，如污染程度已经达到危害健康的程度，则需要将食物营养价值的视角转向食品安全，不得食用污染严重的食物。

三、中国食物成分表

（一）概述

《中国食物成分表》从1952年问世以来历经66年的更新与完善，于2018年出版了第六版。《中国食物成分表（标准版）》（第6版）是营养工作者的一部重要工具书，是我国营养科学工作者根据我国食物生产的特点，通过化学和物理的基本技术进行食物成分分析编制而成。

通过查阅《中国食物成分表（标准版）》（第6版），可以查出指定原料的营养成分数据，对于认识该原料的营养特点在"量化"方面有重要参考价值；可以对某种原料中任一营养素的INQ进行判定，并且可以进行不同原料和菜肴中同一营养素的营养价值对比；在进行营养配餐时，可以指导烹饪营养工作者对同类食物中富含某营养素原料的选择，在设计营养菜肴时可以有的放矢。

（二）《中国食物成分表》的基本内容

1. 食物名称

食物名称由中文学名和别名组成，均在食物名称中列出。为便于使用者辨识食物，本书将食物名称描述清晰化，对于部分易混淆的食物，在名称中对食物的颜色、形状、质地、生产加工方式、地区来源、分析部位等进行说明。

2. 食物分类

采用"食物类和亚类"的双级分类方法：参照 INFOODS 的分类原则，结合我国食品行业和营养学界以往的食物分类原则，将所有食物分为若干个食物类；对于一个食物类中的食物，根据其某一属性的不同，又分成不同的亚类，对那些难以分配到某一具体亚类的食物，一律归入到相应食物类中的名字为"其他"的亚类中。

3. 食物编码

在食物成分表中，食物编码具有唯一性，主要根据食物分类的规则和方法，对食物进行

编码。采取6位数字编码的方法，前2位数字是食物的类别编码，第3位数字是食物的亚类编码，最后3位数字是食物在亚类中的排列序号。

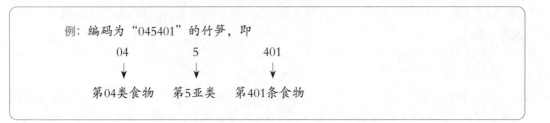

4. 食物的可食部

《中国食物成分表（标准版）》（第6版）中所有营养素的含量均以"每100克可食部食物"表达。

在处理食物数据时，特别是与营养分析相关的数据时，"可食部"和"废弃率"是两个非常重要的概念，能够帮助分析工作者更准确地评估人们从特定食物中实际摄入的营养成分。从市场上采集来的食物样品（称为"市品"），按照居民通常的加工、烹调和饮食习惯，去掉其中不可食用的部分后，剩余的即为食物的可食部分。如香蕉要去掉皮，猪排要去掉骨头等。"可食部"栏中的数值表示某一食物中可食用部分占食物样品的百分比。可食部百分比和废弃率是一个互换互补的概念。可食部百分比表示每100克食物中，可以食用的部分占该食物的比例。废弃率则是不可以食用部分占该食物的比例。

可食部%=［食品重量（W）−废弃部分的重量（W_1）］/食品重量（W）×100%

计算食物中营养成分的含量，可用下面的公式。

营养素含量= 食物重量（g）×可食部%×每百克食物中营养素含量÷100

> 例：请利用食物成分表计算250克花蛤市品所提供的蛋白质。（查表知花蛤可食部百分比为46%，每百克蛋白质为7.7g）
>
> 解：查食物成分表知花蛤每百克蛋白质为7.7g
>
> 　　250g花蛤蛋白质含量=250×46%×7.7÷100=8.86（g）
>
> 答：250克花蛤市品所提供的蛋白质为8.86g。

食物的可食部百分比不是固定不变的，它会因运输、贮藏和加工处理等方面的不同而有所不同。因此，当认为食物实际的可食部百分比与表中的数值有较大出入时，可以采用自己实际测定的食物可食部的百分比来计算营养素含量。

（三）《中国食物成分表（标准版）》（第6版）的应用

《中国食物成分表（标准版）》（第6版）是我国食物成分数据的重要参考工具，具有广泛的应用价值。以下是其主要的几个方面应用。

（1）营养学研究　为营养学研究提供基础数据，有助于了解各种食物的营养成分和营养价值，为制定膳食指南和推荐营养素摄入量提供依据。

（2）食品生产和加工　为食品生产企业提供原料营养成分信息，有助于优化产品配方和生产工艺，提高产品质量和营养价值。

（3）公共卫生和政策制定　为政府和公共卫生机构提供数据支持，有助于制定针对特定人群的营养改善政策和干预措施，提高居民健康水平。

（4）消费者教育和健康促进　为消费者提供食物营养成分信息，有助于引导消费者合理选择食物，促进健康饮食和生活方式的形成。

四、预包装食品及食品标签

（一）食品标签

《食品安全国家标准 预包装食品标签通则》（GB 7718—2011）规定，预包装食品是预先定量包装或者制作在包装材料和容器中的食品，包括预先定量包装以及预先定量制作在包装材料和容器中并且在一定范围内具有统一的质量或体积标识的食品。日常我们在市场买的包装好的饼干、肉制品、乳制品、调味品等均为预包装食品。

食品标签是指食品包装上的文字、图形、符号及一切说明物，是对食品质量特性、安全特性、食用（饮用）说明的描述。通常标注了食品名称、配料表、营养标签、净含量和规格、生产日期和保质期、贮存条件、食用方法、致敏物质等内容。我国《食品安全国家标准 预包装食品标签通则》（GB 7718）、《食品安全国家标准 预包装食品营养标签通则》（GB 28050）、《预包装特殊膳食食用标签》（GB 13432）等规定了对不同产品食品标签的管理要求。食品标签标示包括强制标示和非强制标示，如表3-1所示。

表3-1　食品标签的强制标示和非强制标示

分类	内容
强制标示	食品名称、配料表、净含量和规格、生产者和（或）经销者的名称、地址和联系方式、生产日期和保质期、贮存条件、食品生产许可证编号、产品标准代号及其他[营养标签、辐照食品、转基因食品、质量（品质）等级]
非强制标示	产品批号、食用方法、致敏物质

食品标签是向消费者传递信息的载体，也是提高消费者辨别和认知食品能力的渠道。保质期是保持食品品质的期限，通常指的是食品的最佳食用期限。消费者可以通过生产日期、保质期，结合贮存条件判断食物是否处于安全食用范围内。消费者还可以通过配料表了解食品的主要原料、鉴别食品主要属性，GB 7718规定，配料表中加入量超过2%的配料必须按照加入量的递减顺序进行排列。

（二）预包装食品营养标签

营养标签指的是预包装食品标签上向消费者提供食品营养信息和特性的说明，包括营养成分表、营养声称和营养成分功能声称。营养标签是预包装食品标签的一部分，通过营养标签，消费者可以了解食品的营养特性，根据自身生理特点和需求选择食品，从而预防由膳食引起的疾病。食品营养标签也是促进规范化生产、抵制伪劣假冒食品、促进食品正常贸易和公平竞争、加强市场监督、促进食品向知性发展的有效手段。

1. 营养成分表

营养成分表（图3-1）是标有食品营养成分名称、含量和营养素参考值（nutrient reference values，NRV）百分比的规范性表格。表格中强制标示的内容包括能量、核心营养素（即蛋白质、脂肪、碳水化合物和钠）的含量值及其NRV百分比。此外，还应标示出对除能量和核心营养素外，将进行营养声称或营养成分功能声称的营养成分的含量及其NRV百分比。能量和营养成分的含量应以每100克（g）和（或）每100毫升（mL）和（或）每份食品可食部中的具体数值来标示。当用份标示时，应标明每份食品的量，份的大小可根据食品的特点或推荐量规定。

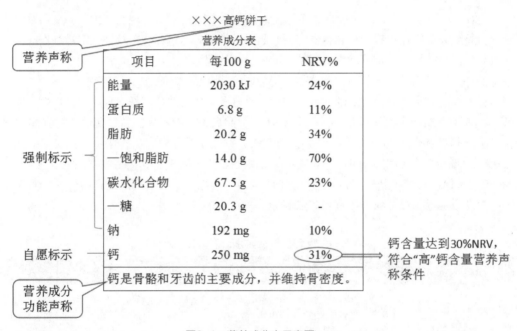

图3-1　营养成分表示意图

2. 营养声称

营养声称是指食品营养标签上对食物营养特性的描述和说明，包括以下两部分。

（1）含量声称　指描述食物中能量或营养成分含量水平的声称。声称用语包括"含有""高""富含""不含""零""低""无"等。

（2）比较声称　指与消费者熟知的同类食品的营养成分含量或能量数值进行比较以后的声称。声称用语包括"增加"或"减少"等。

3. 营养成分功能声称

营养成分功能声称指的是某营养成分可以维持人体正常生长、发育和正常生理功能等作用的声称。

值得注意的是，营养成分表、营养声称和营养成分功能声称的撰写规范都必须遵守GB 7718的规定，不得随意更改说明。

植物性原料的营养价值

一、谷类的营养价值

谷类主要是指单子叶禾本科植物的种子。主要包括小麦、大米、小米、高粱、糜子等（也包括少数不属于禾本科，但习惯上也作为主食的植物种子，如荞麦）。谷类种子中储备着丰富的营养成分，以供植物萌发时使用。在中国人的膳食结构中，将谷类食物及其制品称为"主食"，即一餐当中量大且必须有的食物，可见谷类食物在中国居民膳食中的重要地位不可替代。

（一）谷粒的结构和营养分布

各种谷类种子形态大小不一，但有相似的结构，由谷皮、糊粉层、胚乳和胚芽四个部分构成。最外层为谷壳，起保护谷粒的作用，谷皮内为糊粉层，再内为胚乳和位于一端的胚芽（图3-2）。各种营养成分在谷粒中的分布不均匀。

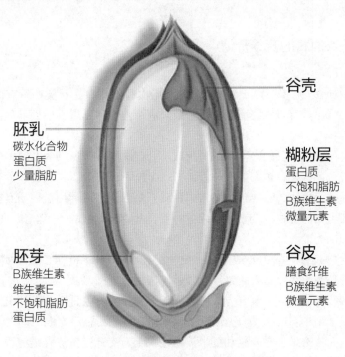

图3-2 谷粒结构和营养分布

（1）谷皮 为谷粒外面的多层被膜，约占谷粒重量的6%，主要由纤维素、半纤维素等膳食纤维组成，含较高的B族维生素和微量元素。

（2）糊粉层 糊粉层介于谷皮与胚乳之间，占谷粒重量的6%~7%，含丰富蛋白质、不饱和脂肪、微量元素和B族维生素。但在碾磨加工时，糊粉层易与谷皮同时混入糠麸中丢失，使营养价值降低。

（3）胚乳　胚乳是谷类的主要部分，占谷粒总重的83%~87%，含大量碳水化合物和一定量蛋白质，还含有少量的脂肪、矿物质和维生素。

（4）胚芽　胚芽位于谷粒的一端，富含不饱和脂肪、蛋白质、矿物质、B族维生素和维生素E。胚芽柔软且韧性强，不易粉碎，在加工过程中易与胚乳脱离，与糊粉层一起混入糠麸中，所以精加工谷类常因缺失胚芽造成营养价值降低。

小麦不同部位的营养组成见表3-2。

表3-2　小麦不同部位的营养组成　　　　　　　　　单位：%

营养素	谷皮及糊粉层	胚乳	胚芽	整粒
占谷粒比例	15.0	83.0	2.0	100.0
水	12.5	13.0	12.5	14.5
淀粉	43.6	74.3	31.7	69.0
粗蛋白	16.4	10.3	35.7	11.0
脂肪	3.3	0.8	13.1	1.2
灰分	6.0	0.7	5.7	1.7
纤维素	18.0	0.7	1.8	2.6

（二）谷类原料的营养价值

1. 蛋白质

谷类蛋白质含量一般为7.5%~15%，醇溶蛋白和谷蛋白是谷类所特有的蛋白质。小麦的谷蛋白和醇溶蛋白具有吸水膨胀性，可形成具有可塑性和延展性的面筋质网状结构，适宜制作各种面点。

一般谷类蛋白质所含的必需氨基酸组成不合理，通常赖氨酸为其第一限制氨基酸，有些谷类的苏氨酸、色氨酸、苯丙氨酸、蛋氨酸也偏低，故谷类蛋白质的营养价值低于动物性食物。为提高谷类蛋白质的营养价值，常采用赖氨酸强化，或利用蛋白质互补原理将谷类与豆类等含赖氨酸丰富的食物混合食用，以弥补谷类食物赖氨酸的不足。

2. 碳水化合物

碳水化合物是谷类的主要成分，主要为淀粉，占70%~80%，其他为糊精、戊聚糖、葡萄糖和果糖等。谷类淀粉是人类最广泛、最经济的能量来源。

依据结构和葡萄糖分子聚合方式的不同，谷类淀粉分为直链淀粉和支链淀粉，两者的比例因品种不同而有差异，并直接影响谷类食物的风味及营养价值，如普通玉米淀粉约含6%的直链淀粉，而糯玉米、黏高粱和糯米淀粉几乎全为支链淀粉。直链淀粉容易出现"老化"现象，形成难消化的抗性淀粉。支链淀粉容易"糊化"，能够提高消化率。

另外，谷皮中含有丰富的膳食纤维，加工越精细，膳食纤维丢失越多，故全谷类食物是膳食纤维的重要来源。

3. 脂肪

谷类脂肪含量普遍较低，为1%~4%，燕麦较高为7%，主要集中在糊粉层和胚芽，在谷类加工中易混入糠麸中。小麦胚芽中脂肪含量可达10.1%，而玉米胚芽中脂肪含量则更高，一般为17%以上，常用来加工玉米胚芽油。玉米胚芽油中不饱和脂肪酸含量达80%以上，主要为亚油酸和油酸，其中亚油酸占油酸总量的50%以上。另外，从米糠中可提取米糠油，其不饱和脂肪酸含量高达80%以上。

4. 维生素

谷类是膳食中B族维生素的重要来源，米糠油和谷类胚芽油中含有丰富维生素E，黄色籽粒谷物（如玉米和小米）中含有少量的类胡萝卜素。玉米的烟酸为结合型，不易被人体利用，需经过适当加工变成游离型烟酸后才能被吸收利用。

谷类籽粒中的维生素主要集中在胚芽、糊粉层和谷皮部分，其中维生素B_1和维生素E主要存在于谷胚中，维生素B_2、烟酸、泛酸和维生素B_6等主要集中于糊粉层。谷类加工的精度越高，B族维生素和维生素E损失就越多。

5. 矿物质

谷类含矿物质为1.5%~3%，主要在谷皮和糊粉层中。谷类中含有30多种矿物质，其中以磷含量最为丰富，占矿物质总量的50%左右；其次是钾，占总量的1/4~1/3；镁、锰的含量也较高；多数谷类中钙、铁含量低。谷类加工精度越高，其矿物质含量就越低。从谷物矿物质的生物利用率来说，谷类中的矿物质多以不溶性的植酸盐形式存在，消化吸收较差。

6. 植物化学物

谷类含有多种植物化学物，主要存在于谷皮部位，包括黄酮类化合物、酚酸类物质、植物固醇等。

（三）谷类加工制品的营养价值

1. 精制米面产品

稻米和小麦通常需要经过一定程度的精制方可用于日常饮食和食品加工。在加工过程中带来的营养素变化，使得不同产品的营养素保留情况不同。

在经过碾磨的大米中，蒸谷米是营养价值较高的一种。蒸谷米是稻谷经过浸泡、汽蒸、干燥和冷却等处理之后再碾磨制成的米，稻谷中的维生素和矿物质等营养素向内部转移，因此碾磨后营养素损失少，而且容易消化吸收。"含胚精米"可以保留米胚达80%以上，保留了较多营养成分。营养强化米是在普通大米中添加营养素的成品米，通常用喷涂或造粒的方式将营养素混入免淘米中，以强化B族维生素、赖氨酸、苏氨酸、铁和钙等营养素，无须淘洗即可直接烹调，从而避免了淘洗过程中营养成分的流失。

日常用面粉产品主要分为低筋粉和高筋粉两类，其中高筋粉的蛋白质含量在12%以上，而低筋粉的蛋白质含量为8%左右。目前强化多种营养素的小麦面粉产品已经在我国问世，常见的强化营养素包括钙、铁、锌、维生素B_1、维生素B_2、烟酸和赖氨酸等。

2. 发酵谷类加工品

发酵谷类加工品包括馒头、面包、发糕、包子等食品，它们由蛋白质含量高的面粉制品制成，在制作过程中经过酵母发酵，增加了B族维生素的含量，大部分植酸被酵母菌所含的植酸酶水解，使钙、铁、锌等各种微量元素的生物利用率提高。

3. 挂面、方便面和方便米粉

挂面需要有较强的韧性，其原料面粉的蛋白质含量较高。其中添加鸡蛋、豆粉、杂粮、蔬菜汁、海藻等成分后，其营养价值有所提高。为提高耐煮性，挂面产品中往往加入氯化钠和钙盐，提高钙含量的同时也增加了钠含量，因而需要控制盐分摄入的人群需要注意烹煮挂面时的调味方式。

方便面中以油炸方便面为主，含油量为20%~24%，其能量大幅高于普通挂面，同时其B族维生素含量低于普通挂面，是一种营养素密度较低的食物。普通方便面在油炸时主要使用棕榈油，棕榈油中必需脂肪酸和维生素E含量较低。经过油炸的方便米粉的营养价值与方便面类似。非油炸方便面的营养价值与挂面大致相当，但如果使用了调味包，则增加了其中的油脂和盐分。

4. 淀粉类制品

粉皮、粉丝、凉粉、酿皮等食品是由谷类或薯类淀粉制成的。在加工过程中，绝大部分的蛋白质、维生素和矿物质随多次洗涤而损失殆尽，剩下的几乎是纯粹的淀粉，营养价值相对较低。这类食品中可能会添加明矾带来铝污染。

5. 糕点饼干类制品

糕点饼干类制品的主要原料是面粉、精制糖、油脂，辅以其他风味配料。这类制品为保持蓬松或酥脆的口感，通常使用低蛋白质含量的面粉原料，甚至需要在生产过程中添加淀粉。多数制品的糖含量在10%~20%，并需要额外添加油脂，使得这类制品的营养素密度较低，能量较高。添加牛奶、鸡蛋、麦胚、大豆蛋白等配料可提高其营养价值，使用氢化植物油类产品和动物油使得这类制品中反式脂肪酸和饱和脂肪酸含量较高。

二、薯类的营养价值

薯类包括各种含淀粉的根茎类食品，如马铃薯、甘薯、芋头、山药、木薯等。在我国，最为广泛食用的是马铃薯和甘薯。薯类食物在营养价值上介于谷类和蔬菜之间，既可充当主食部分替代谷类食物，也可以部分替代蔬菜食用。

（一）蛋白质

薯类蛋白质含量通常为1%~2%，与其他主食相比较，新鲜薯类的蛋白质含量较低，而按照干重来算，薯类蛋白质含量可与谷类媲美。例如，马铃薯（干重）的蛋白质含量为10%左右，接近大米的蛋白质含量。

从氨基酸组成来看，马铃薯的赖氨酸和色氨酸的含量高于一般的谷类食物，甘薯的蛋白质含量与大米十分接近，其中的赖氨酸含量高于大米。由此可见，薯类与谷类共同食用，可以发挥蛋白质互补作用，提高混合膳食营养价值。

（二）碳水化合物

薯类食物淀粉含量丰富，鲜品中含量一般为8%~30%，而在薯类淀粉中含量高达85%，而且非常容易被人体消化吸收。所以，在我国居民传统的膳食结构中，薯类也经常被作为主食出现在日常饮食生活中。

薯类中的膳食纤维含量高，质地细腻，对消化道刺激小。例如，新鲜马铃薯含量为0.6%，甘薯含量则高于马铃薯，可达1.6%。

（三）脂类

薯类的脂肪含量通常低于0.2%，换算成干重也只有1%左右，薯类的脂肪含量明显低于其他谷类食物。

（四）维生素

薯类含有比较丰富的维生素C。例如，马铃薯中的维生素C含量为25mg/100g。薯类食物中含有一定量的B族维生素，其中维生素B_1含量较高，按干重计算，可达大米的2~3倍。红心甘薯中含有较丰富的类胡萝卜素，是膳食维生素A的补充来源之一。

（五）矿物质

薯类富含矿物质，如钾、钙、磷、硫等。其中，钾含量最高，每100g马铃薯淀粉中钾含量高达1000mg。铁含量比较低，换算成干重的与谷类食物相近，钙含量高于谷类。

三、豆类的营养价值

豆类分为两大类：一类是高蛋白质、中等脂肪、低碳水化合物的大豆类，包括黄豆、青豆、黑豆和混合大豆；一类是高碳水化合物、中等蛋白质、少量脂肪的杂豆类，包括蚕豆、红豆、扁豆、豌豆、绿豆、鹰嘴豆等。此外，大豆类还可加工成多种豆制品，如豆浆、豆腐、腐乳、豆豉等。由于采用发酵、提取等加工措施，这些豆制品具有一些特殊的营养特点。

（一）大豆的营养价值

1．蛋白质

大豆蛋白质含量为35%~40%，是植物性食品中蛋白质含量最多的食品，被称为"植物肉"。大豆蛋白质必需氨基酸的构成比例（表3-3）符合人体的需要，是一种完全蛋白质。除蛋氨酸含量（409mg/100g）略低外，与粮谷类蛋白质相比，大豆蛋白质中的色氨酸、异亮氨酸、赖氨酸含量较多，当两者混合食用时，能够起到蛋白质的互补作用，提高膳食蛋白质的生物价。

表3-3　大豆与小麦蛋白质氨基酸模式对比

必需氨基酸	人体氨基酸模式		大豆蛋白质		小麦蛋白质	
	含量/mg/g	比值	含量/mg/g	比值	含量/mg/g	比值
异亮氨酸	40	4.0	60	4.3	42	3.8
亮氨酸	70	7.0	80	5.7	71	6.4
赖氨酸	55	5.5	68	4.9	24	2.2
蛋氨酸＋胱氨酸	35	3.5	17	1.2	31	2.8
苯丙氨酸＋酪氨酸	60	6	53	3.2	79	7.2
苏氨酸	40	4	39	2.8	28	2.5
色氨酸	10	1.0	14	1.0	11	1.0
缬氨酸	50	5	53	3.2	42	3.8
总计	360	—	384	—	359	—

大豆蛋白质的消化吸收率受加工和烹饪方法的影响较大。一般整粒大豆（煮豆、炒豆）的消化率为65.3%，豆腐为92.7%，豆浆为84.9%，豆腐渣为78.7%，加工后的大豆消化率提高，主要原因是生产过程中大豆中的一些抗营养因子被去除。从结构上来说，大豆细胞壁中的纤维素将大豆蛋白质包裹，这使蛋白质在肠道中不能与消化酶充分接触，从而降低了消化吸收率，而一些豆制品在加工过程中去除了纤维素，所以蛋白质的消化率得到了提高。另外，大豆中的抗胰蛋白酶可降低胰蛋白酶对蛋白质的消化能力，烹饪加热会破坏这些酶的生物活性，从而提高蛋白质的消化吸收率。

此外，大豆蛋白质中还含有抗营养成分植物红细胞凝集素，这是生豆类造成人体中毒的主要原因。经过长时间的蒸煮等热加工，可将凝集素活性和毒性破坏。

2. 脂肪

大豆是传统的油料作物，其油脂含量在15%~20%。大豆油中约85%为不饱和脂肪酸，亚油酸含量非常丰富，占55%，油酸为22%，棕榈酸为9%，硬脂酸为6%，此外还含有少量其他脂肪酸。大豆脂肪中还含有少量的豆固醇，豆固醇在人体肠道中可与胆固醇发生竞争，减少机体对食物胆固醇的吸收，因此食用大豆具有预防动脉硬化的作用。大豆中含有丰富的卵磷脂，卵磷脂是大脑细胞和血浆的组成成分之一，在血液中可促进胆固醇酯化形成胆固醇酯，有利于胆固醇的转运，防止胆固醇在血管壁中沉积。有研究发现，大豆卵磷脂的上述作用比蛋黄卵磷脂更为有效。

3. 碳水化合物

大豆中的碳水化合物含量约为25%，远低于其他杂豆，且大豆几乎不含淀粉。主要是膳食纤维和一些可溶性糖。大豆低聚糖的主要成分是水苏糖、棉籽糖等，因人体缺乏α-D-半乳糖苷酶和β-D-果糖苷酶，水苏糖和棉籽糖难以被人体消化吸收，在大肠内易被细菌利用，发酵产生二氧化碳和氢气等气体而引起肠道胀气，故被称为"胀气因子"。近年来发现大豆低聚糖可被肠道益生菌所利用，具有维持肠道微生态平衡、提高免疫力、降血脂、降血压等作用，故也被称为"益生元"。目前大豆低聚糖已作为功能性食品原料，部分替代蔗糖应用于清凉饮料、酸乳、面包等多种食品生产中。

4. 维生素

大豆中B族维生素含量高于粮谷类，其中维生素B_1含量较高，还有较多的维生素B_2和烟酸，此外还含有少量的类胡萝卜素、维生素E等脂溶性维生素或前体物质。大豆制成其他豆制品如豆腐时，保留了大部分的B族维生素。

5. 矿物质

大豆的矿物质含量高于粮谷类，主要是磷、铁、钙等。特别是钙含量，远高于粮谷类，但由于膳食纤维和植酸的存在，钙、铁等矿物质的消化吸收率并不高。大豆制成豆浆、豆腐时，由于去除了植酸，矿物质的吸收率得到了提高。

6. 生理活性物质

除营养素外，大豆中还含有一些生理活性物质。如大豆皂苷可降低血液中胆固醇的含量，有预防动脉粥样硬化的作用；大豆中的黄酮类物质除具有降血脂、抗氧化、抗溶血、抗真菌等作用外，还具有类雌激素物质的生物活性，可改善人体对钙的利用，具有抗衰老的作用。

（二）杂豆类的营养价值

杂豆的营养素组成与大豆差别很大，一般含蛋白质为20%~25%；脂肪含量较低，一般为0.4%~1.3%；碳水化合物含量可高达55%~60%；杂豆中的其他营养素如B族维生素和矿物质含量比较高，与大豆相当。除营养成分外，杂豆中也含有一些植物红细胞凝集素、皂苷等物质。常见杂豆类的营养成分见表3-4。

表3-4　几种杂豆的营养成分（以每100g可食部计）

种类	蛋白质/g	脂肪/g	碳水化合物/g	胡萝卜素/μg	维生素B₁/mg	维生素B₂/mg	烟酸/mg	维生素E/mg	钙/mg	铁/mg	磷/mg
绿豆	21.6	0.8	55.6	130	0.25	0.11	2.0	10.95	81	6.5	337
红小豆	20.2	0.6	55.7	80	0.16	0.11	2.0	14.36	74	7.4	305
芸豆	21.4	1.3	54.2	180	0.18	0.09	2.0	7.74	176	5.4	218
豌豆	20.3	1.1	55.4	250	0.49	0.14	2.4	8.47	97	4.9	259
蚕豆（鲜）	8.8	0.4	16.4	310	0.37	0.10	1.5	0.83	16	3.5	200

（三）豆制品的营养价值

我国传统的豆制品种类很多，如豆腐、豆腐干、豆浆、豆乳、发酵豆制品等。总体来看，豆制品保留了豆类的大部分优点，去除了其中的多种抗营养因子，是一类营养特色鲜明、深受广大消费者喜爱的食物。不过，各种大豆制品因加工方法的差异和含水量的高低，其营养价值差别很大。

1. 豆浆

大豆经过清洗、浸泡、磨碎、过滤、煮沸后即成为豆浆。豆浆中蛋白质含量一般为3%左右，吸收利用率可达90%以上。豆浆含有丰富的营养成分，在蛋白质的供给上不亚于牛乳。

2. 豆腐、豆腐干

向煮沸的豆浆中加入适量的硫酸钙，或者卤水（硫酸钙与硫酸镁的混合物），或者葡萄糖酸内酯，使豆浆中的大豆蛋白凝固，压榨去除其中的大部分水分就制成风味绝佳的豆腐。豆腐中蛋白质含量为5%~8%，消化吸收率可达到95%左右。如果再将豆腐中的水分降低，就会得到豆腐干类食物，豆腐皮、百叶等豆制品中的蛋白质可达到20%~45%。

3. 豆芽

豆芽是由大豆或绿豆经水泡后发芽而成。干豆中几乎不含有维生素C，但经过发芽后，每100g黄豆芽中维生素C的含量可达15~20mg，绿豆芽约20mg。

4. 腐乳

将豆腐切成块状，经初步发酵，用盐或盐水腌渍，再进行后期发酵，即制成腐乳。大豆蛋白经霉菌发酵后，产生多种氨基酸、多肽等营养物质，更有利于人体吸收和利用。值得说明的是，豆类几乎没有B族维生素，但是经过霉菌发酵之后，B族维生素的含量得到显著提高，例如每100g红腐乳的B族维生素含量为0.7μg，每100g臭豆腐的含量甚至高达1.9~9.8μg。

5. 粉条、凉粉

粉条和凉粉是以富含淀粉类豆类为原料，通过去除蛋白质等工序制作而成，营养成分以碳水化合物为主。例如，粉条淀粉含量为90%以上，凉粉淀粉含量为4.5%左右，其他95%左右都是水。

除以上一些传统豆制品之外，当前还有一些新兴起的大豆工业制品，如大豆蛋白和大豆磷脂等都已经开始工业化生产。2017年，习近平总书记在中央农村工作会议上指出："老百姓的食物需求更加多样化了，这就要求我们转变观念，树立大农业观、大食物观，向耕地草原森林海洋、向植物动物微生物要热量、要蛋白，全方位多途径开发食物资源。"大豆蛋白制品是应用现代科学技术对大豆进行深加工的产品，有大豆粉、浓缩大豆蛋白、分离大豆蛋白和组织蛋白等品种。其中，大豆组织化蛋白又称"人造肉"，在食品加工业得到广泛应用。大豆磷脂也常作为营养食品和保健食品的配料被广泛应用于食品加工业。

四、蔬菜、水果的营养价值

蔬菜和水果的共同特点是含水量高，蛋白质和脂肪含量低，富含维生素C和类胡萝卜素等，含有多种有机酸、芳香物质和膳食纤维。它们不仅为人体提供重要的营养物质，也可增进食欲和促进消化。

狭义的蔬菜包括植物新鲜的根、茎、叶、花、果等，但是从广义上来说，蔬菜这个食物类别还包括了海带、紫菜、裙带菜等藻类和平菇、香菇、木耳等菌类。

水果是甜味多汁的植物性食物的总称，以植物性的带果肉的果实或种子为主，其中以木本植物的果实居多。广义的水果也包括少数的茎、根等植物的部位，如甘蔗等。水果的特点是富含水分、有甜味，可以不经烹调直接食用。

（一）蔬菜的营养价值

1. 蛋白质和脂肪

大部分蔬菜蛋白质含量很低，一般为1%~2%，鲜豆类平均可达4%。菌藻类中香菇和蘑菇的蛋白质含量可达20%以上，必需氨基酸含量较高且组成均衡。蔬菜脂肪含量极低，大多数蔬菜脂肪含量不超过1%。

2. 碳水化合物

碳水化合物含量一般为4%左右。蔬菜所含碳水化合物包括单糖、双糖和淀粉及膳食纤维。含单糖和双糖较多的蔬菜有胡萝卜、番茄、南瓜等。蔬菜所含纤维素、半纤维素等是膳食纤维的主要来源，其含量为1%~3%，叶菜类和茎类蔬菜中含有较多的纤维素和半纤维素，而南瓜、胡萝卜、番茄等则含有一定量的果胶。膳食纤维对人体健康的有益作用近年来已经得到广泛认可，另外蘑菇、香菇和银耳等菌藻类中的多糖物质，具有提高人体免疫和抗肿瘤作用。

3. 维生素

蔬菜中含有人体需要的维生素C、维生素B_1、维生素B_2、维生素B_6、烟酸及类胡萝卜素等，尤其以维生素C和类胡萝卜素居多。维生素C在各种新鲜的绿叶菜中含量丰富，其次是根茎类，一般瓜类含量较少。维生素C含量丰富的有青椒105mg/100g，菜花、雪里蕻、金花菜和苦瓜为80mg/100g以上，而一般的叶菜类及根、茎、菜类均为60mg/100g以下。具有绿、黄、橙等色泽的蔬菜均含有较丰富的类胡萝卜素，尤其是深色的蔬菜，如韭菜、苋菜、胡萝卜、茼蒿、空心菜、菠菜、莴笋叶等含量都为2mg/100g以上，浅色蔬菜中类胡萝卜素含量较低。B族维生素在叶菜中含量较多。

4. 矿物质

蔬菜中含有丰富的钙、磷、铁、钾、钠、镁、铜等矿物质，其中以钾含量最多，钙、镁含量也较丰富，是我国居民膳食中矿物质的重要来源。绿叶蔬菜一般含钙、铁比较丰富，如菠菜、雪里蕻、油菜、苋菜等；但蔬菜中存在的草酸不仅影响其本身所含钙和铁在人体内的吸收，而且还影响其他食物中钙和铁的吸收。草酸是一种有机酸，能溶于水，加热易挥发，水焯和爆炒均可以将其破坏。含草酸较高的蔬菜有菠菜、苋菜、鲜竹笋等。

（二）水果的营养价值

1. 蛋白质和脂肪

大部分水果的蛋白质含量很低，一般为0.5%~1.0%，比蔬菜含量低。水果中的蛋白质主要是酶蛋白，菠萝、木瓜、无花果、猕猴桃中含有较多的蛋白酶。如木瓜蛋白酶已经成为食品工业的重要原料。它们也是引起部分人食用水果后发生食物过敏和消化道不适的原因之一。大部分水果的脂肪含量也比较低，其含量为0.3%以下，属于低能量的食物。

2. 碳水化合物

水果中所含碳水化合物为6%~28%，主要是果糖、葡萄糖和蔗糖，还富含纤维素、半纤维素和果胶。水果含糖较蔬菜多，但因其种类和品种不同而有较大差异，仁果类如苹果和梨以含果糖为主，核果类如桃、李、柑橘以含蔗糖为主，浆果类如葡萄、草莓则以葡萄糖和果糖为主。水果在成熟过程中，淀粉逐渐转化为可溶性糖，甜度增加。

3. 维生素

新鲜水果中含维生素C和类胡萝卜素较多，维生素B_1含量不高。柑橘类水果、热带水果是维生素C的良好来源，草莓、山楂、鲜枣、猕猴桃、龙眼等也是维生素C的优良来源。芒果、柑橘、杏等黄色和橙色的水果含类胡萝卜素较多。

4. 矿物质

水果中的矿物质含量为0.4%左右，主要的矿物质是钾，其中钠含量很低，所以它们是改善膳食中钾钠摄入比例的重要食物类别。部分水果含有较为丰富的镁和铁，如草莓、大枣和山楂的铁含量较高，由于富含维生素C和有机酸，在非血红素铁中，生物利用率较高。

（三）蔬菜、水果中的其他成分

蔬菜、水果中除含有丰富的营养素外，还含有一些特殊物质，这些物质除影响蔬果的滋味、色泽等感官品质外，还具有一定营养价值。

1. 植物化学物

蔬菜的植物化学物主要有类胡萝卜素、植物固醇、皂苷、芥子油苷、多酚、萜类化合物、有机硫化物、植酸等。水果的植物化学物主要有天然色素、黄酮类化合物和萜类化合物等。

2. 有机酸

蔬菜中的有机酸主要是草酸，菠菜、竹笋、苋菜中含量较高。草酸使蔬菜产生涩味口感，而且影响钙、铁等矿物质的吸收，烹饪时采用焯烫的方法可去除草酸。水果中的有机酸主要是柠檬酸、苹果酸和酒石酸，未成熟的果实中还含有较多的琥珀酸和延胡索酸。这些有机酸含量不同，使果实呈现不同的酸味，具有增加食欲、帮助消化的作用。

五、坚果的营养价值

坚果指含水分少、质地坚实、外壳干硬、内有果核的硬果。坚果按其营养特点大致可分为两大类：一类是高脂肪坚果，如核桃、花生、松子、榛子、葵花子、杏仁等；一类是高碳水化合物坚果，如栗子、莲子、白果、菱角等。坚果是一类营养丰富、低水分、高热量、富含各种矿物质和B族维生素的食物。从营养素含量而言，富含脂肪的坚果优于淀粉类坚果，由于坚果属于高能量食物，不可过量食用，以免导致肥胖。

1. 高脂肪坚果

这类坚果营养价值近似大豆类，有些品种可作为油料作物，如花生、葵花子等。一般坚果的蛋白质含量为12%~22%。富含油脂的坚果脂肪含量达40%以上，以不饱和脂肪酸为主，腰果中不饱和脂肪酸达到88%。葵花子、核桃和西瓜子中富含亚油酸。核桃和松子含有少量α-亚麻酸。富含油脂的坚果中可消化碳水化合物含量较少，多为15%以下，且膳食纤维丰富，是优质的低GI食品。此类坚果中含有大量的维生素E，还含有一些类胡萝卜素和B族维生素，特别是维生素B_2含量丰富，美国杏仁中达到0.78mg/100g。坚果中钠含量较少，主要富含钾、镁、钙、铁、锌等。

2. 高碳水化合物坚果

高碳水化合物坚果是碳水化合物的良好来源，其淀粉含量一般为60%以上，如白果含量为72.6%，栗子为77.2%，莲子为64.2%，它们可在膳食中与粮食类主食一同烹调，制成莲子粥、芡实粥、栗子窝头等食品。此类坚果的淀粉含量虽高，但其结构与粮谷类不同，其GI小于精制米面。此类坚果与高脂肪坚果相比，维生素E含量低，主要含有少量类胡萝卜素和一些B族维生素，如维生素B_1、维生素B_2等；其矿物质含量也低于高脂肪类坚果。

第三节

动物性原料的营养价值

一、畜禽肉的营养价值

畜禽肉类主要包括猪、牛、羊、兔肉以及鸡、鸭、鹅肉等，也包括畜禽的内脏及其制品。该类食物不仅能供给人体优质蛋白质、脂肪、矿物质和维生素，而且还可加工成各种食品和菜肴，是人类重要的食物资源。畜禽肉的营养素分布因动物的种类、年龄、肥瘦程度及部位不同而差异较大。肥瘦不同的畜禽肉中脂肪和蛋白质的变动较大；动物内脏脂肪含量少，蛋白质、维生素、矿物质和胆固醇含量较高。

1. 蛋白质

畜禽肉中蛋白质含量为10%~20%，因动物的种类、年龄、肥瘦程度及部位不同而有所差异。猪肉中含量平均为13.2%，羊肉为13.3%，牛肉高达20%；禽肉中含量为16%~20%，如鸡肉和鹌鹑肉的蛋白质含量约为20%，鸭肉约16%，鹅肉约18%，主要存在于肌肉组织和结缔组织中。

畜禽肌肉组织中的蛋白质主要为肌球蛋白、肌红蛋白和球蛋白，含有人体所需的各种必需氨基酸，且氨基酸模式接近人体需要的模式，为完全蛋白质，生物价约为80。畜禽肉营养蛋白质中还富含植物性食物中所缺少的精氨酸、赖氨酸、苏氨酸和蛋氨酸，是一种营养价值较高的蛋白质。

皮肤、筋腱等结缔组织中的蛋白质含量为35%~40%，其中绝大部分为胶原蛋白和弹性蛋白，加热后可溶于水，由于这两种蛋白质缺乏色氨酸、酪氨酸和蛋氨酸等人体必需氨基酸，蛋白质利用率不高，为不完全蛋白质。畜禽血液中的蛋白质含量分别为：猪血约12%、牛血约13%、鸡血约8%、鸭血约8%。血液中蛋白质为含有人体所需的氨基酸，为完全蛋白质。

2. 脂肪

畜禽的脂肪含量因动物的品种、年龄、肥瘦程度等不同有较大差异，畜肉脂肪含量为10%~36%，肥肉中高达90%，肥鸭、肥鹅脂肪含量可达40%以上。畜禽肉脂肪酸以饱和脂肪酸为主，主要为硬脂酸、软脂酸和油酸，消化率较植物油更低，熔点较高（33℃~40℃），因此畜禽肉脂肪多为固体状态。羊油中含有的辛酸、壬酸等中链饱和脂肪酸，是羊肉具有特殊膻味的原因。

与植物脂肪相比，畜禽脂肪中所含的必需脂肪酸含量较低。就亚油酸而言，猪油含9%，牛油含2%，羊油含3%，禽肉脂肪的亚油酸含量高于畜肉脂肪，含量为20%左右，营养价值高于畜肉脂肪。动物类食物脂肪酸含量差异见图3-3。

瘦肉中的胆固醇含量较低，为70mg/100g左右，肥肉比瘦肉高90%左右。内脏和大脑组织中胆固醇含量最高，大脑中含量可达2000~3000mg/100g，肝脏中为350~400mg/100g。

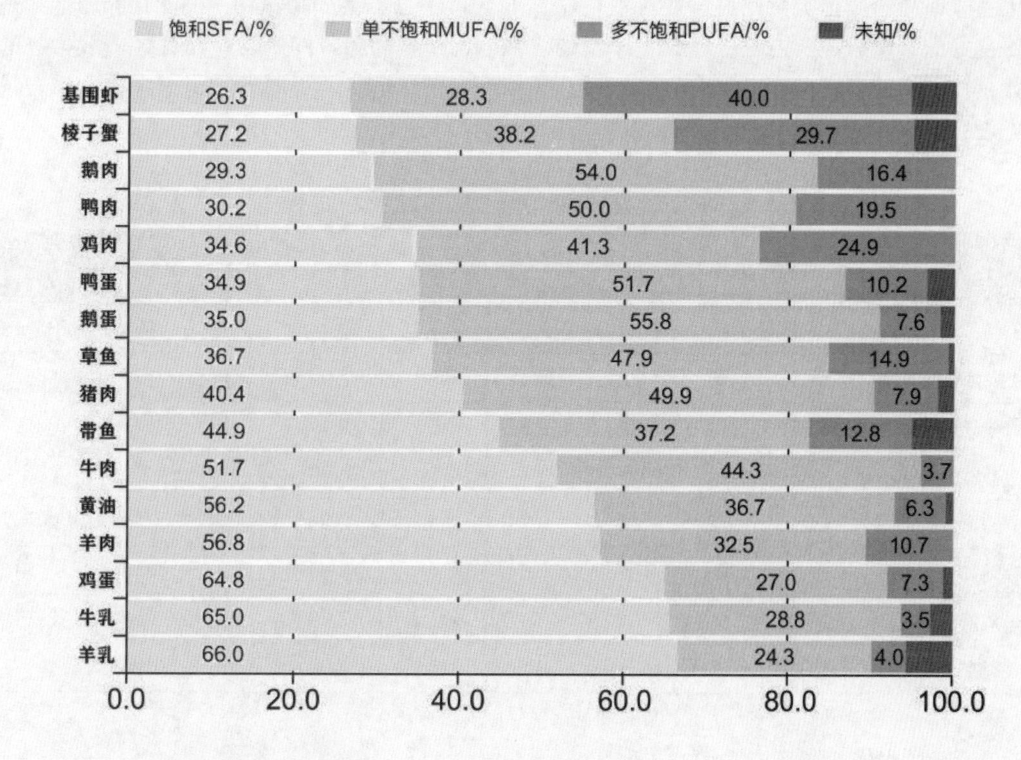

资料来源：《中国营养科学全书（第2版）》。

图3-3　动物类食物脂肪酸含量百分比

3.维生素

畜禽肉可为人体提供多种维生素，主要以维生素A、维生素D、维生素E和B族维生素为主。肌肉中的B族维生素含量较高，内脏器官中的各种维生素含量都较高，特别是肝脏。不同动物组织中维生素的含量见表3-5。

表3-5 不同动物组织中维生素的含量（以每100g可食部计）

动物组织	视黄醇当量/μg	维生素B_1/mg	维生素B_2/mg	烟酸/mg	维生素E/mg
猪肉（后臀尖）	16	0.26	0.11	2.8	0.95
牛肝	20220	0.16	1.30	11.9	0.13
猪肾脏	39	0.31	1.14	8.0	0.34
鸡心	910	0.46	0.26	11.5	—
鸭血（母麻鸭）	110	0.05	0.07	—	0.10

4.矿物质

畜禽肉类矿物质主要有磷、钙、铁、锌、硒等多种，含量一般为0.8~1.2mg/100g，内脏高于瘦肉，瘦肉高于肥肉。其中畜肉中钙含量为7~11mg/100g，禽肉高于畜肉，虽然钙的含量不高，但吸收利用率较高。畜禽肉中的铁以血红素铁的形式存在，生物利用率高，消化吸收率高于其他类食品，肝脏和血液中铁的含量十分丰富，高达10~30mg/100g以上，是铁良好的膳食来源。内脏中还含有丰富的锌和硒，牛肾和猪肾的硒含量是其他一般食物的数十倍。此外畜禽肉中还含有较多的磷、硫、钾、钠、铜等。不同动物组织中矿物质含量见表3-6。

表3-6 不同动物组织中矿物质含量（以每100g可食部计）

食物	钾/mg	钠/mg	钙/mg	镁/mg	铁/mg	锰/mg	锌/mg	铜/mg	磷/mg	硒/mg
猪肝	188	674.7	68	12	2.0	0.27	0.35	0.39	153	28.70
瘦猪肉	305	57.5	6	25	3.0	0.03	2.99	0.11	189	9.50
牛肉	284	53.6	9	21	2.8	0.04	3.71	0.16	172	10.55
牛蹄筋	48	99.3	13	8	1.7	0.04	0.99	0.04	22	4.35
猪肾	217	134.2	12	22	6.1	0.16	2.56	0.58	215	111.77
鸡脯肉	338	34.4	3	28	0.6	0.01	0.51	0.06	214	10.50
鸡肝	222	92.0	7	16	12.0	0.24	2.40	0.32	263	38.55
鸭血	185	175.2	2	9	39.6	0.09	0.94	0.08	127	—

5.碳水化合物

畜禽肉中缺乏碳水化合物，而肝脏和肌肉中的碳水化合物主要以糖原的形式存在。畜禽被宰杀后，这些碳水化合物会发生酶解反应，如糖原被水解后产生乳酸，使组织pH逐渐下降，这对肉类的风味和储存有影响。

6. 浸出物

畜禽肉类经烹调后，能够向汤汁中释放出一些可溶性物质，使肉类的烹调汁液或汤汁呈浓郁鲜香味，还可刺激人体胃液的分泌，此类物质总称为浸出物，包括含氮浸出物和无氮浸出物。

（1）含氮浸出物 为含氮的有机物质，占肌肉化学成分的1.65%，占总含氮物质的11%，主要包括三磷酸腺苷、二磷酸腺苷、肌苷酸等核苷酸类物质以及胍、甲基胍、肌酸等胍基化合物，除此之外还包括嘌呤、游离氨基酸、尿素等物质。含氮浸出物是肉品呈味的主要成分。一般来说，成年动物比幼小动物肉中含氮浸出物多，因此同一种畜禽肉类，老龄畜禽肉炖的汤比幼龄畜禽肉炖的汤更鲜美。

（2）无氮浸出物 为不含氮的可浸出的有机化合物，包括糖类和有机酸，占肌肉化学成分的1.2%，主要是葡萄糖、果糖、核糖、乳酸和丁二酸等。

7. 水分

肌肉中的水分含量约为75%，以结合水、自由水和毛细管水的形式存在。结合水约占肌肉总水分的5%，与蛋白质分子表面借助极性基团与水分子的静电引力紧密结合，形成水分子层；自由水约占肌肉总水分的15%，存在于细胞外间隙，能自由流动；毛细管水占肌肉总水分的80%左右，存在于肌原纤维及肌膜之间。肉中脂肪含量越高，畜禽年龄越老，水分含量越低。水分含量及其保水性与畜禽肉及其制品的组织状态、品质甚至风味直接相关。

二、乳及乳制品的营养价值

乳类指哺乳动物如牛、羊、马等分泌的乳汁。此外，乳类还常被加工为乳粉、酸奶、奶酪、炼乳等乳制品。乳汁是幼小动物所需营养素和能量的全部来源，其各种营养素均溶解或分散在水相中，因此营养价值和消化吸收率极高。乳中的蛋白质、乳糖等营养素含量十分稳定，其他营养素因动物品种、泌乳期、畜龄、饲喂、季节等因素的影响而有所变化。

（一）乳类的营养价值

乳类主要由水、脂肪、蛋白质、乳糖、矿物质和维生素等组成，各种原料乳中水分含量占82%~88%，差异较小。而不同种类乳在蛋白质、脂肪、乳糖、矿物质和非脂乳固体含量上有一定的差别（表3-7）。

表3-7 不同乳品的营养成分　　　　　　　　　　　　　　单位：%

营养素	奶牛乳	水牛乳	绵羊乳	山羊乳	骆驼乳	人乳
水分	87.78	83.81	82.95	87.30	84.81	88.66
蛋白质	3.24	4.18	5.25	3.02	4.09	1.97
脂肪	3.60	6.75	5.95	4.15	5.32	2.80
乳糖	4.65	4.45	4.91	4.21	4.95	6.30
矿物质	0.76	0.81	0.94	0.74	0.81	0.27
非脂乳固体	8.65	9.44	11.10	7.97	9.87	8.54

1．蛋白质

牛乳的蛋白质含量为2.8%~3.3%，羊乳为1.5%，而牦牛乳和水牛乳的含量为4%以上。乳中蛋白主要是酪蛋白和乳清蛋白。酪蛋白占乳蛋白的79.6%左右，是一种含磷、钙的结合蛋白质，分子量较大，以胶体形式分散在乳清中，使鲜乳呈现乳白色。酪蛋白对酸敏感，如酸乳发酵或牛奶腐败过程中，当pH达到4.6时酪蛋白会凝固沉淀。牛奶去除酪蛋白后的半透明液体称为乳清，其含有的乳清蛋白占乳蛋白的11.5%，其分子量小，溶解于乳清中，消化吸收率高。此外乳清中还含有乳铁蛋白、转铁蛋白、催乳素、免疫蛋白等生理活性物质。免疫球蛋白是抗体蛋白质的异形体，作为人体被动免疫的来源可增强婴儿的抗病力。

2．脂类

膳食脂肪的消化率与其熔点密切相关，熔点低于体温的脂肪消化率较高，而不饱和脂肪酸所占比例较高的脂肪，熔点较低。不同来源的乳中脂肪酸组成有较大的差别。牛、羊乳不饱和脂肪酸占总脂肪酸30%左右，其中必需脂肪酸分别占3.4%和4.1%；骆驼乳不饱和脂肪酸占40%，其中必需脂肪酸占4.5%；母乳不饱和脂肪酸占50%以上，其中必需脂肪酸占12%~24%，显著高于牛乳、羊乳和骆驼乳。从消化率、不饱和脂肪酸和必需脂肪酸占总脂肪酸的比例等方面考量，人乳的脂肪酸组成最优，而骆驼乳则优于牛、羊乳。

3．碳水化合物

乳类中所含的碳水化合物主要是乳糖，其余为少量的葡萄糖、果糖和半乳糖。乳糖是哺乳动物乳汁中所特有的糖，在动物乳中含量为4.2%~5%，乳糖的甜度很低，仅为蔗糖的$\frac{1}{5}$，乳糖酶可以分解乳糖为葡萄糖和半乳糖供人体吸收利用。乳糖具有调节胃酸、促进胃肠蠕动和消化腺分泌的作用。婴儿出生后，消化道内含有较多的乳糖酶，随年龄的增长，乳类食用量减少，乳糖酶的活性和含量也逐渐下降。当食用乳及乳制品时，乳糖不能被分解成单糖而吸收，被肠道细菌分解，转化为乳酸，伴有胀气、腹泻等症，此症状为"乳糖不耐症"。乳糖不耐症的人可以食用经乳糖酶处理的乳制品，或是饮用酸奶，或购买低乳糖的乳制品食用。

4．矿物质

乳中矿物质主要包括钠、钾、钙、镁、氯、磷、硫、铜、铁等，其中呈碱性元素略多，因而牛乳为弱碱性食品。原料乳中矿物元素钙、磷和钾的含量所占比重最大，水牛乳中的钙和磷元素最多，且吸收率高。牛乳中铁含量较低，喂养婴儿时应注意铁的补充。牛乳中的锌含量较高，而锌对促进人体生长发育、伤口和创伤的愈合以及增强免疫力等有重要作用。

5．维生素

乳类中含有人体所需的多种维生素，其含量与饲养方式和季节有关，如牧期乳类中维生素A、维生素D、类胡萝卜素和维生素C含量，较冬春季在棚内饲养明显增多；乳类中维生素D含量较低，但夏季日照多时，其含量有一定的增加。乳类是B族维生素的良好来源，特别是维生素B_2。由于羊的饲料中青草比例较大，羊奶中的维生素A和维生素E含量高于牛奶。羊奶中多数B族维生素含量比较丰富，但其中叶酸及维生素B_{12}含量低。如果作为婴幼儿的主食，容易造成生长迟缓及贫血，所以羊奶不适合作为一岁以下婴幼儿的主食。

6．其他成分

乳类中除含有人体所需大量营养素外，还含有其他一些生理活性物质，如酶类，以氧化还原酶、水解酶和转移酶为主；有机酸类如柠檬酸、丙酮酸、丁酸等；其他生理活性成分如生物活性肽、激素、免疫球蛋白、共轭亚油酸等。

（二）乳制品的营养价值

以生鲜牛（羊）乳及其制品为主要原料，经加工制成的产品称为乳制品。在乳制品中，液态乳类产品和乳粉类产品是我国居民消费量最大的产品，在膳食中具有重要的营养意义。

1. 奶粉的营养价值

奶粉是鲜乳经杀菌、脱水浓缩、干燥等工艺生产的，脱去70%~80%水分的乳制品，根据食用目的可制成调制奶粉、全脂奶粉、脱脂奶粉、低糖奶粉等不同品种。

目前，许多奶粉产品按照产品目标人群的营养需要对原料奶中的营养成分进行了调整，添加钙、铁、锌、铬等矿物质，多种维生素、免疫球蛋白、亚油酸、DHA、牛磺酸以及其他活性物质，生产出婴儿奶粉、青少年奶粉、老年奶粉、孕妇奶粉等更适合特定人群营养需要的产品，提高了奶粉的营养价值。

2. 酸奶的营养价值

酸奶是指在消毒鲜乳中接种乳酸菌（如乳酸杆菌、乳链球菌、保加利亚乳杆菌等），使其在一定条件下发酵而生产的乳制品。酸奶的生产过程主要是利用乳酸菌将乳糖发酵从而产生乳酸和其他有机酸的过程，酸奶中乳糖有20%~30%被分解。乳酸菌可使脂肪水解产生多种风味物质，可使蛋白质凝固水解，产生较多的游离氨基酸和肽，还可使这些物质的消化吸收率提高。乳酸菌的发酵对其他营养素如维生素的影响不大，但叶酸的含量却增加了一倍，胆碱也明显增加。此外，酸度的增加有利于对维生素，特别是对B族维生素的保护，还可促进无机盐的消化吸收。

除营养成分的变化外，酸奶中还存在有益于人体健康的活性乳酸菌，能够有效地改善肠道菌群，抑制有害大肠杆菌的生长，调整肠道菌相，防止腐败胺类对人体的不良作用，起到延缓衰老和防癌的作用。

3. 奶酪的营养价值

奶酪是牛乳经过乳酸菌发酵和凝乳酶的作用使乳蛋白形成凝块，加盐压榨去除乳清，经后熟发酵的产品。在生产过程中去除了一些溶于乳清的水溶性的营养素，如水溶性维生素、乳清蛋白，其他营养素都得到了保存。蛋白质和脂肪在发酵过程中部分水解，产生脂肪酸、肽类、氨基酸等，提高了消化吸收率，并产生了奶酪特有的风味。细菌发酵还增加了部分维生素，因此奶酪中的蛋白质、脂肪、维生素和无机盐等含量均十分丰富，能量也较高。

4. 炼乳的营养价值

炼乳是一种高度脱水浓缩乳，分为甜炼乳和淡炼乳两种。一般由鲜乳经低温真空浓缩，除去2/3的水分，再经灭菌而成。在加工过程中，部分维生素受到破坏，因此常需强化维生素；其他成分与鲜乳相比变化不大。炼乳的消化吸收率也较高。

甜炼乳是鲜乳加入蔗糖，再浓缩杀菌制成，其成品蔗糖含量可高达45%，耐贮藏性更好，但稀释至正常甜度后，营养素的含量只为鲜乳的1/3，不适宜婴儿食用。

5. 奶油的营养价值

奶油是由牛奶中分离的脂肪制成的产品，一般含脂肪80%~83%，而含水量低于16%，主要用于佐餐和面包、糕点制作。牛奶中的维生素A和维生素D等脂溶性营养成分基本保留在奶油中并被浓缩，但是水溶性成分如B族维生素绝大部分被去除。奶油中以饱和脂肪酸为主，在室温下呈固态，由于其中含有类胡萝卜素而呈现淡黄色。奶油中浓缩了牛奶中所含有的胆固醇。

三、蛋及蛋制品的营养价值

蛋类主要包括鸡蛋、鸭蛋、鹅蛋、鹌鹑蛋、鸽蛋等，食用最普遍、销量最大的是鸡蛋。蛋制品是以蛋类为原料加工制成的产品，如皮蛋、咸蛋、糟蛋、冰蛋、干全蛋粉、干蛋白粉、干蛋黄粉等。

各种蛋类大小不一，但结构相似，由蛋壳、蛋清、蛋黄三部分组成。蛋壳在最外层，壳上布满细孔，占全蛋重量的11%~13%，主要由碳酸钙构成。蛋壳表面附着有霜状水溶性胶状黏蛋白，对微生物进入蛋内和蛋内水分及二氧化碳过度向外蒸发起保护作用。蛋清为白色半透明黏性胶状物质；蛋黄由富含脂肪的球形微胞组成，为不透明、半流动黏稠物，表面包围有蛋黄膜，由两条系带将蛋黄固定在蛋中央。

（一）蛋类的营养价值

1. 蛋白质

蛋类含蛋白质一般为10%以上。蛋清中较低，蛋黄中较高，加工成咸蛋或皮蛋后，蛋白质含量变化不大。蛋清中主要含卵清蛋白、卵伴清蛋白、卵黏蛋白、卵类黏蛋白等。蛋黄中蛋白质主要是卵黄高磷蛋白和卵黄球蛋白。鸡蛋蛋白的必需氨基酸组成与人体接近，是蛋白质生物学价值最高的食物，常被用作参考蛋白。

2. 脂肪

蛋清中含脂肪极少，98%的脂肪集中在蛋黄中，呈乳化状，分散成细小颗粒，故易消化吸收。甘油三酯占蛋黄中脂肪的62%~65%（其中油酸约占50%，亚油酸约占10%），磷脂占30%~33%，固醇占4%~5%，还有微量脑苷脂类。蛋黄是磷脂的良好食物来源，蛋黄中的磷脂主要是卵磷脂和脑磷脂，除此之外还有神经鞘磷脂。蛋类胆固醇含量较高，主要集中在蛋黄，鸡蛋黄中胆固醇含量为1510mg/100g。

3. 碳水化合物

蛋类含碳水化合物较少，主要以结合糖和游离糖的形式存在。

4. 矿物质

蛋类的矿物质主要存在于蛋黄内，蛋清中含量极低。其中以磷、钙、钾、钠含量较多，如磷为240mg/100g，钙为112mg/100g。此外还含有丰富的铁、镁、锌、硒等矿物质。蛋黄中的铁含量虽然较高，但大多是非血红素铁，并与卵黄高磷蛋白结合，生物利用率仅为3%左右。

5. 维生素

蛋类维生素含量较为丰富，主要集中在蛋黄中，蛋清中的维生素含量较少。蛋类的维生素含量受到品种、季节和饲料的影响，品种齐全，包括所有的B族维生素、维生素A、维生素D、维生素E、维生素K和微量的维生素C（表3-8）。

表3-8 不同蛋类营养成分 单位：mg/100g

食物类别	视黄醇当量	维生素B$_1$	维生素B$_2$	烟酸	维生素E
鸡蛋黄	0.43	0.33	0.29	0.10	5.06
鸡蛋清	微量	0.04	0.31	0.20	0.01
鸭蛋黄	1.98	0.28	0.62	—	12.72
鸭蛋清	0.02	0.01	0.07	0.10	0.16
鹅蛋黄	1.97	0.06	0.59	0.60	95.70
鹅蛋清	0.01	0.03	0.04	0.30	0.34

（二）蛋制品的营养价值

新鲜蛋类经特殊加工制成风味特异的蛋制品，宏量营养素与鲜蛋相似，但不同加工方法对一些微量营养素的含量产生影响，如皮蛋在加工过程中加碱和盐，使矿物质含量增加，但对B族维生素造成较大损失，且会增加铅的含量，对维生素A、维生素D的含量影响不大；咸蛋主要是钠含量增加；糟蛋在加工过程中蛋壳中的钙盐可以渗入蛋内，钙含量比鲜蛋高10倍左右。

四、水产品的营养价值

水产品原料主要包括各种鱼类、虾类、蟹类、贝类和软体动物类等，根据其生长环境又可分为海产品及淡水产品。这些水产品不仅是餐桌上的美味佳肴，更是营养价值的宝库。它们富含优质蛋白质、不饱和脂肪酸以及多种维生素和矿物质，这些营养成分对维持人体健康、促进生长发育、增强免疫力等方面发挥着重要作用。

1. 蛋白质

水产品原料的肌肉蛋白质含量一般为15%~25%，按鲜重计算，其蛋白质含量与肉类相当。但由于水产品含水量高、含脂肪量低，按干重计算的蛋白质含量高于肉类。水产品蛋白质较畜、禽肉蛋白质易消化，为优质蛋白。

水产品中还富含牛磺酸，它是一种能够促进胎儿和婴儿大脑发育、防止动脉硬化、维持血压、保护视力的有益物质。贝类中牛磺酸含量高于鱼类，鱼类中含量高于肉类。

存在于鱼类结缔组织和软骨中的含氮浸出物主要为胶原蛋白和黏蛋白，是鱼汤冷却后形成凝胶的主要物质。有些水产制品如鱼肚中蛋白质含量也很高，但主要以结缔组织蛋白为主，属于不完全蛋白质。

2. 脂类

水产品原料中的脂类物质含量各不相同。同样是鱼类，脂肪的含量有很大差异，脂肪含量低的品种仅有0.5%左右，如鳕鱼等；脂肪含量高的品种可达16%~26%。鱼类脂肪呈不均匀分布，主要分布在皮下和内脏周围，肌肉组织中的含量较少。虾类、贝类脂肪含量更低，蟹类的脂肪主要在蟹黄中。

鱼类脂肪中含不饱和脂肪酸比例较高，如鲤鱼脂肪中不饱和脂肪酸含量达70%左右。鱼油熔点低，常温下为液态，消化吸收率达95%。鱼类脂肪中含有20~24个碳的长链多不饱和脂肪酸，如二十碳五烯酸（EPA）和二十二碳六烯酸（DHA），具有降低血脂、防治动脉粥样硬化、促进大脑和视觉发育等作用。这些长链多不饱和脂肪酸在陆地中植物中含量极低，主要存在于水产品中。深海鱼中DHA的含量高于淡水鱼。

鱼、虾、蟹等肌肉中的胆固醇含量不高，但其鱼子、虾子、蟹子、蟹黄中胆固醇含量较高；贝类中胆固醇含量高于鱼类。

3.维生素

水产品中通常含有B族维生素，鱼类是维生素B_2与烟酸的良好来源。如黄鳝、河蟹和海蟹中维生素B_2的含量较高；鱼油和鱼肝油中含有丰富的维生素A和维生素D；一些生鱼中含有硫胺素酶，但加热可破坏此酶。

4.矿物质

水产品中各种矿物质含量丰富，钙、锌、硒含量明显高于肉类，其矿物质的生物利用率也较高。贝类是锌、铜的良好来源，海鱼和海虾、蟹、贝类中含碘丰富。

几种水产类原料营养成分比较见表3-9。

表3-9　几种水产类原料营养成分比较（以每100g可食部计）

原料名称	能量/kcal	蛋白质/g	脂肪/g	碳水化合物/g	胆固醇/mg	视黄醇/μg	维生素B_1/mg	维生素B_2/mg	钙/mg	铁/mg	锌/mg
鳜鱼	117	19.9	4.2	0	124	12	0.02	0.07	63	1.0	1.07
黄鳝	89	18.0	1.4	1.2	126	50	0.06	0.98	42	2.5	1.97
基围虾	101	18.2	1.4	3.9	181	Tr	0.02	0.07	83	2.0	1.18
河蟹	103	17.5	2.6	2.3	267	389	0.06	0.28	126	2.9	3.68
生蚝	57	10.9	1.5	0	94	Tr	0.04	0.13	35	5.0	71.20
虾皮	153	30.7	2.2	2.5	482	19	0.02	0.14	991	6.7	1.93

注：Tr表示未检出，或低于方法检出限，含量极微。

第四节
其他食品的营养价值

一、调味品的营养价值

调味品主要是以粮食、蔬菜等为原料，经发酵、腌渍、水解、混合等工艺而生产的主要用于调和食品口味（滋味）的一类原料或食品添加剂的统称。调味品除了具有调味功能之外，也是人体所需某些营养素的来源，有些调味品还具有一定的保健功能。

（一）食盐的营养价值

咸味是食物中最基本的味道，而膳食中咸味的来源是食盐，也就是氯化钠。钠离子可以提供最纯正的咸味，而氯离子为助味剂。钾盐、铵盐、锂盐等也具有咸味，但咸味不正而且具有一定苦味。

健康人群每日摄入5g食盐即可完全满足机体对钠的需要。摄入食盐过量，与高血压病的发生具有相关性。由于我国居民平均摄盐量远高于推荐数值，在日常生活当中应当注意控制食盐数量，已经患有心血管疾病、糖尿病、肾脏疾病和肥胖等疾病的患者应当选择低钠盐，并注意调味清淡。

一个需要注意的问题是，咸味和甜味可以相互抵消。在1%~2%的食盐溶液中添加10%的糖，几乎可以完全抵消咸味。因而在很多感觉到甜咸两味的食品当中，食盐的浓度要比感觉到的水平更高。另一方面，酸味则可以强化咸味，在1%~2%的食盐溶液中添加0.01%的醋酸就可以感觉到咸味更强，因此在烹调中加入醋调味可以减少食盐的用量，从而有利于减少钠的摄入。

（二）酱油和酱类调味品的营养价值

酱油和酱是以小麦、大豆及其制品为主要原料，接种曲霉菌种，经发酵酿制而成。其营养成分与原料有很大关系。以大豆为原料制作的酱的蛋白质含量比较高，可达10%~12%；以小麦为原料制作的甜面酱蛋白质含量为8%以下；若在制作过程中加入了芝麻等蛋白质含量高的原料，则蛋白质含量可达到20%以上，氨基酸态氮与酱油中的含量大致相似，黄酱为0.6%以上，甜面酱为0.3%以上。

酱油中含有少量还原糖以及少量糊精，它们也是构成酱油浓稠度的重要成分。糖的含量差异在不同品种之间较大，约3%~10%。黄酱中含还原糖很低，以面粉为原料的甜面酱中糖含量可高达近20%，高于以大豆为原料的大酱。

酱油中含有一定数量的B族维生素，其中维生素B_1含量为0.01mg/100g左右，而维生素B_2含量较高，可达0.05~0.20mg/100g，烟酸含量为1.0mg/100g以上。酱类中维生素B_1含量与原料含量相当，而维生素B_2含量在发酵之后显著提高，含量为0.1~0.4mg/100g，烟酸含量也较高，达1.5~2.5mg/100g。此外，经过发酵后的酱油产生了原料中不含有的维生素B_{12}，对素食者预防维生素B_{12}缺乏有一定意义。

酱油和酱中的咸味来自氯化钠。酱油中所含的氯化钠为12%~14%，酱类的含盐量通常为7%~15%。

此外，酱油和酱中还含有多种有机酸、酯类和醛等物质，是其香气的主要来源。酱油中有机酸含量约为2%，其中60%~70%为乳酸，还有少量琥珀酸。酱油的香气成分主体为酯类物质，包括乙酸己酯、乳酸乙酯、乙酸丙酯等约40种，此外还有醛类、酮类、酚类、酸类等共200余种呈香物质。酱类含有多种有机酸，包括柠檬酸、琥珀酸、乳酸、乙酸等。酱类含有乙醇0.1%~0.6%，此外还含有少量异戊醇、丁醇、异丁醇等。这些成分与微量的脂肪形成酯类，如乙酸丁酯、乙酸己酯、乳酸乙酯等。此外，醛类也是酱香气的主要来源，包括乙醛、异戊醛、异丁醛等。

（三）醋的营养价值

食醋是以粮食、糖、酒等为原料经发酵配制而成。食醋按生产原料不同可分为粮食醋和水果醋等，还可以按照加工工艺分为酿造醋、配制醋和调味醋。其中，绝大多数的醋都是以酿造醋为基础调配出来的。

与酱油相比较，食醋中的蛋白质、脂肪、碳水化合物的含量比较低，但是矿物质含量较高，含有较多的钾、钙、铁，酿造醋中还含有丰富的B族维生素。食醋中的酸味主要来自醋酸，其含量一般为3%~5%，老陈醋中含量可达10%。此外，食醋中还含有少量的苹果酸、柠檬酸、琥珀酸等有机酸，以及糖类、氨基酸、矿物质和微量的维生素。其中，氨基酸和糖类也会对食醋的味道产生一定的影响。水果醋因为原料不同，酸的种类和数量也会产生些许差异，如以葡萄为原料的果醋中酒石酸含量高，以苹果为原料酿制的果醋中柠檬酸、苹果酸含量高。

从营养学的视角来看，食醋能去腥解腻，增进鲜味和香味，不仅能在食物加热过程中保护维生素C不被破坏，还可以使烹饪原料中的钙质溶解而有利于人体消化吸收。另外，食醋对细菌也有一定的杀灭和消毒作用，所以经常在凉拌菜以及生食海鲜中使用。

（四）糖和甜味剂的营养价值

日常使用的食糖主要成分为蔗糖，是食品中甜味的主要来源。蔗糖可以提供纯正愉悦的甜味，也具有调和百味的作用，为菜肴带来醇厚的味觉，在炖烧菜肴中还具有促进美拉德反应而增色增香的作用。

食品用蔗糖主要分为白糖、红糖两类，其中白糖又分为白砂糖和绵白糖两类。白砂糖纯度最高，达99%以上；绵白糖纯度仅为96%左右，此外含有少量还原糖类，其吸湿性较强，容易结块。红糖含蔗糖84%~87%，其中含水分2%~7%，有少量果糖和葡萄糖，以及较多的矿物质。其褐色来自羰氨反应和酶促褐变反应所产生的类黑素。

（五）味精和鸡精的营养价值

味精即谷氨酸单钠结晶而成的晶体，是以粮食为原料，经谷氨酸细菌发酵产生出来的天然物质。味精在以谷氨酸单钠形式存在时鲜味最强，二钠盐形式则完全失去鲜味。因而，它在pH6.0左右鲜味最强，pH<6 时鲜味下降，pH>7时失去鲜味。味精同样含有一定的钠，使用时须注意。

目前市场上销售的"鸡精"等复合鲜味调味品中含有味精、鲜味核苷酸、糖、盐、肉类提取物、蛋类提取物、香辛料和淀粉等成分，调味后能赋予食品以复杂而自然的美味，增加食品鲜味的浓厚感和饱满度。核苷酸类物质容易被食品中的磷酸酯酶分解，最好在菜肴加热完成之后再加入。

二、酒类的营养价值

酒类品种繁多，分类方式多样，根据生产加工方法不同，一般可分为发酵酒、蒸馏酒和配制酒三种。酒类由于生产方法、使用原料等的不同，营养成分差别较大。酒中最主要的成分是乙醇，乙醇在人体中的生热系数为29.2kJ/g（7kcal/g），其中70%可被机体利用，远高于同质量的蛋白质和碳水化合物的能量值。酒中的蛋白质主要以其降解产物（如氨基酸和短肽）的形式存在。由于酒的配料和酿造方法不同，氨基酸、短肽、乙醇等含量相差较大。黄酒、葡萄酒、啤酒等发酵酒类中，氨基酸和短肽的含量较多，而在葡萄酒等果酒中含量则较少，蒸馏酒类几乎不含氨基酸。矿物质的含量与酿酒的原料、水质和工艺有着密切的关系。葡萄酒、黄酒和啤酒中矿物质含量最多，其中钾的含量较为丰富，一般为0.3~0.8g/L；其他矿物质（如钠、镁、钙、锌等）都有不同程度的存在。在啤酒和葡萄酒中还含有各种维生素，国内外食物成分数据资料表明，啤酒和葡萄酒内含有多种B族维生素，如维生素B_1、维生素B_2、维生素B_6等。但无论如何，应注意不饮酒或适度饮酒。

三、茶叶的营养成分和非营养成分

（一）茶叶的营养成分

1. 碳水化合物

茶叶中的碳水化合物包括单糖、双糖和多糖三类，占干物质总量的20%~25%。单糖和双糖又称可溶性糖，易溶于水，是组成茶叶滋味的重要物质；多糖不溶于水，是衡量茶叶老嫩度的重要成分。茶叶中水溶性果胶是形成茶汤厚度和外形光泽度的重要成分之一。

2. 蛋白质

茶叶中的蛋白质含量占干物质总量的20%~30%，能溶于水直接被利用的蛋白质含量仅占1%~2%。这部分水溶性蛋白质是形成茶汤滋味的成分之一，大部分蛋白质不溶于水，最终存在于茶渣而被废弃。茶叶中的氨基酸种类丰富，占茶叶干物质的1%~4%。氨基酸对形成绿茶香气具有重要作用

3. 脂类

茶叶中的脂类物质包括脂肪、磷脂等，含量占干物质总量的8%左右，对茶叶的香气有着积极作用。

4. 维生素

茶叶中含有丰富的维生素，其含量占干物质总量的0.6%~1%。在各种维生素当中，维生素C含量最高，100g质量优异的绿茶中含量可达250mg左右。

5. 矿物质

茶叶中含有人体所需的多种矿物质。茶叶中含锌量高，尤其是绿茶，每克绿茶中平均含锌量达73μg，有的茶叶品种甚至高达252μg；每克红茶中平均含锌量较低，但也有32μg。茶叶中铁的平均含量为每克干茶123μg，每克红茶中大致含铁196μg。

（二）茶叶的非营养成分

茶叶中的非营养成分较多，主要包括多酚类、色素、茶氨酸、生物碱、芳香物质、皂苷等。茶叶中多酚类的含量一般为18%~36%（干重），包括儿茶素、黄酮及黄酮苷类、花青素类、酚酸类等，其中儿茶素在茶叶中含量达12%~24%（干重），是茶叶中多酚类物质的主体成分。色素是一类存在于茶树鲜叶或成品茶中的有色物质，是构成茶叶外形、色泽、汤色及叶底色泽的成分，其含量及变化对茶叶品质起着重要作用。茶叶中含有嘌呤碱类衍生物，这类化合物主要有咖啡碱、可可碱和茶叶碱。咖啡碱是茶叶生物碱中含量最多的，一般含量为2%~4%，夏茶含量比春茶高。茶中含有的芳香物质，大部分是在茶叶加工过程中形成的，包括碳氢化合物、醇类、酮类、酸类、醛类、酯类、内酯类、酚类、过氧化物类、含硫化合物类、吡啶类、吡嗪类、喹啉类、芳胺类等。

第五节

加工保藏对原料营养价值的影响

原料的营养价值除了受到食物种类的影响外，在很大程度上还受到食物的加工、贮藏以及烹调的影响。食物经过烹调、加工可改善其感官性状，增加风味，去除或破坏食物中的一

些抗营养因子，提高其消化吸收率，延长保质期，但同时也可使部分营养素受到破坏和损失，从而降低食物的营养价值。因此应采用合理的加工、烹调、贮藏方法，最大限度地保存食物中的营养素，提高食物的营养价值。

一、保藏对原料营养价值的影响

原料在保藏过程中营养素含量可以发生变化，这种变化与保藏条件如温度、湿度、氧气、光照、保藏方法及时间长短有关。

（一）谷类保藏对营养价值的影响

谷类保藏期间，由于呼吸、氧化、酶的作用可发生许多物理化学变化，其程度大小，快慢与贮存条件有关。在正常的保藏条件下，谷物蛋白质、维生素、矿物质含量变化不大。当保藏条件不当，粮粒发生霉变，不仅感观性状发生改变，营养价值降低，而且会完全失去食用价值。由于粮谷保藏条件和水分含量不同，各类维生素在保存过程中变化不尽相同，如谷粒水分为17%时，贮存5个月，维生素B_1损失30%；水分为12%时，损失减少至12%；谷类不去壳储存2年，维生素B_1几乎无损失。

（二）蔬菜、水果类保藏对营养价值的影响

蔬菜、水果类在采收后仍会不断发生生理、物理和化学变化。当保藏条件不当时，蔬菜、水果的鲜度和品质会发生改变，使其营养价值和食用价值降低。蔬菜、水果采摘后会发生三种作用：①水果中的酶参与的呼吸作用，尤其在有氧存在下加速水果中的碳水化合物、有机酸、糖苷、鞣质等有机物分解，从而降低蔬菜、水果的风味和营养价值；②蔬菜的春化作用，即蔬菜打破休眠而发生发芽或抽薹变化，如马铃薯发芽、洋葱大蒜的抽薹等，这会大量消耗蔬菜体内的养分，使其营养价值降低；③水果的后熟作用，是水果脱离果树后的成熟过程，大多数水果采摘后可以直接食用，但有些水果刚采摘时不能直接食用，需要经过后熟过程才能食用。水果经过后熟进一步增加芳香和风味，使水果变软、变甜适合食用，对改善水果质量有重要意义。

蔬菜、水果常用的保藏方法如下。

1. 低温保藏法

以不使蔬菜、水果受冻为原则，根据其不同特性进行低温保藏。如热带或亚热带水果对低温耐受性差，绿色香蕉（未完全成熟）应储藏在12℃以上，柑橘在2~7℃，而秋苹果可在-1~10℃保藏。近年来速冻蔬菜在市场上越来越多，大多数蔬菜在冷冻前进行漂烫预处理，在漂烫过程中会造成维生素和矿物质的丢失，在预冻、冻藏及解冻过程中水溶性维生素将进一步丢失。

2. 气调保藏法

气调保藏法是指改良环境气体成分的冷藏方法，利用一定浓度的二氧化碳（或其他气体如氮气等）使蔬菜、水果呼吸变慢，延缓其后熟过程，以达到保鲜的目的，是目前国际上公认的最有效的果蔬储藏保鲜方法之一。

3. 辐照保藏法

辐照保藏是利用γ射线或高能（低于10kGy）电子束辐照食品以达到抑制生长（如蘑

菇）、防止发芽（如马铃薯、洋葱）、杀虫（如干果）、杀菌，便于长期保藏的目的。在辐照剂量恰当的情况下，食物的感观性状及营养成分很少发生改变。大剂量照射可使营养成分尤其是维生素C造成一定的损失。但低剂量下再结合低温、无氧条件，能够较好地保存食物的外观和营养素。

（三）动物性食物保藏对营养价值的影响

畜、禽、鱼等动物性食物一般采用低温储藏，包括冷冻法和高温保藏法。

冷冻法是保持动物感官性状、营养价值、延长保藏期的较好方法。冷冻、冻藏加工工艺的全过程主要包括：预冻结处理、冻结、冻藏和解冻。冷冻肉质的变化受冻结速度、贮藏时间和解冻方式的影响。食物在冻藏期间，蛋白质、碳水化合物、脂肪和矿物质等几乎没有损失，而维生素损失较多，尤其是维生素C。解冻期间对动物组织蛋白质的含量影响较小，而B族维生素和矿物质损失较多，主要发生在渗出的流失过程，损失的程度与其水溶性大小有关。因此，"快速冷冻，缓慢融化"是减少冷冻动物性食物营养损失的重要措施。

其次也可选择高温保藏法，它通过加热来杀死食品中污染的各种微生物，但其高强度的加热对食物中营养素有着非常显著的影响。蛋白质由于受热变性使其消化吸收率增加，提高了蛋白质的营养价值，但过度的加热可引起不耐热的氨基酸含量下降及利用率降低，从而使蛋白质的营养价值降低。油脂类高温时氧化速度增加，而易于发生氧化酸败，影响食品的感官性状，使食品的食用价值与营养价值降低。加热过程中食物的种类不同，其加热的方式、加热的温度及持续的时间和维生素的损失也不完全一样。

二、加工对原料营养价值的影响

（一）谷类加工

谷类加工主要有制米、制粉两种。由于谷类结构的特点，其所含的各种营养素分布极不均匀。加工精度越高，糊粉层和胚芽损失越多，营养素损失越大，尤以B族维生素损失显著。

不同出粉率小麦粉中营养素的变化见表3-10。

表3-10 不同出粉率小麦粉的营养成分变化

出粉率/%	粗蛋白/%	粗脂肪/%	碳水化合物/%	粗纤维/%	灰分/%	B族维生素/mg	维生素E/mg
100	9.7	1.9	84.8	2.0	1.6	5.7	3.5
93	9.5	1.8	86.0	1.4	1.3	2.5	3.3
88	9.2	1.7	87.2	0.8	1.1	1.8	3.1
80	8.8	1.4	88.6	0.5	0.7	1.1	2.5
70	8.3	1.2	89.8	0.3	0.5	1.0	1.9
60	8.2	1.0	90.1	0.2	0.4	0.8	1.7

谷类加工粗糙时，虽然出粉（米）率高、营养素损失减少，但感观性状差，而且消化吸收率也相应降低。此外，因植酸和膳食纤维含量较多，还会影响矿物质的吸收。我国于20世

纪50年代初加工生产的标准米（九五米）和标准粉（八五粉），既保留了较多的B族维生素、膳食纤维和矿物质，又能保持较好感官性状和消化吸收率，在节约粮食和预防某些营养缺乏病方面起到了积极作用。但标准米和标准面的概念近年来不再沿用，在国家标准《大米》（GB/T 1354—2018）中，大米按食用品质分为大米和优质大米。按原料稻谷类型，大米分为籼米、粳米、籼糯米、粳糯米四类；优质大米分为优质籼米和优质粳米两类。在国家标准《小麦粉》（GB/T 1355—2021）中，小麦粉按照加工精度和灰分为分类指标，将小麦粉分为精制粉、标准粉、普通粉三个类别，对其加工精度、水分含量、灰分含量、脂肪酸含量等进行了规定。近年来随着经济的发展和人民生活水平的不断提高，为保障人民的健康，人们倾向于选择营养强化米面制品，改良谷类加工工艺，提倡粗细粮搭配。

（二）豆类加工

大豆经浸泡、磨浆、加热、凝固等多道工序后，不仅除去了大豆中的纤维素、抗营养因子，而且还使大豆蛋白质的结构从密集变成疏松状态，提高了蛋白质的消化率。如干炒大豆蛋白质消化率只有50%左右，整粒煮熟大豆的蛋白质消化率为65%，加工成豆浆后为85%，制成豆腐后可提高到92%~96%。发酵是利用微生物、植物细胞、酵母菌等代谢功能，使有机物分解的生物化学过程，大豆经发酵工艺可制成豆腐乳、豆瓣酱、豆豉等，发酵过程中酶的水解作用可提高营养素的消化吸收利用率，并且某些营养素和有益成分含量也会增加，如豆豉在发酵过程中，微生物作用可合成维生素B_2，豆豉中含维生素B_2可达0.61mg/100g，活性较低的糖苷型异黄酮的糖苷被水解，成为抗氧化活性更高的游离态异黄酮。另外豆类在发酵过程中可以使谷氨酸游离，增加发酵豆制品的鲜味口感。发酵豆制品还可产生植物性食物中缺乏的维生素B_{12}。

大豆经浸泡和保温发芽后制成豆芽，在发芽的过程中维生素C增至5~10mg/100g左右。在发芽的过程中由于酶的作用还会促使大豆中的植酸降解，更多的钙、磷、铁等矿物元素被释放出来，增加矿物质的消化率和利用率。

（三）蔬菜、水果类加工

蔬菜、水果的深加工首先需要清洗和整理，如择去老叶及去皮等，可造成不同程度的营养素丢失。蔬菜水果经加工可制成罐头食品、果脯、菜干等，加工过程中受损失的主要是维生素和矿物质，特别是维生素C。

（四）畜、禽、鱼类加工

畜、禽、鱼类食物可加工制成罐头食品、熏制食品、干制品、熟食制品等，与新鲜食物比较更易保藏且具有独特风味。在加工过程中对蛋白质、脂肪、矿物质影响不大，但高温制作时会损失部分B族维生素。

💡 思考题

1. 食品原料中的哪些营养成分对人体健康至关重要?
2. 如何评估不同食品原料的营养价值高低?
3. 食品原料的产地和品种对其营养价值有何影响?
4. 当前市场上常见的食品原料中,哪些具有较高的营养价值?
5. 如何根据自身的健康需求选择合适的食品原料?

本章学习检测

04

第四章 CHAPTER

营养素与合理烹饪

扫描二维码观看本章视频

📖 **学习指导** ————————————————————————————————

　　本章学习内容主要涉及不同烹饪方式对食物中营养素的影响，以及如何通过合理的烹饪技巧和方法最大化地保留食物中的营养成分。通过本章学习，熟悉烹调对营养素理化性质改变的一般规律，从而理解不同烹饪方法对原料营养价值影响的特征；掌握烹调加工对原料营养价值影响的途径和影响因素，从而采用合理的方法减少营养素破坏与损失。

　　通过学习，理解合理营养的重要性，树立科学的饮食观念，养成健康的饮食习惯，提高生活质量，有助于推动全民健康素养的提升，促进社会和谐发展。

📖 **启发提问** ————————————————————————————————

1. 你平时烹饪食物时，有没有考虑过烹饪方式对食物中营养素的影响？
2. 你知道哪些烹饪方法可以帮助最大化地保留食物中的营养成分吗？
3. 如何通过合理的烹饪和搭配，让食物中的营养素更易于人体吸收和利用？

📖 **学习目标** ————————————————————————————————

1. 熟悉烹调对营养素改变的一般规律。
2. 理解不同烹饪方法对原料营养价值影响的特征。
3. 掌握烹调加工对原料营养价值影响的途径和影响因素。
4. 掌握合理烹饪的方法。
5. 在传统烹饪方法的基础上进行创新，培养创新思维和实践能力，以及团队协作精神和沟通能力。

　　烹饪是人类饮食活动中，为了获得健康安全的食物所采取的对自然状态食物进行加工的技术。通过烹饪，不仅可以为人类提供健康美味的食物，更有利于人体对食物的消化吸收。

————————— 第一节 —————————
营养素在烹调加工中的变化

　　营养素在烹调加工中的变化，实际上与各种营养素本身的物理性质和化学性质密不可分。食物在烹调过程中，发生着复杂的物理变化和化学变化。因此，我们必须根据它们变化的规律，进行合理烹调，才能最大限度地保留食物中的营养素。

一、原料中蛋白质在烹调加工中的变化

（一）蛋白质的胶体性质在烹调中的应用

　　蛋白质在生物体内常以溶胶和凝胶两种状态存在，例如蛋清是蛋白质溶胶，蛋黄是蛋白质凝胶。又如，动物体内肌肉中肌肉纤维为蛋白质凝胶，而肉浆内的蛋白质为溶胶状态。凝

胶和溶胶有各自的性质。

1. 蛋白质溶胶和凝胶

蛋白质分子质量很大，小的可达1万以上，大的甚至有几万，故分子的体积也大，不能在水中形成溶液。有的蛋白质分子亲水性很强，能分散在水中形成高分子溶液，统称为蛋白质溶胶。蛋白质溶胶中的蛋白质水化能力很强，性质比较稳定，烹饪中常见的有豆浆、血、蛋清、牛奶、肉冻汤等。蛋白质溶胶随着分子质量的增加，黏度增大，蛋白质的浓度也与黏度成正比，而温度却与黏度成反比。蛋白质溶胶有较大的吸附能力，例如煮骨头汤时，在加热过程中原料中的杂质被血球蛋白分子吸附，随着蛋白质受热凝固，形成蓬松的泡沫而上浮，可用锅铲在汤面上小心撇除。

烹饪原料中大多数蛋白质以凝胶状态存在，如新鲜的鱼肉、禽肉、畜瘦肉、皮、筋、水产动物、豆腐制品及面筋制品等，均可看成水分子分散在蛋白质凝胶的网络结构中，它们有一定的弹性、韧性和可加工性。

一些新鲜的富含蛋白质的原料可以失水干燥、体积缩小形成具有弹性的干凝胶，如干海参、干贝等。它们可在一定的条件下吸水溶胀，使体积复原、变软，利于加工烹饪，下面以鱿鱼干的涨发为例加以阐述。

鱿鱼干含水量少、鱼体紧缩、肉质坚实，蛋白质处于干凝状态，需要用碱水涨发。一般先将鱿鱼干放在清水中浸泡，使表面蛋白质吸水渗透，同时也可避免细胞因碱的浓度过高，使蛋白质变性水解，原料容易糟烂。纯碱是强电解质，在水中完全电离，由于碳酸根离子的水解，纯碱溶液中的OH^-增多而呈碱性。OH^-能破坏蛋白质的一些副键，鱼体内肌肉纤维结构发生松弛，有利于碱水的渗透和扩散，同时碱能促使油脂水解，减少油脂对水分扩散的阻碍，加快了渗透与扩散的速度。碱水中的带电离子与蛋白质分子上的极性基团相结合，增加了蛋白质分子的电荷，使蛋白质的亲水性增强，蛋白质的吸水速度加快，体积也较快地膨大。随着蛋白质的浸胀，鱿鱼中的蛋白质从干凝胶状态逐渐恢复到原有的凝胶状态，鱼体回软并有一定的弹性，这样鱿鱼就涨发好了。

碱发时应注意调节碱的浓度和涨发时间。碱发后应将碱洗尽，因为OH^-具有腐蚀作用，渗透能力强，能促使已浸润的蛋白质水解，这样原料变得糟烂不易成形。OH^-还能使一些营养素的风味物质尤其是维生素受到破坏而损失，碱的涩味能破坏鱿鱼的风味。所以碱发时不能图快而任意加大碱的浓度，也不要发得过火，以免影响鱿鱼的质量。

2. 蛋白质的水化作用

蛋白质分子表面的极性基团对水分子有一定的吸引力，有的甚至与水以氢键相结合，所以蛋白质的水化能力很强。蛋白质表面的水化膜使蛋白质分子体积增大，分子间互相交结增多，促使蛋白质的黏度加大。蛋白质分子外层的极性基团越多，它的水化作用就越强，黏性就越大。例如在面粉中加入冷水，水与面粉颗粒相遇后，蛋白质立即吸水，水与蛋白质分子表面的亲水基团互相作用形成水化层，随着水的不断加入，蛋白质进一步吸水润胀，同时水分子以扩散的方式向蛋白质分子内部渗透，使蛋白质分子充分吸水。常温下，面粉中的面筋蛋白质的吸水量是其自身的1.5~2.0倍，而淀粉的吸水量很小，所以面筋蛋白质对面团的性质有很大的影响。经过反复揉搋，使面筋蛋白质充分润胀，并通过各种副键交联形成网络结构，成为柔软而有弹性的凝胶，此凝胶称为面团中的湿面筋，它与所有的凝胶一样具有很大的黏性、韧性和弹性。

冷水面团静置一段时间后，水分进一步向蛋白质内部渗透，蛋白质的润胀更为彻底，形成质密的网络结构，这时面筋的筋力很好。如果在调制面团时加入少量的食盐，可以增加蛋白质表面的电荷，提高蛋白质的水化能力，使其吸水量增加，并通过不断揉、搋、甩、打等操作，使各种副键不断地形成，面筋网络的连接点增多，组成的网络更密、更紧，面团的筋性更强，黏性和弹性增加，并有一定的延伸性，这种面团一般可用于做拉面。

在调制冷水面团时不仅加入少量的盐，还加入少量的碱，这样不仅使面团的筋性好，淀粉也可以部分水解成糊精而增加了面团的黏性。同时蛋白质分子结构在碱的作用下发生部分破坏，使分子内一些基团暴露，更有利于面筋网络的形成，使面团既有筋性又有延伸性，能制作细如发丝的面条和银丝卷。兰州牛肉拉面就是其中的代表作，面条粗细均匀，口感比机制面条强得多，有韧劲、有嚼头。

3. 蛋白质的不渗透性

蛋白质分子因为体积大，一般不能透过生物体的细胞膜，所以蛋白质分布在细胞内外的不同部位起着不同的生理作用。蛋白质由于分子质量大，在细胞内的蛋白质溶胶的浓度是很小的，产生的渗透压也很小。1%的食盐溶液可产生61.7kPa的压力，大多数微生物细胞的渗透压为307~615kPa。当食盐浓度达到10%~15%时，产生的高渗透压使微生物大量失水，同时食盐渗入微生物细胞内，Na^+和Cl^-对微生物都有毒害作用，可促使其死亡，达到防腐保存的目的。

（二）蛋白质的等电点在烹调中的应用

蛋白质分子中存在着许多正离子基团，如—NH_2和氮杂环基团、羧基和酚基等。这些基团在酸性介质中，负离子基团电离减弱，而正离子基团的电离程度增强，使蛋白质带正电荷；在碱性介质中，正离子基团的电离受阻，而羧基等负离子基团的电离程度增加，使蛋白质带负电荷。当蛋白质溶胶处于某一pH时，蛋白质正、负离子基团的电离能力相等，溶液呈电中性，与氨基酸一样，这时溶液的pH称作该蛋白质的等电点。不同的蛋白质由于表面的正、负离子基团数目不同，所以它们的等电点也不同，如肉中肌球蛋白的等电点为5.4、卵清蛋白为4.6、血红蛋白为6.8等。

蛋白质在等电点时溶解度最小，黏性最弱，水化能力最低，蛋白质将会发生凝结析出。例如刚宰杀的动物体，经过一段时间后，由于酶的作用，肌肉中乳酸、磷酸等酸性物质增加，pH下降，当降到5.0~5.4时，肌球蛋白到达等电点，肉质变得僵硬。烹调菜肴时加酸若使pH达到原料中蛋白质的等电点，菜肴会因蛋白质析出而改善风味，组织也因此会变得脆硬。蛋白质等电点原理在酸奶、豆腐、蛋花汤制作等方面常用。

（三）蛋白质的变性作用在烹调中的应用

1. 蛋白质的变性作用

蛋白质的变性是指蛋白质分子复杂严密的天然结构在外界物理、化学因素的作用下发生变化，从而引起蛋白质分子性质的改变和生理功能的丧失。变性的蛋白质分子中维持天然结构的副键被破坏，多肽链伸展开使结构变得松散。

松散的多肽链之间由于副键的作用互相聚集并缠绕在一起，形成新的蛋白质凝胶，这就是凝固。通常蛋白质发生变性、凝固是蛋白成熟的重要标志，也决定着成品的形态。例如将加工好的生鱿鱼片放入沸水锅中，其蛋白质迅速变性、凝固，并且由于蛋白质收缩程度不同，最后就形成了卷筒形的卷状。

大多数变性凝固的蛋白质具有不溶性，不能溶于水和有机溶剂中，是不可逆的变化，如鸡蛋加热凝固、牛奶制成酸奶后不能恢复原状。但肉冻中明胶加热成溶胶，温度降至室温就凝固成冻胶，这是由于明胶的溶胶和冻胶间具有热的可逆性，使肉冻能反复熔化和凝固。

在烹饪加工中，很多蛋白质变性会引起良好的物态变化，变性的蛋白质有一定的稠度，易因酶分解而被人体消化吸收。凝固后的蛋白质加工效果较好，利于烹饪中的造型。例如烹饪中常用卤牛肉、卤猪肝、黄或白鸡蛋糕、烧鸡、松花蛋等做成各式造型逼真、切合寓意的花拼，以增强筵席喜庆和谐的气氛。

引起蛋白质变性的理化因素很多，物理因素主要有热、紫外线照射、超声波、强烈搅拌等，化学因素主要有酸、碱、重金属盐、有机溶剂等，生物因素主要有各种酶等。

2. 蛋白质的热变性

在烹饪中蛋白质的热变性是加热成熟过程中最普遍的现象。几乎所有的蛋白质在烹饪中受热都会发生变性，之后开始凝固。一般来说，蛋白质的热变性在45~50℃就能初步觉察到，55~60℃时进行得比较快并开始凝固。我们将蛋白质在受热发生凝结时的温度叫作该蛋白质的凝固温度。生鸡蛋和肉类煮熟的过程就是先变性后凝固的过程。各种蛋白质由于本身结构不同，凝固温度也不同。结构比较松散的蛋白质凝固温度较低，结构比较紧密的蛋白质其凝固温度较高。例如鸡蛋的凝固温度在60℃左右，在制作含蛋的菜肴时，要恰当掌握鸡蛋加入时的温度和方法，使之凝固成我们所需要的形状。谷蛋白的结构紧密些，于72℃时凝固，并形成面制品的造型。如在蒸馒头时，要上了大汽才上笼，使坯中气体很快膨胀，而面粉中的面筋蛋白依靠筋力将气体包住，使体积很快增大，到达凝固温度时面筋蛋白凝固，使馒头形成松软的结构。如果火小上汽很慢，表面的温度较高，蛋白质逐渐变性凝固，而内部温度升得慢，气体来不及膨胀就定形了，蒸出的馒头小而硬，口感也不好。

各种不同质地、不同大小的原料，其蛋白质热变性的速度是不一致的，这就需要采取不同的烹饪方法，巧妙地使用刀工，并恰当地控制火候，使成品质量符合要求。例如"霸王别姬"这道菜，选用蒸法使整鳖和上过糖色的整鸡熟制，这就需要较长的时间才能使肉的蛋白质由表及里逐渐发生热变性，使鸡肉和鳖肉内层组织结构松软，成品酥烂而不走形。又如"滑炒里脊丝"一菜，其初加工后的肉丝由于体积小、表面积大，烹制时热很快传递到原料内部，蛋白质很快变性成熟，使成品鲜嫩多汁。

加热变性可使具有生理活性的蛋白质失去生理功能。根据这个原理，可使细菌因蛋白质变性而死亡，日常杀菌也可采用加热或高压的方法。烹饪中加热成熟的过程也就是杀菌的过程，一般细菌都能被杀死。

加酸或加碱可以加速蛋白质热变性的速度，水果中因所含的有机酸较多，其变性的温度比蔬菜低。如一般醋熘菜在烹制时加醋会使成熟过程加快，这是因为在等电点附近，酸促使蛋白质变性沉淀，使组织发硬生脆的缘故。但有的菜加碱煮成熟较快，甚至容易煮烂，这是蛋白质凝固速度快并易被水解的缘故。值得注意的是，碱易破坏成品的营养成分，加热时破坏速度加快，所以这种方法应减少使用。

3. 其他因素作用下的蛋白质变性

酸能使许多蛋白质变性凝固。例如牛奶在乳酸杆菌的作用下，使乳糖变成乳酸，牛奶中的酸度提高，当酸度达到等电点时，乳球蛋白变性凝固，而酪蛋白以钙盐形式存在；当乳酸进一步增多时，酸度也进一步升高，夺取酪蛋白盐中的钙使酪蛋白呈游离状而沉淀，形成了酸奶。这是制作含乳酸饮料的主要原理。

有机溶剂能破坏蛋白质中的某些副键而使蛋白质变性。例如醉蟹制作时是在鲜活的河蟹中加入高度的白酒，使蟹中蛋白质变性，细胞脱水。

强烈的搅拌也能使蛋白质变性。例如在制作鸡蛋糕时，用打蛋机搅拌，使鸡蛋中的蛋白质在机械搅拌下变性，蛋白质结构变得松散，由复杂的天然结构变成线状的多肽链，多肽链在继续搅拌下以各种副键交联，在吸附水分的同时空气也被充入。由于蛋白质表面张力大故而被分割成球状的小液滴，随着搅打空气不断地充入液滴中，使蛋液的体积大大地增加，加面粉略搅，制坯后即可烘烤。烘烤时首先是包在内部的空气和水蒸气膨胀，接着蛋白质凝固定形，最后得到松软可口的鸡蛋糕。

食品缓慢冷冻时，由于冰晶缓慢地在细胞间隙形成，细胞内的水分逐渐渗出而结冰，造成细胞内酸度和盐分升高而促使蛋白质变性。

（四）蛋白质的沉淀反应在烹调中的应用

使蛋白质从溶胶中析出的现象叫蛋白质的沉淀反应。通常蛋白质溶胶比较稳定，这主要是由于蛋白质分子表面的水化层和某些极性基团的电离或吸附作用，使蛋白质分子表面带有相同的电荷，阻止了蛋白质分子间互相聚集，使之在长时间放置时也不沉淀析出的缘故。

如果在蛋白质溶胶中加入大量的中性盐类，如$NaCl$、$CaSO_4$、$MgCl_2$等，用以破坏蛋白质的水化层，可使蛋白质互相凝结而沉淀下来。如用石膏（$CaSO_4 \cdot 2H_2O$）点豆腐，由于石膏破坏了蛋白质表面的电荷和水化膜使蛋白质凝聚析出。石膏的水溶性小，蛋白质沉淀速度慢，可使形成的蛋白质凝胶网络结构比较细密，含水多，质地细嫩，常称为"南豆腐"。而用卤水（主要含$MgCl_2$）点豆腐，也能使蛋白质沉淀，但由于$MgCl_2$的溶解度大，蛋白质沉淀快，网络结构不紧密，含水量少些，制得的豆腐粗、略硬，常称作"北豆腐"。

加酸使溶液的pH下降到达蛋白质的等电点时，蛋白质由于溶解度降低而沉淀出来。例如制作番茄蛋花汤时，将调匀的鸡蛋加入沸腾的汤中，虽然加入鸡蛋后，温度有所下降，但仍高于卵蛋白的凝固温度，于是蛋白质很快发生热变性而凝固成形。如果将鸡蛋倒入未沸腾的汤中，温度降至蛋白质的凝固温度以下，蛋白质来不及发生热变性，但是番茄中有机酸含量高，受热后细胞破裂，汁液外流，汤的pH达到了卵蛋白的等电点4.6~4.9附近，蛋白质形成絮末状的沉淀析出，影响了汤的外观。

重金属离子如Hg^{2+}、Pb^{2+}、Cu^{2+}、Ag^+等，还有单宁物质、生物碱均可与蛋白质结合成不溶性的盐沉淀，影响蛋白质的消化甚至引起重金属中毒。

（五）蛋白质的水解反应在烹调中的应用

蛋白质能在酸、碱、酶的作用下发生水解作用。变性了的蛋白质更易发生水解反应，在加热时也能发生水解。蛋白质在水解时初级结构中的肽键被破坏，形成一系列的中间产物，如胨、肽等，其最终的产物是氨基酸。

蛋白质的水解产物随着反应程度和蛋白质的组成不同而变化。单纯蛋白质水解的最终产物是α-氨基酸，结合蛋白质水解的最终产物除了α-氨基酸以外，还有相应的非蛋白质物质，如糖类、色素、脂肪等。

蛋白质变性后水解反应加快，水解生成的低肽和氨基酸增加了食品的风味，同时肽和氨基酸与食物中其他成分反应，进一步形成各种风味物质，这也是含蛋白质较多的原料经烹制后鲜香味浓的原因。所以，蛋白质属于原料中的风味前体物质。

（六）蛋白质的分解反应在烹调中的应用

蛋白质在高温下变性后易水解，也易发生分解，形成一定的风味物质，例如吡嗪类、吡啶类、含硫杂环等，尤其是反应产生更多的香气物质。所以，蛋白质的加热过程不仅是变性成熟的过程，也是水解、分解产生风味的过程。但是过度加热可使蛋白质分解产生有害的物质，甚至产生致癌物质，危害人体健康。所以煎炸鱼虽然香脆，但不及清蒸鱼营养好，同时焦煳的蛋白质千万不能吃。

二、原料中脂类在烹调加工中的变化

脂类包括多种化合物，主要有脂肪和类脂两种，脂肪是高级脂肪酸的甘油酯，类脂则包括磷脂和固醇。

（一）油脂在烹调中的变化

烹饪中用的食用油脂是指符合食用卫生标准的，以脂肪为主，并含少量类脂混合物，以下简称油脂。食用油脂是烹制菜肴和制作面点时不可缺少的辅助原料，它不仅具有营养作用，还在烹饪中有着多种不同的功能，同时在加工烹调中油脂本身也会发生各种变化。

油脂在热加工过程中，特别是在较长时间的高温加热时，能发生一系列的化学反应，致使食用油脂的质量变劣，还能产生具有刺激性气味的物质，甚至产生有毒物质及致癌物质。了解油脂在加热时的变化，对烹饪工作者是十分必要的。油脂在高温下发生聚合、分解、缩合、分解及挥发等各种复杂的物理化学变化，使油脂产生增稠、色泽变暗、分解温度下降、泡沫增多等等现象，这种高温下油脂发生的一系列物理化学变化叫作油脂的热变性。

油脂的热变性使得油脂的质量变劣，给加工的食品带来一些不良的气味和滋味，还影响了食品的色泽和消化率，耗油量增大，更重要的是使油脂的营养价值降低，严重的还会产生有毒物质。

为了防止油脂的热变性，常用于炸制的油脂要经常补充更换，并在用前沥去杂质，同时烹饪时油温最好不要超过200℃，如果有的菜肴必须在200℃以上才能烹制，则应选用分解温度较高的棉籽油或高级精炼油。

（二）类脂在食品烹调中的变化

油脂以外的脂类物质都可称为类脂，其中主要的有磷脂，其他还有脂溶性物质如甾醇等。

磷脂具有极高的营养价值，在动物体和人体内有着重要的生理作用，在烹饪中它还是良好的乳化剂和吸水剂。

烹饪中最常见的乳状液是水与油的乳状液。它有两种类型：一种是以油为分散剂，少量的水分散在油中，称为油包水型，记为水/油型（或W/O型），例如黄油、乳脂等；另一种是以水为分散剂，少量的油滴分散在水中，称为水包油型，记为油/水型（或O/W型），例如牛奶、豆浆、奶汤等。磷脂分子中含有亲水基团磷酰基和碱性基团，又含有疏水性的酯端，故它的亲水性强，是很好的乳化剂。尤其是卵磷脂是良好的O/W型乳化剂，促使含油多的食品在人体内易消化吸收。在面点中利用磷脂的乳化作用，油脂均匀地分布在成品中而使其酥性好，使脂溶性色素着色性好，颜色分布均匀，成品表面光滑，花纹清晰。在烹制奶汤时也主要是选用含脂量高和胶原蛋白质丰富的原料，如鸡、鸭、猪肘、猪蹄、骨头等。由于在煮制过程中长时间加热，保持汤的沸腾状态，水的对流作用不断翻滚，使油脂从脂肪组织中游离出来，并被水分子撞击成许多小油滴而分散于汤中。同时油脂和骨髓中的磷脂被析出，肉皮和结缔组织中的胶原蛋白质在水的振荡下，结构被破坏，并被水分解成水性很强的乳化剂——明胶。磷脂与明胶共同起着乳化作用，将油滴包裹起来，阻止了油滴间的聚集，使油滴稳定地分散在水中，形成水包油型的浓似奶汁的乳状液，行业上称"奶汤"或"白汤"。

另外，磷脂能自动吸附空气中的水分，保持产品的松软，使面点具有良好的口感而被经常用在面点表面的涂敷上。

三、原料中碳水化合物在烹调加工中的变化

淀粉、蔗糖、麦芽糖等不仅是植物性食物的主要营养成分，也是烹饪中的重要辅料，与菜肴、面点的色、香、味、形、质的形成有着密切的关系。

所有生物细胞都含有碳水化合物，植物体中碳水化合物平均占植物体干重的80%。我们熟悉的葡萄糖、果糖、麦芽糖、蔗糖、淀粉等都是碳水化合物。与食品加工烹调关系较密切的碳水化合物主要是蔗糖和淀粉。

（一）蔗糖的焦糖化反应在烹调中的应用

蔗糖的焦糖化反应包括转化反应和焦化反应两个过程。蔗糖本身为无色晶体，当加热至185～186℃时，熔化为液体。实际上，蔗糖加热到150℃时即开始融化，继续加热就呈微黄色，形成一种黏稠的物质，冷却后即形成一种无定形玻璃状物质，烹饪中拔丝菜肴就是利用这一特征。

当加热温度超过其熔点时或在碱性情况下，糖被分解而发生降解作用，产生小分子的物质，经过聚合、缩合后生成褐红色的焦糖色素，这就是糖的焦化反应，人们习惯上称之为糖色。蔗糖在加热过程中形成新的降解产物，一类为焦糖是呈色物质，另一类为醛、酮类化合物等焦糖化气味的基本组分。当蔗糖或其他碳水化合物与含有蛋白质等氨基化合物的原料一起烹调时，特别是当温度过高时，则发生羰氨反应，形成褐色的"类黑色素"。如果再继续加热，则可发生部分碳化变黄或变焦黑，成为具有苦味的碳，在制作糕点时，烘烤前应避免将糖粒撒在面坯表面，以免烤好后由于蔗糖的焦糖化反应使成品表面出现黑点。

蔗糖的焦糖化反应，在烹饪中多用于红烧类菜肴，也用于蒸、焖、煨等烹调技法。此外还改变菜肴质地，增加食欲。在腌肉中加糖，能促进肉中胶原蛋白质的膨胀，使肉组织柔嫩多汁。

（二）淀粉的性质在烹调中的应用

淀粉主要存在于谷类和豆类的种子及植物的块根、球茎、果实中。例如稻谷、麦子、薯类、芋头、豌豆、蚕豆、绿豆、赤豆等都含有较多的淀粉。植物中的淀粉都呈微小的淀粉粒存在。淀粉粒一般由两种成分组成，一种叫直链淀粉，大致在淀粉粒的内部；一种叫支链淀粉，大致在淀粉外部，像网一样将直链淀粉与其他物质包裹在里面。其他物质是指

极少量的蛋白质、脂类、无机盐和一些结合水。在自然界中，直链淀粉与支链淀粉的比例因作物品种不同而不同。如稻米淀粉中17%是直链淀粉，83%是支链淀粉；小麦淀粉中直链淀粉约占24%，支链淀粉约占76%；糯米淀粉几乎是支链淀粉；而绿豆淀粉则几乎是直链淀粉。

1. 淀粉的溶胀和糊化

淀粉是直链淀粉和支链淀粉的混合物，两者的结构不同，所以性质也有区别。

直链淀粉不溶于冷水而能溶于热水，它在热水中形成溶胶。冷却后形成硬而黏性不强的凝胶，不再复溶。如将纯直链淀粉加热至140~150℃高温，得到的溶胶可制成坚韧的膜，用于包装糖果、药用胶囊，入口即溶。

支链淀粉不溶于水，又称作不溶性淀粉，但它能分散于凉水中形成胶体，在热水中继续加热时可形成黏性很大的凝胶，而且这种凝胶在冷却后也非常稳定。糯米淀粉颗粒不溶于冷水，但常温下能吸收40%~50%的水分，其体积膨胀较少。当受热后水分渗入颗粒内部，使可溶性直链淀粉逐渐吸收水分而体积增大，逐渐由原来的螺旋结构伸展成直线状结构，并不断地大量吸收水分。当体积增大到极限时，淀粉颗粒就发生破裂，直链淀粉仍以淀粉残粒的形式保留在水中。

淀粉颗粒从吸收水到体积增大，以致破裂的过程称为淀粉的溶胀。在一定的温度下，溶胀了的淀粉经过搅拌（或沸腾），形成均匀、黏稠的糊状物的过程叫做糊化。此糊状物叫淀粉糊，它是由直链淀粉和支链淀粉的溶胶以及部分淀粉残粒组成的混合物，它有一定的黏性和弹性，还有一定的透明度。

淀粉的溶胀和糊化是含淀粉量高的原料在有水加热时的主要变化，也是淀粉熟制的标志。没有一定量的水，淀粉糊化就不会彻底，如做米饭时加水量少，米中淀粉不能充分溶胀和糊化而成夹生饭。不同的淀粉粒吸收水的程度不同，一般来说，块茎类作物淀粉的吸水性能好，溶胀程度大，透明度高，常用于勾芡；而谷类淀粉吸水较少，溶胀度小，透明度差，常用于制馅。

少量的碱能促进淀粉水解成黏性较大的糊精，使淀粉的溶胀和糊化的速度加快，稳定性好，形成的淀粉糊黏性大。在熬玉米粥时加少许碱就可缩短熬制的时间，熬出的玉米粥也黏稠，但碱对谷类中B族维生素破坏作用较强，尽可能避免使用。

淀粉发生糊化时的温度称作糊化温度。各种不同植物中的淀粉，糊化的温度各不相同。淀粉粒大的块茎类作物淀粉比淀粉粒小的谷类淀粉容易糊化，且糊化的温度也低，如大米淀粉的糊化温度为68~78℃，小麦淀粉为60~64℃，马铃薯淀粉是58~60℃。

2. 淀粉的黏度

干淀粉的黏性最小且细腻而滑爽。湿淀粉在加热时逐渐膨胀，黏度也逐渐增大，到了糊化温度时淀粉糊的黏度最大，这时在淀粉糊中加水，黏度就开始下降。例如在浓稠的稀饭中添水，就会破坏淀粉糊中的凝胶使黏度下降，甚至会出现分层现象。

通常情况下，淀粉粒大的块茎类作物的淀粉糊刚形成时的黏度高于谷类的淀粉糊，但在贮放过程中黏度下降很快。用马铃薯淀粉勾芡的菜肴，进餐剩余后再存放就会发现芡变稀而出水，这是因为筷子夹菜时起到了搅拌作用，使芡的结构黏度下降。搅拌是淀粉糊变稀的原因之一，搅拌的速度越快、次数越多，黏度下降就越快。

调味料对块茎类作物的淀粉糊影响较大，食糖中的羟基能与淀粉分子以氢键交联使淀粉糊增稠变黏，而盐、醋、味精却使淀粉糊黏度下降。

淀粉中含脂类多的易糊化，形成的淀粉糊黏性增加且稳定性较好，这就是新粮做好的主食比陈粮的黏而味香的缘故。尤其是玉米和小米，刚收获时的含脂量较高，随着存放期的延长，粮食陈化，脂肪部分氧化，口感不佳。

各种食物的淀粉糊的黏性不同，直链淀粉含量高的淀粉糊黏性小，糊化后体积增大较多；含支链淀粉高的淀粉糊黏性大，糊化时体积增加比较少，这就是糯米粉制品黏性大、出品率低，冷却后仍较软、糯的原因。

3. 淀粉的水解

淀粉很容易发生水解反应，在有水的情况下加热就可发生水解反应，当与无机酸共热时，或在淀粉酶的作用下可以彻底水解为葡萄糖。

淀粉不能被酵母直接利用，待水解成葡萄糖和由两个葡萄糖缩聚而成的双糖——麦芽糖时酵母才能利用，进行有氧呼吸和无氧发酵，所以淀粉属于间接发酵物质。在制作发酵面团时，面粉中的淀粉先被淀粉酶水解后，由酵母再利用还原糖呼吸和发酵，而糯米中的支链淀粉由于不易被水解，也就不能用于制作发酵制品。

糊化后的淀粉更易被酶水解。粮食在制酒、做醋时，都是用粉碎后的粮食蒸煮糊化后才加入微生物发酵的，熟制的淀粉也易被人体消化吸收。

淀粉分子不完全水解时生成的相对分子质量大小不等的葡萄糖缩聚的残链统称为糊精。糊精溶于凉水且黏性大，不能被酵母直接发酵。淀粉水解反应的产物常常是糊精、麦芽糖、葡萄糖的混合物，称为淀粉糖浆。淀粉糖浆是有甜味的黏稠浆体，在面点制作中经常使用，烹调中也可用于上糖色和熏制品的制作。

4. 淀粉的热分解和热缩合

淀粉在无水加热时，发生分子断裂生成小分子的含氧有机物的过程叫淀粉的热分解。这些小分子含氧有机物有香气，在高温下部分脱水缩合形成有色物质，使食品富有焦香味并上色。例如炒面的制作过程就包含有淀粉的热分解和热缩合的过程，同时淀粉粒中的水分蒸发，当粉粒泛黄干散而散发焦香时就熟了。

5. 淀粉的老化

上浆的菜肴或面点在室温下放置一段时间会发硬，体积缩小出水，甚至时间稍长些就会出现夹层返生、掉碎渣，上浆的菜肴表面出现类似生粉的白色外壳等，这些现象称为淀粉的"老化"。淀粉的老化现象主要是淀粉糊在冷却后，出现不稳定的性能，稠度大的淀粉糊分子运动减弱，互相靠拢，特别是具有线状结构的直链淀粉，更易互相交结形成网状结构而发生凝聚，出现沉淀或者再结晶的现象。

老化的淀粉黏度降低，制成的食品外形干瘪，口感由松软变为发硬。如面包、馒头放置时间长，发生了老化反应，会变硬、干缩。淀粉老化后与水失去亲和力，难以被淀粉酶水解，因而不易被人体消化吸收。所以，一方面为了提高消化吸收率，刚制作好的馒头、米饭、面包等，最好在自然降到常温前食用。另一方面，老化的淀粉具有一定的抗消化性，经自然冷却的馒头、米饭等由于老化会降低该食物的血糖生成指数（GI），从而降低血糖的波动，适用于特殊人群的膳食。在食品工业中也会利用这一特性，在加工过程中添加适量的老化淀粉，从而降低产品碳水化合物的消化吸收率，用于生产适宜特殊人群食用的食品。

淀粉的老化对上浆、挂糊和勾芡类菜肴的品质会带来不利的影响。如挂糊后的菜肴经一段时间放置，表面会有大量水分析出，使菜肴失去饱满、酥脆等品质；勾芡的菜肴会失去光亮、汤汁浓稠等品质，所以这类菜肴出锅装盘后应迅速送至食客前，以免发生淀粉老化，影响菜品的色、香、味、形。

老化后的直链淀粉非常稳定，加热、加压也很难使它再溶解，利用淀粉加热糊化，冷却又老化的特点可制作出凉皮、凉粉、粉皮、粉丝、河粉、粿条等多种食品。如绿豆淀粉含有直链淀粉较多，支链淀粉较少，所以绿豆淀粉（一些会掺入少量豌豆淀粉）做出来的龙口粉丝质量最好，丝条匀细、洁白透明、整齐柔韧，烹调时入水即软、久煮不糊，口感清嫩适口、爽滑筋道。龙口粉丝这类食物的加工过程中由于老化形成的抗性淀粉具有一定的膳食纤维的作用，比如降低能量、增加肠道蠕动等作用。

淀粉的老化和淀粉的结构有关，通常含支链淀粉多的淀粉糊老化速度比较慢，含直链淀粉的淀粉糊老化速度比较快。如籼米粉发酵制成的米饼，放冷后易发硬碎裂；而糯米粉制成的糕团，放冷后仍保持黏糯的特性，随着存放的时间增长，也会逐渐老化发硬，故缩短存放时间，可避免含支链淀粉高的淀粉糊老化。

淀粉老化所需的最适宜温度为24℃，高于60℃或低于-20℃都不发生老化。速冻饺子就是使淀粉中的水分急速结冰，阻止了淀粉分子的互相靠拢交结，故不致出现老化现象，一旦熟制后新鲜如初。

水分也是老化的重要因素，淀粉糊的水分少于15%不发生老化，水分在30%~60%时老化较易进行。方便面就是利用了这个原理，将糊化了的面条用油炸制，急速脱水，不易老化，食用时加热水浸泡，面条吸水复原就可以食用了。

6. 淀粉加热时的变化

淀粉含量高的粮食、豆类、块茎类等食物，在煮、烧、炖、蒸等有水加热的烹调方法中，由于温度不太高，水分比较多，淀粉在小于或等于100℃时的主要变化是：淀粉+水→溶胀→糊化→淀粉糊。

米粉中，由于米谷蛋白溶于水形不成筋性，米粉的性质主要取决于淀粉。如果用冷水调制糯米粉，因糯米粉在常温下吸水性小、黏性也小，故不能相互黏结成团，米团易碎难以成形。糯米多用烫蒸的方法成团，先将$\frac{1}{3}$的米粉蒸或用沸水烫，使米粉中的淀粉迅速溶胀糊化，形成黏性较大的支链淀粉凝胶，然后再用凝胶的黏性将剩余的米粉揉成团。

在蒸或煮的过程中，生坯由表及里地完成淀粉溶胀、糊化和定形，同时坯内的空气和水蒸气受热膨胀致使坯的体积增大，形成黏、软、柔、糯等特点的制品。洋芋、山药、莲藕在烹制过程中，淀粉也发生溶胀和糊化的过程，故在烹制这些菜肴时一定要加水或挂糊炸制。

7. 淀粉在高温烹调中的变化

面食、米食或需拍干粉、挂糊的原料，常用炸、烤、煎、烙等烹饪方法，在这些需要高温加热的烹调方法中，淀粉会发生一系列的变化。下面以菊花鱼制作过程为例说明淀粉的变化。首先将加工好的鱼进行切花，形成状如菊花的生坯，再将之进行拍粉（用干粉），淀粉吸水，放入热油中炸制，这时淀粉继续吸收原料中的水分溶胀并糊化。当原料表面温度达到100℃左右，淀粉糊开始部分水解，随着水解反应的加速，由于淀粉粒的隔离和鱼皮的收缩作用，鱼肉形成菊花状。继续升温，当温度达到150℃左右时，还原糖开始发生焦糖化反应生成焦糖，同时分解产生的小分子含氧有机物互相反应，生成有色物，形成金黄色外壳并散发出香气的菊花鱼。此炸制过程时间虽短，但淀粉的变化却很复杂。

四、原料中矿物质在烹调加工中的变化

（一）烹饪加工中矿物质的流失

原料中的矿物质元素及其化合物大多可溶于水，特别是钠、钾、铁、磷、氯，只要与水有接触，就会经过渗透和扩散作用从原料中析出而转移到水中。析出量的多少与原料的表面积有很大的关系，如切碎的原料与较大的原料相比，其钠、钾、钙的溶出量高好几倍。水的温度升高，加速了渗透与扩散作用，更多的矿物质从原料中析出。水量、加热时间、溶液的pH等，对原料中的矿物质也有影响。在烹饪时，设法控制这些因素就可以减少矿物质的损失，如先洗后切、切成较大块状、减少浸泡时间、通过勾芡收汁等，均可减少矿物质的损失。当然对汤菜来说，原料矿物质的溶出是有利的，有助于人体的吸收。

冰冻食物解冻时，也可使矿物质随着汁液而流失。将食物冷冻可使细胞壁破裂，细胞的内容物在解冻时就会流出。因此，冰冻食物最好不进行预先清洗直接进行烹调，这样可以使流出的汁液被利用。如果用微波加热法来烹饪未解冻的冰冻食物，可能比其他方法更为理想。因为当食物被微波穿透时，对整个食物的加热作用是均匀穿透的，而其他烹饪方法主要加热食物的外部，这样会出现外部已经加热过头，而里面还没有成熟的情况。

（二）烹饪器具的矿物质溶出

铁锅在烹饪过程中会有不同程度的铁离子溶出。这主要与两个因素有关：第一是铁锅的使用时间，时间越长溶出越多；第二是溶液的特点，有实验证明，与清水相比，食盐的加入使铁的溶出量增加了几十倍，酸性原料和酸性调味品的加入会使铁的溶出量增加上千倍。少量的铁溶出对增加菜肴的含铁量是有利的。当铁锅中的铁溶出太多或菜肴在锅中停留时间过长，铁被氧化成铁锈而使菜肴发黑和有铁腥味时，就影响了菜肴的质量。因此，铁锅的保养要注意防锈，以免影响菜肴质量。目前，不锈钢厨具的使用也比较广泛，它具有性能稳定不生锈的特点，溶出物中有铁、铬、镍，但量极少，不会影响菜肴的品质。

（三）提高矿物质吸收率的烹调措施

如前所述，某些烹调加工对食品中的矿物质会造成不同程度的损失，但人们却很少注意到某些食品加工还可提高一种或几种矿物质的水平，或者使食物中的矿物质变得更容易被利用。这些加工措施常见有如下几种。

1. 将肉类与酸性物质共煮

肉中（特别是骨肉中）的矿物质，如钙、铁、锌等，在酸性条件下较容易分散溶出，如在熬骨头汤时加入少量醋，可使骨头加快变软，使骨中的大量矿物质溶出分散于水中，利于消化吸收。又如在烹制一些组织较老的肉类时加少许醋，不仅会加快肉的熟烂过程，还能加速肉中矿物质的溶出而增加汤的风味。

2. 将蔬菜焯水后与肉共煮

蔬菜中的矿物质含量很高，但由于植酸的原因，影响了吸收率。若通过焯水去除植酸后再与肉共煮，蔬菜中的维生素C可使肉中的高铁离子变成亚铁离子，肉中的氨基酸可与蔬菜中的金属离子形成氨基酸盐，提高了钙、铁、锌的吸收率。但焯水的同时会损失大量的维生素和矿物质，得失同存，取舍要根据烹饪目标与菜肴主体而定。

3. 发酵作用

用酵母发酵制作全麦面包时，可将植酸盐（麦麸中很难被利用的磷化合物，妨碍矿物质的吸收）分解。因此，在做面包时，用酵母代替发酵粉，矿物质能被更好地利用。用粮食、葡萄和其他植物原料，通过发酵生产的未经蒸馏的酒精饮料（如啤酒和葡萄酒）可使矿物质（如铁）更有效地被吸收。

4. 对原料进行超细加工

对一些难溶矿物质进行超细磨碎，可提高其生物有效利用率。如将蔬菜在水中搅匀制成菜泥，打破了含纤维的细胞壁对矿物质和其他营养成分的禁锢，使蔬菜中的矿物质更容易被利用，提高了其生物有效利用率。

5. 尽量避免拮抗作用

一种离子多了将妨碍另一种离子的吸收，这种现象称为拮抗，例如，钙离子多了就干扰锌的利用。所以，要吸收某一种矿物质，就不应与有拮抗作用的矿物质共煮，这是配膳时应注意的问题。

另外，将食物混合成匀浆，进行巴氏消毒，或加热干燥，或酸化作用，都不会影响钙的利用。但是，当牛奶加热时，磷酸钙通常沉淀在锅底，为了减少钙和磷的丢失，在加热时应不断搅拌，以使钙盐不沉淀。

五、原料中维生素在烹调加工中的变化

食品原料每经过一次加工，都会使维生素受到一次损失，因此成品中的维生素含量实际上比原料食品中的维生素含量要少。如食品在烹调过程中，会因方法不当而造成维生素严重损失，尤其是水溶性维生素更为明显。

各种维生素中，以维生素C最易受破坏。维生素损失的大致顺序为：维生素C>维生素B_1>维生素B_2>维生素A>维生素D>维生素E。天然的维生素A大多以类胡萝卜素形式存在，约占90%，但长期保存则会因氧化而损失。维生素B_1加工时损失较大，在碱性下加热损失更大，但在酸性中加工则稳定，小心加工其损失为10%~20%。维生素C易被氧化酶所氧化，加热氧化损失更大。深色叶菜类、南瓜、胡萝卜含氧化酶很多，这些食物磨碎后即使短时间放置，其中维生素C也会大部分被氧化损失，但酸与食盐及其他抗氧化剂或酶抑制剂存在时则损失少。蔬菜类如果在70~80℃下急速加热，则维生素C损失较少。

水溶性维生素的实际损失量取决于烹调时用水量的多少、原料表面积的大小、烹调时间长短和温度高低。水溶性维生素容易通过渗透和扩张两种形式从食物中析出，食品的表面积大、水流速度快、水温高、浸泡时间长、烹饪时间长，均能使维生素损失增加。

含脂溶性维生素的食物，做菜时应添加食用油，增加人体对这些维生素的吸收，例如胡萝卜炖肉，可使人体对胡萝卜的吸收率比生食提高几倍。

含对热敏感的维生素的食物，由于烹调方法的不同，维生素的损失也不同。烹调含对热敏感维生素的食物，应避免在较高温下加热，最好做凉菜或者缩短加热时间，同时通过上浆、挂糊后烹制，尽可能减少维生素的损失。

对氧敏感的维生素在贮存、运输和加工过程中容易损失，特别是有的维生素在有氧加热时损失更大，如维生素A、维生素C和叶酸在敞开锅烹制时更容易受损失。对含这类维生素的食物应密封保存或用高压锅烹制。另外，食物原料切得越细碎，就会有更多的细胞

膜被破坏，使氧化酶释出，同时增加了与水和空气的接触面，从而加速了维生素的氧化损失。

对酸敏感的维生素A、维生素D和泛酸等，在加醋烹制时会受到破坏，烹制含这些维生素的食物时应避免酸性环境，如少加醋，不要与番茄、水果等有机酸含量较高的食物搭配共烹。含维生素C的食品可通过加醋来进行保护，例如醋熘白菜、醋熘银芽等既能缩短加热时间，又可避免高温对维生素C的破坏，可以减少损失。加碱可破坏对碱敏感的维生素E、维生素B$_1$、维生素C和泛酸等，如松花蛋中的B族维生素已基本被破坏殆尽。

另外，使用铜制和铁制炊具作为加热容器，也可使抗坏血酸受到损失。目前，微波炉、远红外线烤箱等逐渐被使用，用这些设备烹制菜肴，由于加热时间短，维生素的损失远低于用其他热源烹制的食品。

总之，在食品的加工烹调中，应考虑其所含维生素的性质，采取合理的烹饪方法尽可能使维生素损失降到最低。

六、原料中水在烹调加工中的变化

水是动植物组织细胞重要的组成部分之一，有着十分重要的生理功能。大多数烹饪原料，特别是新鲜的蔬菜、水果、乳类等均含有大量的水分。水分的存在状态、含水量的高低不仅影响原料的新鲜度和保藏性能，而且与食物的感官品质和营养价值关系密切。

（一）水分在烹饪中的作用

水的性质决定了它在菜点制作中有着非常广泛的应用，如洗涤、浸漂、焯水、上浆、挂糊、勾芡、传热、调味等。具体地说，水在烹饪中有以下几方面的作用。

1. 漂洗作用

水在常温下呈液态，黏度较小，溶解性强，各种矿物质及部分相对分子质量较低的有机物质都溶于水，且来源丰富，是日常生活中最常用的洗涤剂、溶剂。烹饪加工中，常用水来清洗原料表面的污秽杂物和原料内部的血色异味等。原料浸泡于清水中，还能防止某些植物性原料（如马铃薯、莲藕等）削皮或切后表面的酶促褐变。

2. 分散作用

水对许多物质都具有较强的亲和力，可以使这些物质均匀分散开来，如淀粉、蛋白质的大分子能以亲水胶体的形式分散在水中。上浆、勾芡是用水将淀粉分散开来；烹饪时常用的调味品，如盐、味精、黄酒、食醋、酱油等都极易溶于水，并依靠水作为介质，将呈香物质分散于菜点之中或进入到原料之内；各种调味品只有以水作为介质，才能互溶在一起，经过烹调时的适当搭配形成诱人的风味。

3. 浸润作用

水分子较小，并且具有较大的极性，它能浸润到食物组织或颗粒中去，与食物成分结合在一起，保留于食物之中。用冷水调制面团，就是水对面筋蛋白质颗粒的浸润作用使之形成面筋的结果。用热水调制面团，则主要是水对淀粉颗粒的浸润作用。缔子呈蓉糜状，是用新鲜的动物性原料加工而成，其形成的本质是水对原料中蛋白质的浸润作用。

4. 传热作用

水是烹饪加工过程中最普遍的传热介质，不论是湿热法还是干热法，都不可缺少。水在常压下最高温度可达100℃，能够杀菌消毒，并使原料成熟。

（二）原料中水分在烹饪过程中的变化

1. 原料中水分含量与质感的关系

食物进入口腔后，进行咀嚼及吞咽等动作时，食物就会与牙齿、舌面、口腔内黏膜等发生接触，食用者除了对食物的香气、滋味产生相应的感觉外，还会对食物的物理状态和组织结构产生另一种感觉，这种感觉是由食物的质地和结构对口腔的作用引起的，人们称之为质感或触感。

食物的含水量及水分的存在状态与食物的质地和结构有密切的关系，它影响食物的硬度、脆度、密度、黏度、韧度和表面的光滑度等。同一种食物，如果含水量稍有差别，也会导致质感上的差异。例如，豆腐之所以有老嫩之分，就是因为含水量不同所致，老豆腐含水量为85%，嫩豆腐则达90%。

瓜果、蔬菜的含水量直接影响原料的新鲜度和质地，含水量充足时，细胞饱满，膨压大，脆性好，食用时有脆嫩、爽口的感觉；含水量不足时，不仅外观萎蔫皱缩，而且因水解酶活性增强，果胶物质分解，细胞解体，结构松弛，食物品质急剧下降。

2. 水分在烹饪中的流失

原料在热处理中，由于蛋白质的变性破坏了原来的空间结构，其保水能力下降，引起水分流失，如瘦肉煮熟后，体积缩小，重量减轻，这就是水分流失所致。

原料烹制时要添加某些调味料，这些调味料或溶解在汤汁里，或溶解在原料内。如炒菜加盐，炖肉加酱油和料酒等，这样在原料或其细胞周围就存在着一个由调味料形成的高渗透压溶液，其渗透压数值若大于原料内部水溶液的渗透压，原料里的水分就会向外部溶液渗透，导致原料水分流失。

水是作为分散相分散在高分子网络结构中的，而构成网状结构的高分子化合物互相吸引，使彼此间的距离缩短，总体积缩小，并把滞留于网状空间的溶剂挤出。因此，在许多情况下，凝胶在放置过程中，会逐渐渗出微小的液滴，而体积缩小，此现象称为脱水收缩。凝胶经脱水收缩体积虽然变小，但并不改变其原来的几何形状，各成分也没有发生化学变化。如豆腐就是含有大量水分的凝胶，若放置时间过长，就会发生脱水收缩，几何形状虽无多大的变化，但是含水量大减，嫩度下降。

七、原料中膳食纤维在烹调加工中的变化

植物性的食物多含纤维素、半纤维素、果胶、木质素等。虽然它们也是由糖分子组成的碳水化合物，但却很难被高温、酸、酶所水解。因此，不易被人体消化吸收。

纤维素在一般的烹调加工过程中不会溶解破坏，但水的浸泡和加热有助于纤维素吸水润涨，使食物质地略为变软。老韧的蔬菜中，纤维素、半纤维素的含量多，如老叶中的纤维素、半纤维素含量可达20%。所以，老韧的蔬菜通过烹饪也不会完全软化。

加热使植物细胞间的原果胶转化为可溶性的果胶，并使菜果软化。尤其是果胶物质含量大的菜果，如胡萝卜等，在烹饪中需加热一定的时间，以促进上述转化，使组织变软。

—————— 第二节 ——————
烹饪方法对原料营养价值的影响

一、烹饪过程中营养素损失途径及影响因素

烹饪可以使食物产生令人愉快的味道，外观更加诱人，从而引起人们旺盛的食欲。但是，由于食物的种类不同，在烹饪过程中所采用的方法也有一定的差异，例如，火候的强弱、时间的长短、调味的多少，以及是否挂糊、勾芡等，从而使烹制的食物各具独特的色、香、味、形。但与此同时，食物中各种营养素的组成和含量也会因烹饪过程中理化因素的影响产生不同程度的损失和破坏。就一般的烹调方法而言，食物中维生素最易损失，各种矿物质次之，蛋白质、脂肪和碳水化合物在通常情况下损失较少。

（一）损失

在某些物理因素，如日光、盐渍、淘洗等作用下，食物可失去其完整性，营养素也因此通过蒸发、渗出或溶解于水中而被抛弃，致使营养素的丢失。

1. 蒸发

蒸发主要是通过日晒或热空气的作用，使食物中的水分蒸发、脂肪外溢而干枯。环境温度越高，提供的汽化热就越多，水分蒸发就越快。烹饪原料在烹、炸、煎、炒、爆的过程中，原料中的水吸收大量的热能会以沸腾的形式迅速汽化，使原料失水。在此过程中，维生素C损失较大，食物的鲜味也受到一定的影响。

2. 渗出

渗出是指由于食物的完整性受到损伤，或人工加入食盐，改变了食物内部渗透压，使其水分渗出，某些营养物质也随之外溢，从而使营养素如维生素、矿物质等受到不同程度损失。由于细胞内外溶液的浓度不同，如肉、鱼、蔬菜细胞内溶液的盐浓度低于外界盐液的浓度时，水就从细胞内低浓度溶液通过细胞膜向细胞外高浓度溶液渗透。动、植物体的细胞不仅能让水分子从细胞膜渗透过去，而且还能让部分矿物质和非离子化有机小分子通过。尤其在死亡的细胞中，由于细胞膜的渗透性增强，矿物质的进出比较容易。

低温冷冻，会使某些原料冻坏、变软甚至溃烂崩解。

3. 溶解

溶解是指食物原料在进行初加工、调配烹制过程时，由于不恰当的切洗、搓洗、漂洗、涨发等，水溶性营养素（如水溶性的蛋白质、维生素和矿物质等）易溶解于水中或汤汁中而造成丢失。例如，做米饭时经淘洗，维生素可损失30%~40%，矿物质损失约25%，蛋白质损失约10%，碳水化合物损失约2%。一般搓洗次数越多、淘米前后浸泡的时间越长、淘米用水温度越高，各种营养素损失也就越多。不合理的洗菜方法也可使这些营养素过多的损失，如蔬菜先切后洗，一些水溶性的物质（如维生素和矿物质）可通过刀的切口溶解到洗菜的水里而损失，菜切得越碎，冲洗或揉洗的次数越多，用水浸泡的时间越长，营养素的损失就越多。另外，涨发干货原料或漂洗肉食原料也同样如此，用水浸泡的时间越长，用水量越多，水溶性营养素丢失也就越多。

煮、煨、炖等烹调方法以水传热烹调时，原料中的一些水溶性营养素会逐渐溶出，因受

热分解而损失。如果用水量过多，则因加热时间延长和营养素溶出量增多会增大其热分解的损失，如果汤水不被食用则损失更大。所以，米汤、面汤和菜汤应尽量加以利用。

（二）破坏

食物中营养素的破坏，是指因受物理、化学或生物因素的作用，营养素分解、氧化等，失去了对人体的生理功能。引起营养素破坏的原因很多，如食物的保管不善或加工方法不当，霉变、腐烂、生芽，烹调时的高温、加碱，煮沸时间过长及菜肴烹制后放置不及时食用等。

1. 高温作用

高温环境烹调时，如油炸、油煎、熏烤或长时间炖煮等，原料受热面积大、时间较长，某些营养素破坏损失程度会增大。所以严格掌握火候是合理烹调的重要原则。高温短时间加热比低温长时间加热时营养素损失少。如将猪肉切成丝，用旺火急炒，维生素B_1损失约13%，维生素B_2损失约21%；将猪肉切块用小火慢慢炖熟，因加热时间延长，维生素B_1损失约65%，维生素B_2损失约41%。

2. 氧化与光照

有些营养素特别是维生素C，遇到空气容易被氧化分解而损失。食材切碎成片、条、丝、丁等放置时，营养素通过刀的切口与空气中的氧接触的机会增多，因氧化而破坏的程度也增高。如果烹调后不及时食用，放置过久也能氧化损失。据实验表明，将黄瓜切成薄片，放置1小时，维生素C损失33%~35%，放置3小时损失41%~49%，如果保温存放则营养素损失更大。

许多维生素（如B族维生素、维生素C和脂溶性维生素）对光敏感，受日光直接照射时会发生破坏损失。在室内光线的条件下也会慢慢地受到破坏，其破坏的程度取决于光波的种类及照射的时间与面积。如脂肪在日光照射下会加速其酸败过程，有些原料在日光照射下则引起褪色、变色，营养素受损或滋味变坏，所以烹饪原料应避光贮存于低温或阴凉处。

3. 化学因素

大部分维生素在碱性条件下不稳定，制作某些食物时加碱能造成维生素C及部分B族维生素大量损失。如煮稀饭、煮豆子时加碱，维生素B_1可损失75%，炸油条时加碱和高温油炸，维生素B_1可被全部破坏，维生素B_2被破坏50%左右。

有些食材中含有的一些抗营养因子，若配菜不当，将含鞣酸、草酸、植酸多的原料与含蛋白质、钙类高的原料一起烹制或同食，则可形成鞣酸蛋白、草酸钙、植酸钙等不能被人体吸收的物质，而减低了食物的营养价值。另外，某些金属离子可加速维生素的破坏，如铜离子、铁离子可加速维生素C的破坏。

4. 生物因素

生物因素主要是指微生物（如霉菌、某些细菌和酵母菌）和食材中一些酶对营养素的分解、破坏作用。微生物污染食材后，利用食材中的各种营养素生长、繁殖，使原料的营养素含量下降，同时还可产生有毒的代谢产物，造成食材的商业价值和食用价值都下降或完全丧失。这些微生物的活动性与温度、湿度、酸碱度有很大关系。霉菌的活动性较强，喜湿热环境，食材受潮后常会发生霉变；细菌侵入烹饪原料则会引起腐败变质。如乳酸杆菌及其他杂菌污染了牛奶后，可使牛奶变酸而不能食用；马铃薯等蔬菜因温度过高使呼吸旺盛而引起发芽等，都可造成食物食用价值的降低。

有些蔬菜中含有抗坏血酸氧化酶，当蔬菜被采摘存放时，特别是经过切碎放置，这些氧化酶会促使维生素C被氧化破坏。少数鱼体中含有硫胺素酶，当鱼死后若不及时烹制，硫胺素酶可使维生素B_1发生分解而受损失。

5．人为因素

（1）整理、剖剥不当　由于过分强调"食不厌精，脍不厌细"，烹饪原料在整理、剖剥时过于精细或过于讲究，会导致部分营养素随"下脚料"的丢弃而丢失，这是烹饪过程中营养素机械性损失的重要表现。例如芹菜弃叶、茄子削皮、包菜去心等。

（2）洗涤、浸漂、涨发不当　烹饪原料在洗涤、浸漂、涨发过程中，水溶性维生素和无机盐的损失较为突出，这是烹饪过程中营养素损失的一个重要环节。例如淘米时用力搓洗和淘洗次数过多，洗菜时先切后洗，冻肉用温水解冻，藕片浸漂时间过长，海带涨发换水次数太多等操作，都会损失相当一部分的营养成分。有研究资料表明，淘米时，维生素B_1可损失30%~60%，维生素B_2可损失20%~25%，无机盐可损失70%，蛋白质可损失15%~16%，糖类可损失2%。白菜切后冲洗2min，维生素C损失8%~9%，切后浸泡15min损失约14%。涨发海带时，若用冷水浸漂后再用清水洗三遍，就有90%的碘被浸出，用热水洗一遍，则有95%的碘被浸出。

（3）焯水处理不当　焯水是烹饪加工常用的预处理办法，其对烹饪原料具有显色泽、除血污、去异味、利切配、利烹调等多种好处。但如焯水处理不当，诸如水温太低、配料过多、酸碱过量、时间过长等，将会导致营养素较大程度地损失和破坏。焯水原料中损失的主要是低分子碳水化合物、水溶性维生素（维生素B_1、维生素B_2、烟酸、维生素C和叶酸等）、矿物质和游离氨基酸等。有资料表明，肉类进行焯水处理，维生素、氨基酸、无机盐等营养素的损失因种类不同达30%~55%；蔬菜类焯水处理后维生素等损失超过40%。在焯水时加碱保护叶绿素而达到菜肴嫩绿的效果，这样会大大增加高温下对碱不稳定的维生素的损失，如维生素B_1、维生素B_2和维生素C等。

（4）加热方式不当　烹饪加热过程中营养素的损失最为突出，烹制技法、加热温度、烹制时间、烹制次数等对营养素的影响较为明显。加热温度过高、加热时间过长、加热次数过多，营养素的损失就越大。例如，白菜旺火快炒，维生素C保存率为60%~70%；若水煮10min，则保存率仅30%左右，如果5h后再回锅加热，几乎完全损失。再如油条油炸后维生素B_1可损失100%；瘦猪肉中的维生素B_1快炒可损失10%左右，若用卤制法则可损失40%~60%。因此，针对不同的原料选择合理的烹调方法，是对烹饪工作者的一个最基本要求。

（5）存放方法不当　烹饪原料存放的环境温度较高或切割后存放时间过长等，原料中的营养素受日光、氧气、微生物、酶、温度等因素的影响而损失，其中以维生素的损失为主。例如白菜洗切后放置2h，维生素C的损失率可达2%~3%；绿叶菜炒制后放置1h，维生素C的损失率可达10%左右。因此，合理设置预处理后的食物原料存放时间和及时食用烹制好的食物，也是烹饪工艺的一种要求。

二、烹饪方法对营养素的影响

中国菜的特色常以烹调技法多样而闻名于世，常用的烹饪方法有炒、爆、烤、炸、炖、蒸、烧、煎、煮、凉拌、腌、泡、糟等（表4-1），通过对热源、介质、温度、结构动作与形式的区分，制熟成菜的烹调方法可分为热制熟和非热制熟，其中热制熟包括油导热制熟、水导热制熟、气态介质导热制熟、微波导热制熟、固态导热制熟；非热制熟包括碱制熟、腌制、糟制、发酵等。

（一）热制熟

1. 油导热制熟

（1）油炸法　将菜点生坯投入大量食用油中加热，使之变性成熟直接成菜的制熟方法皆称之为油炸法。油炸法的目的是使食料表层脱水固化而结成皮或壳，其内部蛋白质变性或淀粉糊化而成熟。因此，油炸菜点成品具有干、香、酥、松、嫩的风味特点。根据被炸原料是否着衣，分为着衣炸和非着衣炸。

如果原料初步处理后经挂糊或上浆，再下油锅，糊、浆在热油中很快形成一层脆性的保护层，使原料不与热油直接接触，原料中的蛋白质、维生素损失减少，同时防止了内部水的气化，而原料所含的汁液、鲜味不容易外溢，形成外层酥脆，内部软嫩的质感，别有风味，如软炸鸡块、香酥鸭子等。

原料挂糊与否及油温高低可使炸制品获得多种不同的质感。如果原料初步处理后不经挂糊就投入油锅，在炸制过程中原料的水分由于吸收大量的汽化热而迅速汽化，成品具有酥、脆、稍硬的特点，如干炸鱼、炸麻花。在此过程中，所有营养素都有不同程度的损失，蛋白质因高温炸焦而严重变性，脂肪也因炸而发生一系列反应，使营养价值降低，对于蔬菜来说，油炸要比沸煮损失的维生素多一些，炸熟的肉会损失B族维生素。

（2）油煎及贴法　将扁平体菜点生坯在小油锅底缓慢加热成熟的方法叫油煎法。此法在熟化性质方面几乎与炸法相同，故称"干煎"，但在香味方面更为浓郁。煎菜依据其成品触感不同分为脆煎与软煎两种基本方法，对维生素及其他营养素损失无严重影响。贴是以小量油布遍锅底作为传热介质的烹调方法。贴菜的原料大多要经过挂糊，所以营养素损失不多。

（3）炒、爆、熘法

①炒：加热时将片、条、丝、丁、粒等小型食料在油锅中边翻拌边调味直至食料变性入味成熟的方法叫"炒"，或称"煸炒"。优化性质的炒菜技能关键点在于上浆、预热、兑汁勾芡和速度。炒法根据其具体操作规程可分为煸炒、干煸、滑炒、软炒、熟炒、爆炒等，各种炒法的营养素的损失各不相同，其中以干炒法的营养成分损失较大，尤其是慢火干炒损失最大，若经蛋清和湿淀粉浆拌的原料，炒制时营养成分损失较少。相对而言，高温快炒的营养成分损失较小。

②爆：因食物外面裹有蛋清或湿淀粉，形成保护膜，故营养素损失不大。

③熘：将预熬熟制的稠滑黏性滋汁经过打、穿、浇或拌入食料上的成菜方法。熘法关键在于"熘"字，熘是滋汁在锅中稠滑流动而快速浇拌（已预热）菜肴的性状。熘法所用的主料半成品主要来自炸或煎熟品，也可以是蒸或氽熟的。熘法是使营养成分损失较大的一种烹法，但若在原料表面裹上一层糊先炸再熘，则可减少相当一部分营养素的损失。

采用炒、爆、熘制作的菜肴，都是以油为传热介质，除植物性原料外，一般事先都进行挂糊或上浆，然后用旺火热油，使菜肴速成，保持菜肴滑嫩香脆的特点。由于操作迅速，加热时间很短，水分及其他营养素不易流失，营养素的损失较少。有的在制作时用淀粉勾芡，使汤汁浓稠，而淀粉中含有谷胱甘肽，其中的巯基（—SH）具有保护维生素C的作用。绿叶蔬菜中含有大量的胡萝卜素，直接食用吸收率低，但用油烹制后能增加吸收率。

2. 水导热制熟

（1）炖、焖、煨法　炖法是将原料密封在器皿中，加多量水长时间温度在95℃以上100℃以下加热，使汤质醇清、肉质酥烂的制熟成菜的方法。这是制汤菜的专门方法，所用原料均需富含蛋白质的老韧性新鲜动物原料。侧重于成菜中鲜汤的风味，同时要求汤料达到"酥烂脱骨而不失形"的成熟标准。

焖法是将炸、煎、煸、焯预熟的原料置砂锅中，兑汤调味密闭，再经煮沸、焖熟、熬收汤汁三个过程，使原料酥烂、汤浓味香的制熟成菜方法。焖实际上是指加热中恒温封闭的阶段，侧重于原料加热过程中焖熟所形成的酥烂效果。

煨法是将富含脂肪、蛋白质的老韧性动物原料经炸、炒、焯后置于（陶锅、砂锅）容器中，加多量水用中等火力加热，保持锅内沸腾至汤汁奶白、肉质酥烂的制熟成菜方法。

炖、焖、煨均以水为传热介质，原料体积均较大，为了使调味料能更好地进入原料内部，汤与菜的比例应小于涮或氽，采用的火力一般都是小火或微火，烹制所需的时间比较长，因而大量可溶性物质溶解于汤中。此外，因温度较低，原料中蛋白质的变性温和，处于容易消化的状态，不溶的、坚韧的胶原蛋白在与热水的长时间接触中转变成了可溶性的白明胶。如果把炖、焖、煨熟后的汤液用来做调味剂或汤，那么就避免了迁移到烹调水中的营养素的损失，而且这种汁液保留了炖、焖、煨食物的香味。脂肪组织中的脂肪酸与其他化学成分反应，可生成多种香味物质，如酯、醇等。淀粉在这种烹调环境下可产生糊化作用，其产物更易被人体吸收。因原料在烹调过程中受热发生变性、失水收缩现象，溶于水的矿物质随原料内部的水分一起溢出、流失。而加热时间的长短，又可影响原料中维生素的含量，其中维生素C、B族维生素等最容易受到破坏而损失。

（2）煮、烧法　煮与烧都是采用较多的汤汁作为传热介质，原料一般都要经过初步熟处理，先用大火烧开，再用小火煮熟。所以汤液中存在有相当多的水溶性物质如维生素B_1、维生素C及矿物质等，碳水化合物及蛋白质在加热过程中部分水解，而脂肪则无显著变化。但煮沸时间的长短，煮沸前原料的处理方法对营养素的损失也有影响。如制作水煮牛肉，牛肉进行上浆，水的渗透力使肌纤维组织吸水，促使成菜在加热时变得膨松饱满、鲜嫩。肉片下锅后，待其伸展、成熟，汤汁略稠时应迅速出锅，此时肉片刚好处于最嫩的状态；切忌在锅中停留时间过久，否则将会影响口感。

（3）卤法　将原料置于卤水中腌制并运用卤水加热制熟的方法叫卤法。在加热方面，卤采用"炖"或"煮"的方式，要求卤汁清澈，便于凝冻成"水晶"冻。通常，卤法要求保持原料的柔嫩性，需采用沸水下锅的方法，将其预焯水，再采用小火力加热，保持卤水的清炖。高温卤煮后，肌肉中蛋白质热变性凝聚，导致肉的保水性、可溶性蛋白及酸碱性基团等发生变化。卤煮4次后，鸡肉蛋白质含量为23.37g/100g，反复卤煮后，蛋白质含量先急剧增加后渐趋平缓，卤煮8次后，蛋白质含量为26.89g/100g，最终蛋白质含量在27g/100g附近波动变化。

（4）氽、涮法　氽法是将鲜嫩原料迅速投入多量热（沸）汤（水）中，变色即熟，调味成菜的方法。在以水为介质的诸法中，此法的制熟速度较快，所取原料必须十分鲜美，且料形为片、丝或蓉所制小球体之状，是制汤的专门方法之一。

涮法以筷夹细嫩薄小的食料在多量的沸汤中搅动浸烫成熟，边烫边吃的加工成菜的方法。涮法需用特制的锅具——涮锅。涮时，汤在锅中沸腾，进餐者边烫边吃。涮菜通常将各种原料组配齐全，围置于涮锅周围，并辅以各种调味小碟，供食者自主选择。

余和涮法以水为传热介质，所用原料体积较小，前者加工为片、丝、条或制成丸子，后者加工为薄片。汤或水均用大火烧开，汤菜比例是汤多菜少，因此在单位时间里原料能获得较多的热量而成熟。如涮羊肉时，肉片在沸水中停留的时间很短，因而肉中的一些可溶性营养物质损失较少。

（5）扒、烩法　扒是指在烧、蒸、炖的基础上进一步将原料整齐排入锅中或扣碗加热至极酥烂覆盘并勾以流芡的制熟成菜方法。扒菜原料一般使用高级山珍海味、整只肥禽、完整畜蹄、头、尾，蔬菜则选用精选部分，如笋尖、茭白、蒲菜等。

烩具有锅中原料汇合之意，是指将多种预热的小型原料同入一锅，加鲜汤煮沸，调味勾芡的制熟成菜方法。

扒和烩在其加热过程进行勾芡，只有勾芡后，由于淀粉糊化的作用，增加汤汁的浓度，使汤、菜融在一起，不但增加了菜的滋味，还产生了柔润滑嫩的特殊风味。又由于勾芡以后汤汁变浓，浮力增大，主料上浮、突出，改变了见汤不见菜的现象。同时，由于芡汁加热后有黏性，裹住了原料的外表，减少了菜肴内部热量的散发，能较长时间保持菜肴的热量。

3.气态介质导热制熟

（1）烤　烤是运用燃烧和远红外烤炉所散射的热辐射能直接对原料加热，使之变性成熟的成菜方法，也常用于点心的熟制。中国的烤法较为复杂，将烤菜的风格表现得淋漓尽致，从整牛、整羊到整禽、整鱼，再到肉类或豆腐，可用原料广泛。烤有明炉烤和暗炉烤之分。明炉烤是指用敞口式火炉或火盆对原料进行烤制的方法，其中又可以分为叉烤、串烤、网烤、炙烤等。暗炉烤是指使用可以封闭的烤炉对原料烤制的方法，其中包括挂烤、盘烤等。

烤制菜是利用热辐射和热空气的对流传热，把热源产生的热量传递给原料，除微波加热外，热量传递的顺序是由表及里，因此在原料表面首先获得热量的同时，表面的水分子也获得汽化热而蒸发，导致表面失水，使原料内部和表面水分子密度不同。所以内部水分尚未传至表面，表层因蛋白质变性已形成一层薄膜，或淀粉糊化后又失水形成一层硬壳（如烤面包），这样原料中的水分就难以向外蒸发了，从而形成烤制品表皮水分含量低、内部水分含量高的特点。但若在以柴、炭、煤或煤气为燃料的明火上直接烤原料，因火力分散，烤制时间较长，使维生素A、B族维生素及维生素C受到很大的损失，也可使脂肪受损失。另外，还会产生3，4-苯并芘等致癌物质。

（2）熏　熏是将原料置于锅或盆中，利用熏料不充分燃烧升发的热烟制熟的成菜方法。这是食品保藏的重要方法之一。在烹饪工艺中，熏是直接制熟食物成为菜肴食品的一种方法，制熟后即可食用，因此，在熏料上更注重选择具有香味性质的软质或细小材料，常用的有樟木屑、松柏枝、茶叶、米锅巴、甘蔗渣、糖等。

熏制食物的表面有适度的焦皮，具有独特的风味，但鱼、肉等经熏以后，会产生一些对人有害的物质，其中脂肪和淀粉受热后不完全分解，都可产生3，4-苯并芘。特别是维生素C损失较大。

（3）蒸　蒸是指将原料置于笼中直接与蒸汽接触，在蒸汽的导热作用下变性成熟的成菜方法。蒸汽可以用于蒸炖和笼扒加热，但作为一个独立的制熟成菜方法，则是干蒸，即所蒸制的菜点不加汤水掩面的方法，成品汤汁较少或无汁（点心）。在蒸制过程中，温度和时间应根据具体原料的不同需要而调整，一般采用四种控制形式，即旺火沸水圆汽的强化控制、中火沸水圆汽的普通控制、中火沸水放汽的有限控制和微火沸水持汽的保温控制。

蒸法是众多烹饪方法中对食物营养影响最小的一种。蒸汽导热主要是靠对流作用,与煮相比,虽然部分B族维生素、维生素C遭受破坏,但绝大部分维生素和矿物质及水溶性营养素不会溶于水中损失,也不会因蒸而受损失,可保持原料的原汁原味。

4. 微波导热制熟

微波导热制熟是由里向外传热,不受介质影响,不易从表面来判断食物成熟度,而必须靠控制时间来掌握火候,虽然简单方便,但火候掌握不准就会使食物发生焦煳,破坏食物的营养成分以及风味和口感。

5. 固态导热制熟

(1)盐焗 盐焗是客家菜常用的烹调技法之一,它的主要特点就是将食材埋入烤热的食盐中,利用食盐的余热将食材焖熟。盐焗蛋的营养成分比生鸡蛋略高一筹,盐焗蛋多一些盐,除能够补充蛋白质外,还能够补充一些盐分。盐焗蛋在制作过程中,根据盐粒让蛋均匀遇热至熟的原理,生产加工时间较短,可以避免外部有害物进入。

(2)砂炒 炒砂是炒货而用的填充料,使所炒制的食材在炉腔内分布均匀,并传导热量使食材受热均匀。对干果、食品类的加工起辅助作用,如板栗、花生、核桃等干果类。而对面制品、豆类等进行砂炒可使产品翻炒均匀,避免产生焦麻煳点或者粘连。

(二)非热制熟

1. 碱制熟

如松花蛋,松花蛋(皮蛋)的加工一般选用完整新鲜的鸭蛋,还有石灰、纯碱、盐、茶叶、黄丹粉等物料。在这些物料中,石灰与纯碱形成强碱环境,加工过程中氢氧化钠逐渐渗透到蛋内,茶叶水也可随之渗入蛋内。当蛋清和蛋黄遇到强碱时,很快发生变化。首先蛋白质变性凝固,蛋清蛋白形成冻胶状的凝固体,蛋黄中的脂肪及脂溶性色素聚集在蛋黄中部,形成橙黄色的流心。在碱性条件下,一部分蛋白质水解成简单蛋白质及磷脂,另一部分蛋白质水解成氨基酸并放出硫化氢气体等。蛋白质的分解结果使蛋白质凝胶逐渐呈半透明状。蛋白质中的氨基和分解产生的氨基酸与蛋内少量的糖发生羰氨反应,硫化氢与蛋黄中的铁生成黑色的硫化铁,还与黄丹粉中二价铅生成黑色的硫化铅,这些因素使蛋白质凝胶具有特殊的青黑色。另外,茶水中的单宁也能使蛋白质凝固,并使之着色,且茶水中的香气物质可增加松花蛋的风味。食盐可使蛋白质收缩离壳,并具有咸味及防腐作用。水解生成的氨基酸在酶的作用下脱氨并氧化成酮酸,少量酮酸的辣味与氨气、硫化氢一起使蛋具有特殊的风味,能刺激人的食欲。松花蛋在成熟时,由于蛋白质分解产物和盐类生成沉淀并在凝胶中扩散,形成松花状的白色结晶,故称松花蛋。由鲜蛋加工成松花蛋后,成分发生了以下变化:蛋白中的水分减少,从而使蛋白中的蛋白质的含量相对增多;蛋黄中的水分增多,从而使蛋黄中的蛋白质的含量相对减少;由于碱和食盐等物质的作用,蛋白和蛋黄中的矿物质增加;在碱的作用下蛋黄中脂肪水解,因而所含脂肪量减少,脂肪的酸价上升。由于蛋白中水分含量的减少,蛋中的含糖量比鲜蛋数量多;在强碱的作用下维生素B$_1$和泛酸等B族维生素全被破坏,但松花蛋中的维生素A和维生素D含量与鲜蛋相近。

2. 腌制

如咸蛋,咸蛋是以鸡蛋、鸭蛋、鹅蛋等鲜蛋以食盐腌制而成的一种蛋制品。在咸蛋的加工过程中,食盐的主要作用是防腐,并赋予咸味。咸蛋本身的化学成分并未发生显著变化,但由于食盐的渗透作用,使蛋内水分减少,糖、蛋黄脂肪和磷脂的含量相对增多;维生素普遍增加，特别是维生素A增加较多；由于盐的渗透作用，蛋的绝对质量增加，因此，蛋中各个组成部分的质量比鲜蛋要大。咸蛋的营养价值很高，其中的蛋白质可提供极为丰富的人体所必需的氨基酸，而且组成的比例非常适合人体的需要。咸蛋中的脂肪也绝大部分在蛋黄内，而且分散成细小的颗粒，大部分为中性脂肪，还有卵磷脂和胆固醇，极易被人体吸收。咸蛋中的矿物质和维生素含量比鲜蛋多，主要集中在蛋黄内，其中钙、磷、铁都很丰富，特别是咸蛋中的含钙量较高，是鲜鸡蛋的10倍左右，接近食品中含钙量最多的虾米。维生素中以维生素A含量最高，维生素B_1和维生素B_2也较多。因此，常吃一些咸蛋对预防夜盲症、毛发干枯、皮肤粗糙等有一定的帮助。

3. 糟

如糟蛋，糟蛋风味独特，是冷菜中的佳品。它是以精选的鸭蛋、鹅蛋等禽蛋为原料，用酒糟、食盐、醋等腌渍数日而成的蛋制品。鲜蛋经用酒糟进行糟渍后，蛋的各组成部分发生了很大变化，蛋壳的质量减轻，蛋白和蛋黄的比例增加。糟蛋的烟酸含量增加，比鲜蛋高出60倍，其次是钙，约增加4倍。此外，糟蛋还是一种保健食品，有开胃、助消化、促进血液循环的功效。鸭蛋的糟渍过程，主要是蛋白质在10%~15%的酒精中发生变性凝固的过程，蛋白质因此呈冻胶状，蛋黄呈半固体凝胶状。制糟蛋时产生的还原糖、醇和少量的酸，使蛋稍带有甜味，醇与酸发生酯化反应，糟蛋带有明显的芳香气味，沁人心脾。此外，制醋时产生的醋酸能与蛋壳中的碳酸钙反应，生成可溶性的醋酸钙，使蛋壳变软或脱落，形成软壳糟蛋。有时先用食醋浸泡至蛋壳发软后，洗去醋再糟制，质量还可能更好。另外，糟蛋在制作过程中，食盐可使脂肪积聚在蛋黄中心，使蛋黄起油，还有改善风味之功能。

4. 发酵

如臭鳜鱼，又称腌鲜鳜鱼，是以新鲜鳜鱼为原料，配以一定量的香辛料，经低盐、低温、短期腌制发酵而成，是我国传统徽式名菜的代表。臭鳜鱼肉质中的粗蛋白、粗脂肪含量分别为19.20%、10.54%，相比鲜鳜鱼中粗蛋白、粗脂肪的含量减少了1.80%、3.90%。这是由于发酵过程中微生物合成的蛋白酶、脂肪酶分解了部分蛋白质、脂肪；微生物为满足自身的生长、发育、繁衍而消耗了鱼体内部分蛋白质、脂肪。伴随着部分粗蛋白的水解，发酵后臭鳜鱼中的游离氨基酸含量显著上升。臭鳜鱼在发酵前水分含量为74.35%~77.49%，发酵后含水量下降到55.50%，保水能力从85.63%上升到98.81%，结合水和中间水含量变化不大，游离水含量显著降低，细胞间结合增强。在臭鳜鱼的发酵过程中，钠、钙、锌等元素含量提高，而磷、钾、镁、铁等元素有所下降，铜的含量不变，未在鱼体中检测到硒元素。

表4-1 部分常用烹饪方法对营养素的影响

烹调方法	时间	温度（℃）	选料特点	优点	缺点	建议
烧	中、长	100	大块原料	油脂乳化，部分蛋白质水解，有利于消化吸收	B族维生素、维生素C损失较大	控制添加水量及加热时间
煮	长	100	荤素皆宜	蛋白质、脂肪酸、无机盐、有机酸和维生素、淀粉等溶入汤汁中	水溶性的维生素和无机盐易流失	汤汁合理利用

续表

烹调方法	时间	温度(℃)	选料特点	优点	缺点	建议
氽、涮	短	100	植物原料为主，其次是羊肉、丸子等	营养素破坏较少	水溶性成分易流失	严格控制加热时间并防止外熟里生
炖、焖、熬、煨	中、长	100	大块动物原料为主	油脂乳化，部分蛋白质水解，有利于消化吸收	维生素损失较多	宜用胶原蛋白质和粗纤维含量丰富的原料，适当搭配植物原料
炸	短、中	100~230	适用于各种原料	热能和脂肪含量高，饱腹作用强，促进维生素 A、维生素 E 吸收	易脱水，水溶性维生素破坏大，蛋白质过度变性，脂肪酸被破坏	油温不宜过高（最好不要超过180℃），可采用拍粉、上浆、挂糊等方式处理，不宜将油脂反复多次使用
煎、贴、煽	短、中	100~230	宜选用蛋白质含量丰富的原料	挂糊营养素流失较少	受热不均匀	防止外焦里生
炒、爆、熘	短	150~180	原料切配后较细小，易熟	营养素流失少，B族维生素损失也少	维生素 C 损失较大	有些原料需经过上浆、挂糊等方式处理，成熟后内部温度不低于70℃
熏	长	60~85	动物原料	防腐，形成特殊香味	水溶性成分易流失，有致癌物产生	可采用"液体烟熏法"
烤	中、长	130~340	整只原料	营养素流失少	维生素损失大，蛋白质过度变性	防止外焦里生，避免在燃油或明火上烤
蒸	短、中	100	新鲜原料	营养素流失少	B 族维生素破坏较多	选择蛋白质和纤维多的原料

第三节
食物的合理烹调与营养保护

一、合理烹调的意义

烹调的目的是食用。如果烹调人员不懂用科学的烹调方法进行操作，菜肴就会失去应有的色、香、味、形，甚至连营养成分也会遭到破坏。科学的烹调方法就叫"合理烹调"。

合理烹调的目的：一方面使菜肴在烹调过程中感官质量提高，诱人食欲，并促进消化吸收；另一方面则是保存食物中固有的营养素，尽量避免损失。例如上浆挂糊、先洗后切、合理配菜、旺火速炒、荤素搭配等操作，都是科学的烹调方法。因此，烹调人员必须尽可能地学习和掌握多种科学烹调方法，了解各种烹调方法对食物营养的影响情况，才能在烹调制作中最大限度地保持菜肴的营养成分，使菜肴达到最佳程度。

二、减少烹调过程中营养素破坏与损失的措施

（一）合理清洗

各种食材在烹饪前都要清洗，洗涤能减少微生物，除去寄生虫卵和泥沙杂物，有利于食物的卫生。对未被霉菌污染的粮食或没有农药残留的粮食，在淘洗时，应尽量减少淘洗次数，一般为2~3次，不要用流水冲洗或用热水淘洗，不宜用力搓洗。各种副食原料（如蔬菜等）在改刀前清洗，不要在水中浸泡，洗的次数不宜过多，以洗去泥沙即可。这样可减少原料中某些溶于水的营养素（如水溶性维生素、矿物质、蛋白质等）因溶于水而流失。

（二）科学切配

原料切块要稍大，若切得过碎，则原料中易氧化的营养素损失得更多，如蔬菜切得过碎，很多细胞膜被破坏，增加了与水、空气的接触，从而加速营养素的氧化破坏。切成片、丁、丝、条、块后不要再用水冲洗，或在水中浸泡，也不应放置较长时间或切后加盐弃汁，这样可避免维生素及矿物质随水流失并减少氧气对维生素C的氧化。如小白菜，切段炒后维生素C的损失率为31%，而切成丝炒后损失率为51%。另外，应现切现烹，现做现吃，以减少维生素氧化。

（三）烫漂焯水

有时为了除去食材的异味、辛辣味、苦涩味等，增加食物的色、香、味、形或调整各种原料的烹调成熟时间，许多食材要焯水处理再烹调。操作时，一定要大火水沸，加热时间宜短，原料在沸水中打个滚就可以捞起来，这样不仅能减轻原料色泽的改变，同时可减少营养素的损失。如蔬菜中含有某些氧化酶易使维生素C氧化破坏，而此酶在60~80℃时活性最强，温度达到90℃以上则酶活性减弱或被破坏。

蔬菜经沸水烫后，虽然会损失一部分维生素，但也能除去较多的草酸，利于钙、铁和其他矿物质在人体内的吸收。食材焯水后，不要挤去汁水，否则会使大量水溶性营养素流失。如白菜切后煮2min捞出，挤去汁水，可使水溶性维生素损失77%。水烫动物性原料，也需旺火沸水，原料（一般是大块原料）在投入水中时，因骤受高温，蛋白质凝固，保护内部营养素不外溢。

（四）上浆、挂糊和勾芡

上浆、挂糊是将经过刀工处理的食材表面裹上一层黏性的浆糊（蛋清、淀粉），经过加热后，淀粉糊化而后胶凝，蛋清中的蛋白质受热直接胶凝，因而形成一层有一定强度的保护膜。这种工艺可以改变原料的形态，保护原料中的水分和鲜味不外溢，使原料不直接和高温油接触，油也不易侵入原料内部，因间接传热，原料中的蛋白质不会过度变性，维生素不易受高温分解破坏，还可减少营养素与空气接触而被氧化，原料本身也不易因断裂、卷缩、干瘪而变形。这样烹制出来的菜肴不仅色泽好、味道鲜嫩，营养素保存多，而且易被消化吸收。

勾芡就是在菜肴即将出锅时，将已经提前调好的水淀粉淋入锅中，使菜肴中的汤汁达到一定的稠度，增加汤汁对原料的附着力。勾芡后汤汁变稠并包在菜肴原料的表面，与菜肴融合，既保护了营养素且味美可口，特别是淀粉中含有谷胱甘肽可保护维生素C。有些动物性原料如肉类等也含有谷胱甘肽，所以肉类和蔬菜在一起烹调时也有同样的效果。

（五）适当加醋、适时加盐

很多维生素在碱性条件下易被破坏，而在酸性环境中比较稳定。凉拌蔬菜可适当加醋，动物性原料的菜肴（如红烧鱼、糖醋排骨）在烹饪过程中也可适当加醋，促使原料中的矿物质游离，而易于人体的吸收。此外，加醋还有利于改进菜肴的感官性状，增加风味。

食盐溶于汤汁中能使汤汁具有较高的渗透压，使细胞内水分大量渗出，原料发生皱缩、组织发紧，这样又使食盐不易渗入内部，不仅影响菜肴的外观，而且风味也欠佳。由于食盐能使蛋白质凝固脱水，对于一些富含蛋白质、肌纤维、质地较老的原料（如老母鸡、鸭、鹅、牛肉、豆类等），不宜过早放盐。因为先放盐，可使原料表面蛋白质凝固，内层蛋白质吸水难，不易煮烂，这样不但延长加热时间，而且影响人体的消化吸收。然而在调制肉末、肉馅时，则先加入适量的盐可使肉馅越搅黏度越大，馅料成团不散，加热后的肴馔质地松软鲜嫩。

（六）旺火急炒

旺火急炒是中国传统烹饪技艺的要求。如果烹饪原料没有设置保护层或保护层脱落、不完整时，原料在烹制过程中，营养素的流失将随着烹制时间的延长而增多。原料表面水分的流失是因为蒸发引起的，而原料内部水分的流失则是水分子向原料外部渗透、扩散的结果。扩散是需要时间的，减慢水分的扩散速度或缩短烹制时间，均可减少原料中营养素的流失。如猪肉切成丝，旺火急炒，其维生素B_1的损失率为13%，维生素B_2为21%，烟酸为45%；而切成块用文火炖，则维生素B_1损失率为65%，维生素B_2为41%，烟酸为75%。叶菜类用旺火急炒的方法，可使维生素C的平均保存率达60%~70%，而胡萝卜素的保存率可达76%~90%。旺火加热能使原料迅速成熟，因成熟的速度取决于原料的蛋白质变性及其他的化学变化速度。据化学反应理论，温度每升高10℃，化学反应速度为原来的2~4倍，蛋白质在等电点附近时其变性速度可达原来的600倍，所以高温烹制可使原料迅速成熟，水分扩散时间明显缩短。因此对蔬菜和其他体积小、切片薄、传热快的原料，在烹饪中采用旺火急炒是减少食物营养素损失的重要手段之一。

（七）酵母发酵

在面团中添加发酵膨松原料，经过反应，可形成具有海绵状空洞结构的面团，成品具有膨松柔软的特点。根据膨松方法的不同，膨松面团主要分为生物膨松面团和化学膨松面团两大类。

在面团中引进酵母，使之发酵膨松的面团，叫发酵面团。面团的发酵有老面发酵与鲜酵母发酵两种方法。在酵母发酵过程中，淀粉在淀粉酶的作用下水解成麦芽糖。酵母本身可以分泌麦芽糖酶和蔗糖酶，将麦芽糖和蔗糖水解成单糖。老面发酵方法是中国传统的点心发酵方法，即将含有酵母的面团引入大块面团中，引发成大块发酵面团的方法。老面发酵需加碱中和。碱与面团中杂菌产生的酸类结合，生成乳酸和碳酸，再分解为二氧化碳和水，从而既去除了酸味，又辅助发酵，使面团松发。而鲜酵母发酵则无须加碱。化学膨松面团是将化学膨松剂引入面团，加热分解产生气体，形成多孔性状的面团。膨松剂品种较多，主要有小苏打、发酵粉以及盐、碱的结合剂等。这些化学膨松剂受热分解，可产生大量的二氧化碳气体，使成品内部结构形成均匀致密的多孔，从而达到疏松的目的。在发酵过程中，由于加碱而破坏了面团中大量维生素，所以，要尽量使用优质鲜酵母发酵面团，微生物发酵面团使酵母菌大量繁殖，致B族维生素的含量增加，同时可分解面团中所含的植酸盐络合物，有利于人体对矿物质（如钙、铁）的吸收。

玉米中烟酸的含量较大米高，但主要为结合型，不能被吸收利用。如加碱（小苏打等）处理，可有大量游离烟酸从结合型中释放出来被机体利用。所以，以玉米为主食的地区，在食用前，应加碱处理，以提高维生素的利用率。

三、根据原料的营养特点选择烹饪方法

每种食材在营养素的种类和含量上有一定的特点。根据各类食材在营养素种类和分布上的特点，若烹调方法选择得当，会使原料中的各种营养素充分地被人体消化、吸收。相反，烹调方法选择不适当，不但影响食物的消化吸收过程，还会对人体产生不良后果。

例如，"清炖鸡"选用活的老母鸡，宰杀、洗净，配以一定的辅料，在微火上炖焖，直至酥烂。这种烹调方法可使鸡肉蛋白发生部分分解生成的蛋白胨、蛋白胨及二肽、三肽和氨基酸溶解于汤液中；脂肪组织也有部分分解，汤液中出现游离的脂肪酸；部分脂溶性维生素和矿物质也溶解于汤液中。所以，对于老母鸡这种食材来说，炖是一种较好的烹调方法。因为这种烹调方法使母鸡的主要营养素——蛋白质、脂肪利于人体吸收、利用，从而显示了母鸡这一原料的营养特点及对人体的作用。清炖鸡汤液醇浓，味道鲜美，鸡肉酥烂，特别适于老年人及产妇、乳母食用。再如"清蒸鲫鱼"，鱼肉本身水分含量较高，采用"蒸"这种烹调方法，保持了鱼肉中的水分，使鱼肉肉质保持细嫩，便于消化、吸收。

以上的几个例子，烹调方法较符合烹饪原料的营养特点，用这些与食物原料相适应的烹调方法烹制的菜肴，充分发挥了原料中的营养素在种类和数量上的特长，有利于营养素的消化、吸收。相反，若选用不合适的烹调方法，不仅影响菜肴的口味，使就餐者食欲下降，影响了食物原料的营养价值和实用价值，而且还会产生对人体有害的物质。

例如，若选用油炸的方法来烹调鲫鱼，则会使鲫鱼肉水分蒸发，失去其鲜嫩的口感，而且鲫鱼的脂肪组织会遭到破坏。鲫鱼中脂肪组织以不饱和脂肪酸为主，高温烹调鲫鱼会使不饱和脂肪酸发生一系列的化学变化，而对人体产生毒性作用。由此看来，根据烹饪原料的营养特点选择适当的烹调方法，具有一定的科学意义。

此外，根据原料分布的特点所选用的烹饪方法，首先必须保证营养素不被破坏，另外，还应使其中的营养素尽量被人体吸收。例如，我们选择蔬菜中维生素C含量最高的原料——菜椒，就应选择相适应的烹调方法以避免维生素的破坏。"糖醋菜椒"可达这一目的，选用旺火炒菜椒可减少维生素C分解破坏；而食醋更可保护维生素C，这样就达到了选择菜椒这一烹饪原料的目的，增加宴席中维生素C的供给量。酸甜萝卜丝、糖醋藕片也属同样的情况。

在宴席原料中选择有色蔬菜，主要是为增加类胡萝卜素的供给。类胡萝卜素在有脂肪存在的情况下易被人体吸收。所以，对这类蔬菜选用的烹调方法应用油脂烹制。

四、根据就餐者的生理特点和健康状况选择烹饪方法

不同生理状况的就餐者食用不同烹调方法烹制的食物。对老年人来说，可选用清蒸、炖、煮等烹调方法，这样烹调出来的食物清淡、酥烂，水分含量高，适合于老年人口腔咀嚼功能的下降、唾液分泌量减少及消化吸收功能退化的生理特点。

对孕妇特别是妊娠早期、妊娠反应严重的孕妇，烹调方法可根据孕妇的喜好选择，这样可避免妊娠反应给孕妇和胎儿造成的营养不良。对乳母来说，为促进和增加乳汁的分泌，烹调方法可选择煨、煮等，这样烹制出来的食物含有较多的汤液，较合适乳母分泌的需要。

对不同健康状况的就餐者，在选择烹饪方法时就更应注意。患胆、胰疾病的患者应避免使用油炸等使菜肴中油脂量增加的烹调方法，这种烹调方法会诱发患者的疾病复发。

肝脏疾病的患者应选择使食物清淡、易消化的烹调方法，这样可使患者食欲增强。肝脏疾病特别是肝炎病人不宜食用过分油腻的食物。对慢性肝炎和肝硬化的病人，应食用较软的食物，这样可避免患者发生意外的出血症状。因为慢性肝炎特别是肝硬化病人，往往会有食道静脉曲张，而且机体的凝血机制受影响，凝血功能下降，若食用油炸等较硬的食物，则可能会使食管静脉破裂，引起消化道大出血。

五、烹饪中减盐、减油、减糖方法

自古以来，中国人就讲究"食医合一"，认为食物不仅是满足口腹之欲的必需品，更是滋养身体、预防疾病的良药。在这一传统饮食文化的熏陶下，中国人形成了独特的烹饪技艺和饮食习惯，注重食材的天然、新鲜，追求味道的和谐与平衡。然而，随着现代生活节奏的加快和饮食习惯的改变，高盐、高油、高糖的食品逐渐充斥着我们的餐桌。这种转变不仅与中国传统饮食文化的核心理念背道而驰，更对人们的身体健康构成了严重威胁。肥胖、高血压、糖尿病等慢性疾病的发生率逐年上升，这与不健康的饮食习惯有着千丝万缕的联系。因此，如何在传承和发扬中国传统饮食文化的基础上，探索和实践减盐、减油、减糖的健康烹饪之道，成为我们亟待解决的问题。

（一）烹饪过程中的减盐策略

我国居民钠的摄入，72%来自烹调盐，8%为其他调味料（如酱油、酱、蚝油等），因此减盐（钠）的一项重要措施就是减少烹调盐的摄入。

1. 调整放盐的时间

在食物制作过程中，加盐的时间选择对菜肴的品质以及人体对咸味的感知均产生显著影响。具体来说，当食物原料尚未加热时，其细胞膜相对完整，具有一定的渗透性。若在此阶段加盐，食物细胞会处于高渗环境中，导致细胞内的水分渗出，而盐分则更容易渗透进入细胞内，使得食物在烹饪过程中失去部分水分，因此变得更加"入味"。然而，如果先对食物进行加热处理，原料中的蛋白质会发生变性凝固，导致细胞膜的通透性大大降低。此时再放

盐，水和盐进出细胞的过程就会受到一定的阻碍。盐分更多地停留在食物表面，而非均匀渗透至食物内部。由于人体对咸味的感觉主要来自舌头表面味蕾神经末梢对钠离子的刺激所产生的神经反射，因此，在加盐量相同的情况下，后加盐烹饪的食物可能口感上没那么"入味"，但尝起来却可能感觉"更咸"，这是因为盐分更多地集中在食物表面，与味蕾的接触更为直接和集中。

2．合理运用烹调方法

烹制菜肴时加糖会掩盖咸味，影响人们对咸味的感知；而酸味能够强化咸味的感知，使得少量的食盐就能达到与较多食盐相同的味觉效果。对于凉拌菜，通过多放醋和少量糖、鸡精来增加鲜味，少放或不放盐，可以在保持口感丰富的同时，降低食盐的使用量。对于适合清蒸的食材，如鲜鱼类，采用清蒸等少盐、少油的烹饪方式，不仅能够凸显食材本身的鲜美，还能有效减少盐分摄入。例如，清蒸鲈鱼，只需少许盐和姜片提味，就能蒸制出鱼肉本身的清甜与鲜嫩。

3．避免高盐食品

尽量减少或避免食用咸菜、酱菜、咸蛋、腊肉等加工食品，这些食品在制作过程中往往加入了大量的盐分，导致钠含量超标。用咸菜作为烹调配料时，可先用水冲洗或浸泡，以减少盐的含量。

4．天然呈味食材巧搭配

为了减少对食盐的依赖，我们可以通过巧妙的食材搭配和调味品的替代来实现。例如，将味道浓烈的食物如番茄、洋葱等与味道清淡的食物搭配烹煮，或者选择当季新鲜的食材并采用清炒等烹饪方式，以突出食材本身的自然风味；酸味能够强化咸味的感知，使得少量的食盐就能达到与较多食盐相同的味觉效果，从而有效减少食盐的使用量，可以在菜肴中用酸味水果代替醋，如柠檬、柚子、番茄等；用菌藻类的口蘑、香菇、羊肚菌、紫菜，水产品中的虾子、干贝，以及笋、茭白、芦笋等食材来替代味精和鸡精，这些食物中所含有的各种氨基酸、小分子肽、核苷酸等成分不仅鲜味更浓，且各具特色，有助于我们在享受美味的同时，保持健康的饮食习惯。

5．巧用工具

为了有效控制每餐的盐摄入量，使用限盐勺是一个简单而有效的方法。通过量化控制，可以有效减少食盐的使用。

（二）烹饪过程中的减油策略

油炸，作为我国一种历史悠久的烹饪方法，其核心在于利用食用油作为热传递的介质来加热食物。在这一过程中，热传递主要依赖传导方式，同时也伴随着对流作用。油炸过程中的吸油阶段，可通过图4-1进行直观了解。值得注意的是，油炸过程中，食物因吸收油脂而导致其脂肪含量显著上升，进而使得菜品的总能量也随之增加。

1．影响原料油脂吸收量的因素

科研人员针对油炸过程中的吸油机制进行了深入研究，并发现了以下几个关键因素。

（1）食物表面结构　食物表面的微观结构，如孔隙率和表面粗糙度，直接影响着油脂的吸收量，表面粗糙或有较多孔隙的食物更容易在油炸过程中吸附更多的油脂。不同油炸食品的吸油率见表4-2。

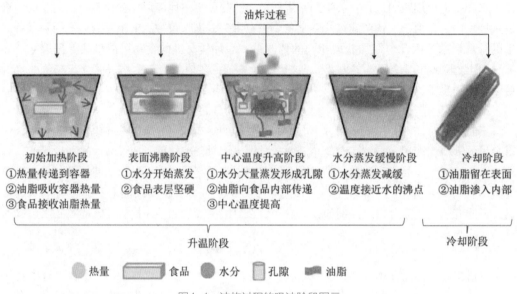

图4-1   油炸过程的吸油阶段图示

表4-2   不同油炸食品的吸油率

食物	吸油率（%）	食物	吸油率（%）	食物	吸油率（%）
炸面包片	80	炸土豆片	15	炸豆腐	6
炸散鸡蛋	43	炸乌贼圈	15	炸肉馅饼	6
炸小虾（面糊裹）	35	炸小茄子	14	炸冻薯条	5
炸香菇（面糊裹）	23	炸鱼	13	炸香蕉	5
炸莲藕	19	炸春卷	12	炸红薯（拔丝）	3
炸茄盒（片）	17	炸虾	12	炸冻水饺	2
炸鸡蛋	15	炸小青椒	10	炸丸子	1

资料来源：《中国居民膳食指南（2022）》。

（2）油炸温度与时间　油炸的温度和持续时间也是决定吸油量的重要因素。一般来说，较高的温度和较长的油炸时间会导致食物吸收更多的油脂，因为高温加速了油脂向食物内部的渗透。

（3）食物成分与性质　食物本身的成分，如水分、淀粉、蛋白质和纤维素的含量及性质，也会影响其吸油能力。含水量高的原料在油炸时水分由内向外转移需要更长的时间，并且由于水分具有疏油性，可以阻碍油脂进入食品内部，降低含油量；而含有较高淀粉的食物在油炸时往往比蛋白质含量高的食物吸收更多的油脂。

2．降低原料吸油率的措施

（1）增加原料水分含量　对于水分含量相对较低且组织结构呈多孔状的蔬菜原料，如茄子，直接油炒往往需要较多的油。然而，如果在下锅前，先淋一下水使茄子吸收更多水分，再用油炒时，可以显著减少用油量，同时保持成菜的口感不受影响。

（2）增加原料厚度　原料厚度的增加与吸油率之间存在线性负相关关系。在油炸食物时，尽量将原料切配成大块，这样可以有效减少油的含量。

（3）上浆挂糊　上浆挂糊可以帮助食材在油炸时形成一层薄膜，既能减少原料组织中的水分散出，又能有效地阻止油脂渗入原料内部，降低原料的吸油率。如果在上浆的浆液或挂糊的面糊中加入少量食盐，也会减少食物的含油量。食盐能结合部分水分子，并占据一定空间，使油分子不能进入食物内部；且食盐的水溶液具有疏油作用，可增加油脂进入原料内部的阻力，从而明显降低吸油率。

（4）调整原料配方　研究表明，调整原料的配方可达到改变制品特性和延缓油脂吸收的目的。有研究表明，糙米粉的添加可使油炸面糊的含油量显著降低28%，这可能是因为糙米粉的加入促使更多的直链淀粉溶出，使其与脂肪酸或脂肪酸酯形成淀粉-脂质复合物附着于制品表面。提高原料面筋蛋白含量，也有助于降低原料吸油率，有研究证实，相同油温下高筋粉制作甜甜圈的含油量远低于低筋粉，这表明强大的面筋网络有助于减少油炸甜甜圈的油脂吸收。

（5）控制油炸时间　降低油炸食品的吸油率，控制油炸时间是一个基本且易于操作的方法。油炸过程本质上是热传导的过程，油炸时间越长，产品吸油率越高。当原料置于高温油中，其表面水分迅速蒸发，随后蛋白质和淀粉发生变性及糊化，形成坚硬的外壳，这层外壳能阻挡内部水分的进一步溢出和外部油脂的渗入。然而，原料在油中停留的时间越长，食品内部渗透的油脂量就越多。因此，在确保油炸食品质量的前提下，应尽量缩短油炸时间，这样既能节约能源，又能有效降低吸油率。

3. 新型油炸技术

新型油炸技术的开发为油炸制品高含油量问题的解决提供了新的途径。目前较为成熟且在一定范围被推广使用的油炸技术主要有真空油炸、空气油炸等。

（1）真空油炸　真空油炸是指食物在负压状态下，能够使油脂在较低的温度下达到沸点而使食物快速熟化的油炸手段。该技术在肉制品加工处理以及果蔬脆片的生产方面应用较广。由于该技术是在无氧条件下进行，真空油炸也因而具有延缓油脂氧化的优点。

（2）空气油炸　空气油炸是近几年新兴起的一种在降低食品含油量的同时又保留食品类似油炸特性的技术，以循环热空气为加热介质，使制品和油直接接触热空气发生热交换而达到熟化。

（三）烹饪过程中的减糖策略

糖能够与食物中的其他成分发生美妙的化学反应，增强食物的风味，使菜肴更加鲜美可口。然而，过量的糖分摄入与一系列健康问题息息相关。因此，在烹饪过程中，如何既保留食物的美味，又实现减糖的目标，成了我们关注的焦点。以下是一些有效的减糖策略。

1. 使用天然甜味剂

替代传统的糖分，可以尝试使用天然甜味剂，如蜂蜜、枫糖浆或椰糖。这些天然甜味剂不仅味道独特，而且通常含有较低的甜度或具有其他的营养成分。

2. 利用水果的甜味

水果本身含有天然糖分，可以作为烹饪中的甜味来源。例如，传统菜肴菠萝咕咾肉利用菠萝自身具有的酸甜口感，使得整道菜肴的味道层次更加丰富，开胃可口。同时，菠萝中含有菠萝蛋白酶能够促进食物的消化吸收。

3. 使用香料和调味品提升风味

通过使用香草、香料、柠檬汁、醋或其他调味品，可以提升食物的风味，减少对糖分的依赖。这些调味品可以为食物增添层次感和深度，使其更加美味。

4. 选择低糖或无糖的烹饪方法

尝试使用低糖或无糖的烹饪方法，如蒸、烤、炖或煮。这些方法可以保留食物的原味和营养，同时减少添加糖。

第四节
烹饪工业化与烹饪新技术

一、烹饪工业化

烹饪工业化作为现代烹饪发展的重要趋势之一，正逐渐改变着传统的烹饪方式和流程。其主要特点包括科学化、标准化和智能化研究，旨在提高烹饪效率、保证产品质量，并满足现代消费者对美食的多样化需求。

科学化是烹饪工业化的基础。通过对食材、调料和烹饪工艺的科学研究，可以更加准确地掌握烹饪过程中的物理和化学变化，从而优化烹饪流程和提升产品品质。同时，科学化还有助于开发新的烹饪技术和创新菜品，为消费者带来更加丰富的味蕾体验。

标准化是烹饪工业化的核心。开展烹调工艺过程的标准化研究，可以从根本上减少厨师在生产加工中的随意性，使操作更加规范、科学。这不仅有助于提高烹饪效率，还能保证产品的一致性和稳定性，为餐饮连锁企业的快速发展提供有力支持。

智能化则是烹饪工业化的未来发展方向。随着科技的不断进步，越来越多的智能化烹饪设备被引入到厨房中，如自动炒菜机器人、智能调味系统等。这些设备能够自动完成食材的预处理、烹饪和调味等过程，大大提高了烹饪效率和产品品质。同时，智能化设备还能降低从业人员的劳动强度，改善工作环境，为餐饮业的可持续发展注入新的活力。

当前，烹饪工业化已经在全球范围内得到了广泛应用。无论是快餐店、连锁餐厅还是大型食品加工企业，都在积极采用工业化生产方式来提高烹饪效率和产品质量。而随着消费者对健康饮食和绿色环保的关注日益加深，烹饪工业化也将面临新的挑战和机遇。

二、烹饪新技术

（一）低温烹饪技术

低温烹饪，是指将食物用抽真空的办法或保鲜膜密实包装，然后放入搅拌型恒温水浴锅中，以65℃左右的低温制熟食物的烹饪方法。这一技术作为新时代烹饪技术的杰出代表，正以其独特的优势和全新的烹饪理念引领着烹饪界的革新。这一技术注重在不流失原材料水分和营养的前提下，通过真空技术和先进的低温烹饪设备，实现对菜肴的精致烹制。

相较于传统的煎、炒、炸等高温烹饪方法，低温烹饪在保留食材营养成分方面具有显著优势。在高温条件下，食材中的有机物会迅速发生化学反应，导致营养成分的损失。而低温烹饪则能够有效避免这一问题，使食材中的水分和营养成分得以完整保留，同时促进调料与食材的深度融合，使菜肴更加美味可口。

此外，低温烹饪还注重健康与安全。传统高温烹饪过程中产生的油烟和有害物质，不仅对人体健康构成威胁，还影响食物的品质。而低温烹饪则通过温和的操作过程和先进的设备，彻底消除了这些有害物质的产生，保证了食物的纯净与健康。

值得一提的是，低温烹饪还具有操作简便和易于标准化的特点。高温烹饪对火候的要求极高，温度的掌控全凭厨师的个人经验，这无疑增加了操作的难度和不确定性。而低温烹饪则通过恒定的温度和简化的操作流程，降低了对厨师技能的依赖，提高了烹饪过程的可控性和标准化程度。这不仅保证了菜点品质和口味的一致性，还为餐饮业的规模化发展提供了有力支持。

（二）分子料理技术

分子料理是一种将科学原理应用于烹饪中的创新方法。它通过使用化学和物理手段来改变食材的形态、口感和味道。例如，利用植物凝胶制作半固体的果冻，使用液氮冷冻食材以创造独特的口感效果。分子料理为厨师提供了更多的创作可能性，使菜肴呈现出前所未有的风味和视觉效果。

（三）3D打印技术

3D打印技术在烹饪领域的应用逐渐增多。通过使用食品材料作为"墨水"，3D打印机可以精确地打印出各种形状和结构的食品。这种技术为创意菜肴的制作提供了无限可能性，同时也为定制化食品生产带来了便利。

（四）高压处理技术

高压处理技术是一种通过增加食材的密度和稳定性来改变其风味和口感的方法。将食材置于高压环境中，可以使其更加紧实、口感更加细腻，并保留原有的风味和营养成分。高压处理常用于肉类、海鲜和蔬菜的加工。

（五）气相渗透技术

气相渗透技术是一种利用高压气体对食材进行处理的方法。通过将食材暴露在特定的气体环境中，可以加速食材的软化和香气释放。这种技术常用于腌制食品、烤肉和烘焙等过程中，以增强食材的风味和口感。

（六）热泡沫技术

热泡沫技术是一种使用高温和高压气体与液体混合产生泡沫的方法。这种技术可以用于制作轻盈、口感细腻的泡沫状食品，如慕斯、奶泡等。热泡沫技术为创意菜肴的制作提供了新的思路和手法。

💡 思考题

1. 烹饪过程中，加热对蛋白质、脂类、碳水化合物、矿物质、维生素等会产生哪些影响？
2. 烹饪过程中，渗透压的改变会对蛋白质、脂类、碳水化合物、矿物质、维生素等会产生哪些影响？
3. 烹饪过程中，pH的改变会对蛋白质、脂类、碳水化合物、矿物质、维生素等会产生哪些影响？
4. 怎样避免维生素在烹调加工过程中的损失？
5. 试述烹调加工对烹饪原料营养价值的影响。
6. 简述各种烹饪方法对食物营养的影响。
7. 在烹调过程中采用哪些合理烹调方法可以减少营养素破坏与损失？
8. 如何采用合适的烹饪工艺和手段，达到减盐、减糖、减油的目的，做到健康烹饪？

本章学习检测

05
第五章 CHAPTER

肴馔文化与营养

扫描二维码观看本章视频

📖 **学习指导** ─────────────────────────────

    本章主要学习的是鲁菜、川菜、粤菜、淮扬菜四大菜系与营养价值的体现。通过学习，培养对不同饮食文化的尊重和包容态度，理解饮食文化对人们饮食习惯和营养摄入的影响。学会与他人分享和讨论饮食文化与营养的知识和观点，提高沟通能力，推动饮食文化和营养的普及与推广。

📖 **启发提问** ─────────────────────────────

1. 某些传统饮食文化中的习惯或观念与现代营养学有冲突？
2. 如何将传统的饮食文化与现代营养学知识相结合，为人们提供更健康的饮食建议？

📖 **学习目标** ─────────────────────────────

1. 了解鲁菜、川菜、淮扬菜、粤菜的起源与发展、风味特色，掌握四大菜系与营养价值的体现。
2. 培养健康饮食观念，弘扬中华优秀传统文化。

    肴馔文化是饮食文化的重要组成部分。中国幅员辽阔，由于自然条件、物产、文化、经济等发展状况的不同，形成了众多的地方风味流派，大多具有浓郁的地方特色和烹饪艺术风格，体现着精湛的烹饪技艺，其背后还蕴含着营养与健康的理念。著名地方风味流派有四川菜（川菜）、山东菜（鲁菜）、江苏菜（淮扬菜）、广东菜（粤菜）、湖南菜（湘菜）、安徽菜（徽菜）、福建菜（闽菜）、浙江菜（浙菜）以及北京菜、上海菜等。这里仅对川菜、鲁菜、淮扬菜、粤菜进行阐述。

─────────── 第一节 ───────────
中国传统风味流派

    中国饮食文化的菜系，也称帮菜，是指在选料、切配、烹饪等技艺方面，经长期演变而自成体系，具有鲜明的地方风味特色，并为社会所公认的中国饮食的菜肴流派。菜系在一定区域内，由于气候、地理、历史、物产及饮食风俗的不同，经过漫长历史演变形成了一整套自成体系的烹饪技艺和风味，中国传统的四大菜系是指鲁菜、川菜、粤菜、淮扬菜。鲁菜选料广泛，烹法全面，口味讲究纯正醇浓，工于制汤；川菜好麻辣辛香，擅调复合味，菜式朴实；淮扬菜刀工精细，注重火候，调味清淡醇和，善烹河鲜家禽；粤菜精于烹制海鲜，口味注重鲜爽，烹调讲究出新。因此，这四大菜系是我国烹饪区域性的集中表现和杰出代表。

    此外，中国烹饪有独特的菜肴审美标准，即色、形、香、味、滋、养。色是菜肴的色泽；形是菜肴的形态；香是菜肴的香气；味是菜肴的味道；滋是菜肴的质地感觉；养是平衡膳食与肴馔养生。此六者结合构成视觉、嗅觉、味觉、触觉的综合艺术享受，其中又以味为核心，以养（营养）为目的。由此，成就了四大菜系文化与营养的完美结合。

一、鲁菜

山东菜简称鲁菜，有北方代表菜之称，也是黄河流域烹饪文化的代表，是我国著名的四大菜系之一，它对北京、天津、华北、东北地区烹调技术的发展影响很大。鲁菜，以其味咸、鲜、脆嫩、风味独特、制作精细享誉海内外。山东古为齐鲁之邦，海鲜水族、粮油牲畜、蔬菜果品、昆虫野味一应俱全，为烹饪提供了丰富的物质条件。随着历史的演变和经济文化、交通事业的发展，鲁菜又逐渐形成了济南、胶东两地菜系，分别代表内陆与沿海的地方风味。

近年来，随着社会生产力的进步、物质生活水平的提高，烹饪原料日益丰富，新工艺新技术不断开拓，创新菜点层出不穷，营养与卫生学日臻完善科学，鲁菜正以前所未有的繁荣局面为世人所瞩目。2021年9月，山东启动了首届"新时代新鲁菜"鲁菜创新大赛，"独头蒜烧鲍鱼""蒲菜鲜虾豆腐箱""济南把子肉""百鸟归巢"等100道菜品被评为"最具价值新鲁菜"。除了菜品，山东还在鲁菜宴会主题上下功夫，推出了齐鲁文化名宴、黄河水·文旅情民俗宴、荷花宴、牡丹宴、泉水宴、琉璃宴、好客迎宾宴、尚鲁团圆大典等100多套文化主题宴席，实现了经济效益和社会效益"双丰收"。随着时代的发展，鲁菜在不断地调试与改变，不断实现着传统技艺的创造性转化和创新性发展，演变出新的模样，焕发出与时代相得益彰的新风味。一张新的味蕾名片——新鲁菜正在山东大地形成，并实现了在国内和海外的双"破圈"。

二、川菜

四川菜主要由成都菜（也称上河邦）、重庆菜（也称下河邦）、自贡菜（也称小河邦）和具有悠久历史的传统素食佛斋菜组成。原料以省境内所产的山珍、水产、蔬菜、果品为主，兼用沿海原料。调辅料以本省井盐、川糖、花椒、姜、辣椒及豆瓣、腐乳为主。味型以麻辣、鱼香、怪味为突出特点，素以"尚滋味""好辛香"著称。其中，成都菜的代表菜有樟茶鸭子、家常海参、干烧鲜鱼、开水白菜、锅巴肉片、鸡豆花、麻婆豆腐、豆渣鸡脯等；重庆菜的代表菜有一品海参、干烧岩鱼、鱼香肉丝、水煮鱼片、烧牛头方、灯影牛肉丝、清炖牛尾、毛肚火锅等；自贡菜的代表菜有水煮牛肉、火边子牛肉、小煎鸡等。四川的素食佛斋，即素菜、素筵，历史悠久，名目繁多，有千僧斋、上堂斋、平堂斋、吉祥斋、如意斋等，是历代厨僧创造的"似荤非荤、形荤实素"的川味素菜。早在20世纪30年代，厨僧达聪与惟明二人被列为川西三大厨僧之列，至今流传的仿荤菜麻辣"鸡块"、宫保"鸡丁"、糖醋"鲤鱼"、清蒸"全鸡"等形荤实素、川味突出，都是川菜中的名菜。如今，川菜除在国内南北各城市普遍流行外，还流传到东南亚及欧美等30多个国家和地区，是中国地方菜中辐射面较大的流派之一。

三、淮扬菜

淮扬菜中的"淮"指的是江苏淮安一带，而"扬"则专指江苏扬州。整个淮扬菜系实际上是淮安、扬州、镇江三地风味菜的总称，其中淮安和扬州最具代表性。淮扬菜系的形成与这三地的地理位置有着密切的关系。淮安、扬州、镇江位于长江南北，紧邻京杭大运河，是连接南北西东的重要交通枢纽，且自古以来就是富庶的鱼米之乡。淮扬菜系起始于南北朝，进入明清时期，其沿海的地理优势也进一步扩大了淮扬菜在海内外的影响力，成为宫廷的第二大菜系，至今国宴仍以淮扬菜系为主。

　　淮扬菜的闻名主要得益于其选料、刀工、火工三个方面的精湛技艺。淮扬菜在选料方面非常严格，注重食材的鲜活和现做现吃。刀工也是淮扬菜的一大特色，在"三把刀"传说中，菜刀就是其中之一，可见扬州人对于食文化研究的深入。而火工方面，淮扬菜善用火候，讲究火工，擅长炖、焖、煨、焐、蒸、烧、炒等多种烹饪技法。原料以水产为主，注重鲜活，口味平和，清鲜而略带甜味，形成了独特的菜品风味。

四、粤菜

　　粤菜，即广东菜，是中国传统四大菜系中的重要一员。狭义上，粤菜主要指广府菜（广州府菜），而广义上则还包括潮州菜（潮汕菜）和东江菜（客家菜）。因广东海外华侨数量较大，世界各地的中菜馆多以粤菜为主。

　　粤菜集顺德、南海、番禺、东莞、香山、四邑、宝安等地的地方风味特色于一身，同时兼收并蓄京、苏、杭等外地菜以及西菜之所长，融为一体，自成一家。粤菜取百家之长，用料广博且珍奇，配料精巧，善于在模仿中创新，根据食客的喜好进行烹制。其烹调技艺多样善变，讲究清而不淡，鲜而不俗，嫩而不生，油而不腻，有"五滋"（香、松、软、肥、浓）和"六味"（酸、甜、苦、辣、咸、鲜）之说。此外，粤菜时令性强，夏秋尚清淡，冬春求浓郁。广府菜，作为粤菜的代表，其范围涵盖珠江三角洲以及韶关、湛江等地。它以清、鲜、爽、嫩、滑为特色，擅长小炒，要求对火候和油温的掌握恰到好处。广府菜还兼容了许多西菜的做法，讲究菜的气势和档次。自古以来，广府菜就享有"食在广州，厨出凤城（顺德）""食在广州，味在西关"的美誉，顺德更被联合国教科文组织授予"美食之都"的称号。

―――― 第二节 ――――
传统风味流派与营养

一、鲁菜与营养

（一）鲁菜特点

1．咸鲜为主

　　鲁菜讲究原料质地优良，以盐提鲜，以汤壮鲜，调味讲求咸鲜纯正，突出本味。大葱为山东特产，多数菜肴要用葱来增香提味，炒、熘、爆、扒、烧等方法都要用葱，尤其是葱烧类的菜肴，更是以拥有浓郁的葱香为佳，如葱烧海参、葱烧蹄筋；喂馅、爆锅、凉拌都少不了葱。海鲜类量多质优，异腥味较轻，鲜活者讲究原汁原味，虾、蟹、贝、蛤，多用姜醋佐食；燕窝、海参、干鲍、鱼皮、鱼骨等高档原料，质优味寡，必用高汤提鲜。

2. 火候精湛

鲁菜的突出烹调方法为爆、扒、拔丝，尤其是爆、扒为世人所称道。爆，分为油爆、酱爆、芫爆、葱爆、汤爆、火爆等，"烹饪之道，如火中取宝。不及则生，稍过则老，争之于俄顷，失之于须臾"。爆的技法充分体现了鲁菜在用火上的功夫。因此，世人称之为"食在中国，火在山东"。

3. 精于制汤

鲁菜以汤为百鲜之源，讲究"清汤""奶汤"的调制，清浊分明，取其清鲜。清汤的制法，早在《齐民要术》中已有记载。用"清汤"和"奶汤"制作的菜品繁多，名菜就有"清汤全家福""清汤银耳""清汤燕窝""奶汤蒲菜""汤爆双脆"等，多被列为高档宴席的珍馐美味。

4. 善烹海味

鲁菜对海珍品和小海味的烹制堪称一绝。山东的海产品，不论参、燕、贝，还是鳞、蚧、虾、蟹，经当地厨师的妙手烹制，都可成为精鲜味美之佳肴。

5. 注重礼仪

山东民风朴实，待客豪爽，在饮食上大盘大碗丰盛实惠，注重质量，受孔子礼食思想的影响，讲究陈列和饮食礼仪。正规筵席有所谓的"十全十美席""大件席""海参席"等，都能体现出鲁菜典雅大气的一面。

（二）鲁菜与营养

1. 原料充足与注重分类，食物倡导卫生科学

山东物产丰富，为鲁菜系的发展提供了原料资源。山东是我国古文化发祥地之一，气候温和，地处黄河下游，胶东半岛突出于渤海和黄海之间。省内山川纵横，河流交错，沃野千里，物产丰富，交通便利，文化发达。蔬菜种类繁多，品质优良，著名产品有胶州大白菜、苍山大蒜、章丘大葱、莱芜生姜都蜚声海内外。其粮食产量和水果产量较高，仅苹果就占全国总产量40%以上。禽、蛋、羊、猪等产量也是极其可观的，水产品产量也是全国第三，其中驰名中外的海参、大对虾、比目鱼、鲍鱼、加吉鱼、西施舌、扇贝、天鹅蛋、红螺、紫菜等，还有洛口食醋、济南酱油、即墨老酒等久有盛名，为提供充足上好原料、合理食物营养搭配，创造了得天独厚的良好条件，为鲁菜系发展打下了牢固的基础。

2. 鲁菜烹饪技法中蕴含的养生思想

鲁菜的烹调方法以爆、炒、烧、煽、炸、扒、拔丝为主。根据原料特点，选用合理方法，既保证菜肴具有一流的色、香、味等感官特点，又充分考虑其养生价值。其中爆、扒尤为世人称道。爆还分油爆、芫爆、葱爆、水爆、酱爆、盐爆等多种方法，讲究急火快炒，充分体现了鲁菜在火上的功夫。爆的烹饪方法突出菜肴的鲜、嫩、香、脆，能够避免新鲜原料尤其是蔬菜中的营养成分被破坏；而对于蛋白质、脂肪含量较高的原料，多通过烧、煽等技法使其软烂，易于消化。现代健康烹调所推崇的大火、少油、快炒，与鲁菜的许多烹调技法不谋而合。

3. 鲁菜调味中蕴含的养生思想

鲁菜讲究五味调和，没有太刺激的味道，讲究原味，如奶汤蒲菜、清蒸加吉鱼、盐水大虾等菜肴的制作，都体现了保留本味的加工方法，有效保护了食物中的营养物质。

鲁菜讲究清淡鲜嫩、软烂香醇、原汁原味，体现了鲁菜充分尊重优质原料自身具有的鲜

美味道，在此基础上加以升华，在大气与内敛、张扬与含蓄、调味与本味、至味与无味间寻找平衡点，达到中和、纯正之味，体现烹调艺术的真谛。

鲁菜以汤调味，促进营养吸收。精于制汤、以汤调味是鲁菜一大特色。在缺少调味品的过去，好汤是成就一道好菜的关键。而今，虽然出现了味精、鸡精等各种调味品，鲁菜却仍以肥鸡、肥鸭、猪肘为主料，经沸煮、微煮、清哨三个步骤，做成清澈见底、味道鲜美的汤。以汤调味不仅可以使菜肴鲜香味美，还可以将汤中的营养成分带到菜里，提升菜肴的营养价值。

鲁菜另一大特点是善用葱、姜、蒜调味。葱、姜、蒜是鲁菜必备的调味料，不论是爆锅、做馅、拌菜、蘸料还是调汁都要借葱、姜、蒜来提味。著名的胶东八大拌就是将葱、姜、蒜、糖、醋调成汁，拌海鲜成菜，备受食客喜爱。在传统医学中，葱、姜、蒜都是对人体非常有益的药食兼用食品，具有强身健体的功效。

4. 鲁菜搭配中蕴含的养生思想

鲁菜讲究菜肴的搭配艺术，其用料荤素兼用，色泽轻重并举，口味浓淡相宜，烹法变化多样，菜式前后呼应。鲁菜善用各类补益原料，对于原料间的搭配讲究按照食养的配伍规律进行。油爆双脆采用鸡胗和猪肚为原料爆炒而成，两者皆为健脾养胃、益气补虚之品，又各有所长；孔府一品锅是由海参、鱼肚、肘子、鸡、鸭、鱼卷、玉兰片、山药等原料烹制而成，食物多样，用料珍贵，汤汁鲜美，细腻爽口，所用的原料皆为传统食疗补益养生佳品，虽各具本味，功效各有专长，又能在口味与保健效果上完美结合，体现了阴阳平衡、五味调和、五脏兼顾、气血阴阳并补的饮食养生思想。

面食品种多样，均衡营养。鲁菜在面食品种上也是独树一帜，用蒸、煮、烤、烙、摊等不同技法制作出多种面食，戗面馒头、银丝卷、煎饼、水饺等驰名海内外，既为美味菜肴作了很好的烘托，也使饮食中的蛋白质、脂肪与膳食纤维达到了均衡。

二、川菜与营养

（一）川菜特点

川菜的主要特征是取材广泛、味型丰富、调味多样和烹调讲究。其特色是清、鲜、醇、浓并重，且善于运用麻辣，这使川菜形成了"一菜一格，百菜百味"的典型特征。川菜最突出的特征是讲究调味的多样性与复合味。

1. 取材广泛

川菜的风味特点在相当大的程度上取决于四川的特产原料。四川美称"天府之国"，烹饪原料丰富而有特色。除了成都平原的粮、油、蔬、果、畜、禽、笋、菌外，山区有银耳、竹荪、川贝母等，江河峡谷有江团鱼、岩鲤、雅鱼（丙穴鱼）、鲟鱼等，都是烹制川菜的原料；自贡的井盐、郫都区的豆瓣、新繁的泡菜、简阳的二荆条辣椒、汉源清溪花椒、德阳的酱油、保宁的醋、顺庆的冬尖、叙府的牙菜、潼川的豆豉，这些都为川菜原料的选取提供了广泛的物质条件。

2. 味型丰富

在中国烹饪大花园里，川菜味型之多是无人可比的。川菜常用的味型有四川首创的咸鲜微辣的家常味型，咸甜酸辣香辛兼有的鱼香味型，甜咸酸辣香鲜各味十分和谐的怪味味型，以及表现各种不同层次、不同风格的麻辣各味。川菜以善用麻辣著称，表现麻辣各味的，除上述家常味、鱼香味、怪味三种味型外，还有红油味型、麻辣味型、酸辣味型、糊辣味型、陈皮味型、椒麻味型、椒盐味型。以外，还有在香字上大做文章的酱香味型、五香味型、甜香味型、香糟味型、烟香味型，以及咸鲜味型、荔枝味型、糖醋味型、姜汁味型、蒜泥味型、麻酱味型、芥末味型、咸甜味型等。所谓"清鲜醇浓并重"，就是由这些浓厚而醇正的味道组成的。

3. 调味多样

调味多样是川菜最重要的特征。调味变化的多样性与烹饪原料的广泛运用，必然使川菜菜式繁多，可以做到一年365天，天天不同；一日三餐，餐餐变样。而这些菜式的绝大多数，对于各地方、各阶层、国内外，都有广泛的适应性。餐馆的筵席菜式，是表现烹饪文化、烹饪技艺水平的重要方面。四川的筵席菜，正是因为烹制复杂，工艺精湛，采用山珍海味，配以时令蔬鲜，适时组合，调味清鲜，品种丰富，味道多变，具有明快的旋律感和节奏感，深受美食家的青睐。

4. 烹调讲究

川菜的烹调方法很多，火候运用极为讲究。川菜烹调方法多达几十种，常见的如炒、爆、煎、炸、炮、烘、氽、烫、冲、煮、烧、蒸、卤、拌、泡、渍、糟、醉，以及油淋、炸收、小炒、锅贴等，在烹制川菜时皆能各显其妙。川菜烹饪中最能表现其火候特色的是小煎、小炒、干煸、干烧。川菜的每个菜肴采用何种方法烹制，必须依原料的性质和对不同菜式的工艺要求决定。在川菜烹饪带共性的操作要求方面，必须把握好投料先后、火候轻重、用量多少、时间长短、动作快慢；要注意观察和控制菜肴的色泽变化、芡汁轻重、数量多寡；掌握好成菜的口味浓淡、生熟、老嫩、干湿、软硬和酥脆程度，采取必要措施，确保烹饪质量上乘。

（二）川菜与营养

1. 传统川菜筵席中的现代营养观

在传统川菜筵席中，有不少合理的内容，与现代营养观点相合，可以为现代筵席的改革提供借鉴和帮助。

（1）朝摆 朝摆即传统筵席上的水果。过去使用八仙桌，更早时使用条方桌，正式筵席只是三方设座。在筵宴开始之前，先将水果，一般是两种四盘，呈"一"字形摆在不设座的一方，席终撤去或让客人带走。朝摆这种形式，是在开席之前上水果，符合中国营养学会在《中国居民膳食指南（2022）》中建议的："成年人为了控制体重，可以在餐前吃水果（柿子等不宜在饭前吃的水果除外）。"部分餐饮店在客人进餐前10~30分钟提供水果拼盘，逐渐受到客人的认可。这样有利于控制进餐总量，避免过饱。另外，水果中的许多成分是水溶性的，餐前食用有利于消化吸收。

（2）挂角 即将筵席上的糖食、水果放于方桌面上的四角位置，称挂角。8人一席的方桌筵席，客人如果多于8人，置坐于两方之间也称挂角。提供糖食、水果这些以碳水化合物为主的食物，能够弥补筵席中碳水化合物的不足。

（3）点心 传统上，四川筵席上有3种点心：一是到堂点，是指在举行宴会时，设有休息场所，当宾客进入休息厅后，服务员送上香茗、点心以示敬重。二是中点，即席桌上用于"打尖"（意为稍微吃点东西，使人不感觉饿）的一种点心，一般在客人饮酒之前上席。三是过中，即冷碟后面上的面点。无论是哪种作为客人饮酒前进食的甜食点心，都是提供富含碳水化合物的食物，能够保护肝脏功能，对不胜酒力或者空腹喝酒易醉者，均有积极作用，这种方式符合现代营养卫生的观点。

（4）糖碗　又称蜜碗，是传统筵席的席面格式之一。一般在席桌碟子菜品之后、大菜之前上，也有称为"一品糖碗"，其中有"百子橙羹""百合银耳羹"等。酒后吃点甜汤，能起到和胃、醒酒、保护肝脏的作用。

（5）冷碟　冷碟在传统筵席中多由冰糖、蜜枣、瓜砖、橘红、蜜饯、坚果等组合而成，大多是富含碳水化合物的蜜饯或水果。而坚果富含B族维生素，也具有保护肝脏功能的作用。在现代筵席的冷碟中，常规提供数种坚果的并不多见，这就提醒我们在设计和创新现代筵席时，有必要吸收与传承传统筵席上菜肴搭配的合理因素。

2. 健康中国战略下推动川菜营养化发展

（1）注重川菜文化传承，弘扬川菜养生文化　川菜制作讲求五味调和，四川作为道教的发源地，其浓厚的养生文化始终蕴含于川菜发展之中。深受食治养生和天人合一观念影响的川菜，偏爱辣椒的辛辣口感，有利于驱散人体的寒湿，这本就是尊重自然、适应四川独特的盆地湿热型气候的养生之举。传承、保护和开发川菜文化，促进川菜文化转化为经济效益，不仅要重视开发文化韵味浓厚、具有鲜明历史人文色彩的菜品系列，如：东坡菜系列、三国菜系列等，也要进一步挖掘道教文化和四川休闲文化中的养生概念，加强川菜与川茶、川酒文化的融合，不断丰富川菜养生文化，突出川菜清鲜与醇浓并重的特点，让公众熟悉川菜不仅有香辣爽口的滋味，也有如开水白菜、雪豆蹄花、白果炖鸡之类的清淡、美味、养生佳肴，让大众对川菜养生文化有更丰富和全面的认知。

（2）挖掘绿色健康食材，确保原料营养安全　以绿色环保理念为指引，提高川菜产业现代化水平，扩大无公害、绿色、有机川菜原辅料种养殖比例，强化农产品地理标志的申报和保护，开发川西高寒山区特色养生食材，挖掘四川特有物产的养生食疗功效，重视药食同源性食材的开发应用。建设标准化原辅料、调味品生产加工基地和产业园区，严格控制腌制品、熏制品等加工制品的质量，开展质量管理体系认证，强化大众对川菜原料安全和营养的认知。

（3）改进川菜烹调工艺，制作菜品营养标签　在《中国川菜烹饪工艺规范》的基础上，开展川菜烹饪技术攻关，重视分烹合成、低温烹调等手段，应用新式餐厨具，研发健康烹饪模式，减少菜品中的油脂，减少菜品营养成分的流失。推进川菜味型呈味机理研究，在保证菜品特色和风味的基础上，改善调味方式，控制油、盐、糖的用量，突出食材本味。以《中国居民膳食指南（2022）》为依据，开展均衡营养配餐研究，创新食材和菜品的营养搭配。参照我国食品营养标签管理办法，量化经典川菜菜品的营养成分含量，构建川菜菜品营养分类体系，为公众提供客观可信的川菜菜品营养标签和营养声称，提高川菜烹饪营养化、科学化水平。

（4）培养高级川菜人才，引导均衡膳食消费　依托川菜研究机构、川菜企业和烹饪院校，建设高质量川菜人才培养基地，发展一批具有较强社会影响力的川菜大师、名师，培育一大批高素质、高技能的川菜厨师和餐饮管理、服务人才，要求其具备较高的川菜文化和营养养生知识素养，了解川菜各种食材的特性，熟悉不同加工方式对营养素的影响。掌握科学配餐方法，提升菜品研发能力，设计和推广适合不同地域、不同人群、不同季节的营养套餐或宴席，在对消费者进行膳食调查和评估的基础上，引导消费者均衡膳食，满足大众对营养和美味的需求。

三、淮扬菜与营养

（一）淮扬菜特点

从整个淮扬菜系构成来看，其主要特点是：选料严格、刀工精细；火工考究、擅于炖焖；主料突出、注重本味；原汁原汤、清则见底、浓则浮白；浓而不腻、淡而味鲜；咸淡适中、南北咸宜；带骨者酥烂脱骨而不失其形、煎炒熘炸者滑嫩爽脆而不失其味。淮安菜是淮扬菜系不可缺少、不可替代的重要组成部分，其发端可追溯到新石器时代的"青莲岗文化"，至迟在距今6000多年以前，当地先民已用陶器烹饪，经过数千年的变迁，至明清时期成为体系完整、风格独特、享誉南北的独立流派，和扬州等地一道，为淮扬菜系的最终形成作出了杰出的贡献。淮安菜讲究选料和前期加工；讲究刀工的合理运用；讲究火候的恰到好处；讲究调味的和合多变；讲究菜式的丰富多彩。其中的有狮子头、软兜长鱼、拆烩鲢鱼头、水晶肴肉、文思豆腐、三套鸭、烫干丝早已成为淮扬菜的经典代表。

（二）淮扬菜与营养

1. 淮扬菜十分注重对原料的选择

淮扬菜十分注重烹饪原料的选择和配伍，构成了淮扬菜的特点之一。江淮地区的物产丰富，烹饪原料种类众多。淮扬菜十分注意根据原料的不同品质来进行选择，科学加以应用。烹饪中使用的原料大部分属于动、植物性原料，它们的生长具有明显的季节性，选择原料时要注意适应时令，根据不同的季节选用不同的原料。畜禽肉由于身体中各部位的肉质有肥有瘦、有老有嫩，在选择原料时，除了考虑原料的地区特点、季节特点、不同部位的用途外，还必须从烹饪营养学的角度来选择原料，使之达到合理营养的目的。

江淮地区的水源丰富，淮扬菜在选择原料时很重视使用江河湖鲜。因为鱼类是人类优质蛋白质的重要来源，而且鱼肉中除含有丰富的蛋白质外，还有一些游离的氨基酸、次黄嘌呤核苷酸等物质，这些物质使鱼肉吃起来有着特殊的鲜味。鱼的一身都是宝，还突出地表现在它脂肪的营养价值上。鱼类虽然也是动物性食物，但它的脂肪无论从含量上，还是从组成上都与猪、牛等畜类动物有很大区别。鱼类脂肪酸成分中，有许多是对人体健康有益的，这些脂肪酸与猪肉中的脂肪酸不同，可以保护人体的心血管系统。同时，鱼肉中结缔组织较少，含水分较多（约70%~80%），加之纤维细短，肉质柔嫩细腻，也易于被人体消化吸收。鱼肉的消化率可达97%。鱼肉中的无机盐含量也非常丰富，不仅含有钾、钠、钙、镁、磷，而且含有不少对人体极为重要的铜、铁、硫等元素。江淮地区水系纵横交错，长江、淮河、运河的鱼类品种繁多，由此淮扬菜中鱼类菜肴便应运而生。著名的有"拆烩鲢鱼头""松鼠鳜鱼""双皮刀鱼""清蒸鲥鱼""砂锅鱼头豆腐""炒软兜""松仁鱼米""下巴划水""霸王别姬"等。

此外，淮扬菜还十分注重季节的变化与原料的搭配。因为季节、气候的变化往往影响着人的生理变化，所以在人的口味食欲上有所反映。淮扬菜在保持菜肴风味特色的前提下，根据季节的变化，对原料的搭配常常要作适当的调整。秋、冬两季，由于气温寒冷，人的食欲旺盛，口味偏重，菜色较浓，这时要有意识地将菜肴的口味略有提高，要略高于菜肴的正常口味。而春、夏两季，由于天气炎热，人的食欲有所减弱，人们对菜肴的口味喜欢清淡，菜色较淡，这时可以有意识地适当减少调味料的用量，使得菜肴的整体口味要略低于菜肴的正常口味，以适应人的口味需要。例如"扬州狮子头"是淮扬菜系中的传统名菜，在历代厨师的精心设计和创新下，非常注意时令节气的变化，相继开发创制了许多品种。在初春时有"河蚌狮子头"；清明前后时有"笋焖狮子头"；夏季时有"面筋狮子头"；冬季时有"凤鸡狮子头"等，这些都是根据季节的变化来进行原料的搭配而烹制出来的美味佳肴。

2．淮扬菜的烹饪方法较为科学

淮扬菜的烹饪方法中用油炸的方法比较少，而这正是淮扬菜烹饪技艺的特点之一，在今天来看十分符合"营养、健康"膳食方向。因为淮扬菜的特色就是讲究清淡，而食物在油炸过程中常常会吸收太多的油脂，食用时让人觉得油腻，且容易使人发胖。身体的发胖往往会导致很多疾病的发生，如糖尿病、高血压、冠心病以及心血管疾病等。其次，高温油炸可使食物中的大部分维生素A、维生素E、类胡萝卜素等遭受破坏。这些营养物质对人体很重要，缺乏了会引起多种疾病。

淮扬菜在制作中往往是用水做传热介质，烹饪温度比较低。比如"文思豆腐""大煮干丝""蟹粉狮子头"等淮扬传统名肴，这些菜肴烹制时的温度比油炸类菜肴或者烘烤类菜肴的温度要低得多。淮扬菜中使用的蒸、煮两种烹饪方法比较多，从营养学的角度来看，蒸、煮两法最科学。蒸法杀菌效果好，蒸制菜肴的口味多数讲究清淡，且保持原汁原味，对人体健康有利。对于煮制类的动物性菜肴，淮扬菜在制作中通常把原料的形状做得较大，而烹制过程中火力控制得较小，加热时间很长，成菜具有熟软或酥烂的特点。这时原料肌肉组织中氨基酸、多肽等营养成分溶解于汤汁中，不但有营养，而且有利于增鲜；同时结缔组织中坚韧的胶原蛋白在长时间加热后会水解成可溶性的明胶，利于人体的消化吸收。尤其是汤羹类菜肴，它能最大程度地保留各种营养素，营养素损失最少。这样既达到了享受美味的目的，也满足了身体对多种营养素的正常需要。例如在炖鱼汤时，鱼汤越炖越浓，味越炖越鲜，色越炖越白，营养效果也越来越好，这时鱼汤中的营养素非常有利于被人体吸收。而蒸的方法是以水蒸气作为传热媒介，利用蒸汽将原料蒸熟，这时原料与水蒸气处于基本密闭的锅中，菜肴基本上是保持原汁原味、原形原样、柔软鲜嫩，菜肴中的浸出物及风味物质损失较少。所以用蒸的方法烹制菜肴，营养素的保存率高，且容易被人体消化吸收。例如淮扬菜中的"清蒸鳊鱼""清蒸鳜鱼"等就是典型的例子。

淮扬菜对一些炒、爆、熘的菜肴的制作，也会注意到对营养素的保护。例如菜肴的爆炒都是在短时间内完成，对菜肴的营养成分破坏很小。另外对炒、爆、熘的菜肴，除蔬菜以外，往往还会采取挂糊或上浆的方法。通过挂糊或上浆的方法使原料表面裹上稀薄的蛋清或者淀粉，然后与热油接触时，从而使原料的表面形成一层保护膜。且烹制时速度快、时间短，原料中的水分、风味物质和营养素都不易损失，可以很好地保持菜肴的鲜嫩。而淀粉在挂糊或上浆中和某些动物原料中含有的谷胱甘肽化合物发生作用，在加热的条件下可以放出硫氢基，这样还可以起到保护原料中维生素C的作用。

四、粤菜与营养

（一）粤菜特点

1．注重质和味

粤菜用量精而细，配料多而巧，装饰美而艳，而且善于在模仿中创新，品种繁多，1965

年"广州名菜美点展览会"介绍的就有5457种之多。粤菜注重质和味，口味比较清淡，力求清中求鲜、淡中求美。而且随季节时令的变化而变化，夏秋偏重清淡，冬春偏重浓郁，追求色、香、味、形。

2．用料丰富且讲究

粤菜用料十分广泛，不仅主料丰富，而且配料和调料也十分丰富。为了显出主料的风味，粤菜选择配料和调料十分讲究，配料不会杂，调料是为调出主料的原味，两者均以清新为本。讲求色、香、味、形，且以味鲜为主体。畜类菜肴有脆皮烤乳猪、太爷鸡、清汤牛腩等百余种。海鲜、河鲜等也一直是粤菜应用的基本原料。

3．烹调技法多样

粤菜烹调方法有21种之多，尤以蒸、炒、煎、焗、焖、炸、煲、炖、扣等见长，讲究火候，尤重"镬气"和现炒现吃，做出的菜肴注重色、香、味、形。口味上以清、鲜、嫩、爽为主，并有五滋（香、酥、脆、肥、浓）、六味（酸、甜、苦、辣、咸、鲜）之别。选料丰富，品种花样繁多，山珍海味、鱼虾蛤蟹都能上席。

（二）粤菜与营养

1．科学的饮食习惯

粤菜除了口味极佳以外还有比较合理的饮食习惯。第一，粤菜融合了南北及西方菜系的优点，选料广泛、讲究，善用生猛海鲜，且对新鲜的程度很重视。由于广州地区物产丰富，生猛海鲜鲜活，并且口味崇尚清淡，符合营养保健原理。粤菜在配料方面也不常用生辣的东西，用油也比较少，这都是符合现代健康要求的。第二，粤菜在工艺上和其他菜系也有区别。粤菜讲究一熟即起的烹饪技法保存了大量微量元素，以最具传统特色的老火汤来说，汤料中多含中草药，其煲的时间和火候上都极有讲究，不但味道十分鲜甜，又能去热解湿，具有显著的营养保健功能。第三，在饮食习惯上，因为广东天气很热，广东人饭前喜欢喝汤，汤对人有开胃的作用。第四，在饮食对象上，广东人很喜欢吃鱼，至少每周要吃一次鱼，另外对动物性原料、新鲜的蔬菜、粥、汤、面、点都很讲究。

2．清和鲜特点尤为显著

所谓"清"，是指清淡；所谓"鲜"，是指鲜活。粤菜的口味清淡，体现在烹调方法上，就是强调原汁原味。粤菜一般只用少量姜葱、蒜头做"料头"，而少用辣椒等辛辣性佐料，也不会大咸大甜。徐珂在《清稗类钞》中说："粤人嗜淡食。"粤菜追求原料的本味、清鲜味，如活蹦乱跳的海鲜、野味，要即宰即烹，多用蒸、煮等方法。粤菜又讲究食材的鲜活。"生猛海鲜"是粤菜的最大卖点之一。不少经营海鲜的酒楼饭店都在门口设有海鲜池，由食客自行挑选海鲜，然后交给店方加工。

近年来，越来越多的证据证明，清淡的饮食有益健康。从营养学角度看，清淡饮食能最大限度地保存食物的营养成分。另一方面，鲜味是由食物原料中的氨基酸、琥珀酸和一些醇类产生的。由此可见，粤菜追求清淡、新鲜、本味，既适应广东炎热潮湿的气候特点，又符合现代营养学的要求，是一种比较科学的菜式。

3．科学营养煲汤，养颜美容，助消化

善于制汤是粤菜与其他菜系的重要区别之一。由于当地气候，粤菜十分注重汤水。《清稗类钞》记载："粤人……餐时必佐以汤。"粤菜中的汤已发展成了一种带有浓郁地方特色的文化。经营粤菜的任何一家酒店、饭店，在菜谱上必有"老火靓汤"一项。

粤菜的汤文化如此繁盛与岭南的地理环境关系很大。岭南气候潮湿炎热，中医认为这种气候使人易受"热毒"侵害，而喝汤可以清热去火，因此广东人饮食中不可无汤，中医因此创制出具有食医疗作用的"药汤"。不过，"药汤"味苦，而且也不可天天喝，因此，广东人在煎熬中药时悟出了"老火汤"，广东的老火靓汤渗透着中医"医食同源"的饮食理念。中医认为汤能健脾开胃、利咽润喉、祛热散湿、补益强身。广东的老火靓汤则将这种中医养生保健理念运用到极致，在人们的日常养生、防治疾病、病后康复以及强身健体、美容养颜等诸多方面都发挥了重要的作用。在这方面，擅用中药材煲汤的顺德厨师做到了把美食与食补、食养完美结合。粤菜中的汤有三大功效；第一是佐餐，第二是养生，第三是辅助治疗各种疾病。岭南气候炎热，汤能提供足够的水分，补充人体对水的生理需求。同时美味可口的汤，可诱人食欲。在养生与辅助治疗病方面，汤能调理气候对人的影响，或健康长寿，或强身壮体，或养颜美容，或清补滋润，或消暑清热等。

粤菜中的汤味道浓郁却不油腻，具有较高的营养价值，利于消化，非常适合老年人饮用。例如凉瓜黄豆炖鲍鱼汤，汤中放入少许花旗参，与其他原料一起熬制，能够达到清凉解毒、清肝明目、滋阴补肾的功效。

4．点心品种多样，膳食营养平衡

此外，粤菜中点心的品种非常丰富，多达近百种。这些点心可以分为六大类别：一是荤蒸，如凤爪、排骨、猪肚、牛脯、凉瓜卷等；二是甜点，如蛋挞、椰丝球、豆沙酥、水晶饼等；第三是小笼蒸，像有名的虾饺、腐皮干蒸、香蒸海鲜包等；第四是大笼蒸，说是大笼，实际比小笼大不了多少，但区别在皮上，这些点心的皮大多是发面的，如叉烧包、奶黄包、莲蓉包等；第五类是粥类，如鱼生粥、鸡生粥、及第粥、皮蛋瘦肉粥等；最后一类是煎炸，如煎饺、咸水饺、炸春卷等。广东点心大多口味清淡，但是粥类含有较多的胆固醇和钠，每次食用以一小碗为宜。

在四大菜系中，粤菜是最为清淡的一种。保持食物的原汁原味，不用调味料上重色，用油适当，是现代饮食营养的重要原则，粤菜能够长期坚持这一风格，不仅对当地人们的身体颇有益处，也随着饮食文化的广泛推广，对广大消费者有所助益。另外，粤菜作为广东饮食文化的一张名片，要把握发展趋势，与时俱进，争取站在人们饮食生活变化的前沿，不断探索，推陈出新，创新出适应新时期的饮食养生理念，引导人们树立适应新时代的、科学的、具有广东特色的饮食养生观念。

思考题

1. 简述鲁菜的发展史及鲁菜的营养价值。
2. 川菜的形成主要受哪些特殊因素的影响？
3. 简述川菜的主要特征。
4. 简述传统川菜筵席中哪几方面体现了现代营养观？
5. 简述淮扬菜的形成及其地方风味菜系。
6. 试分析淮扬菜的营养价值。
7. 简述粤菜及其风味菜系及主要特色。
8. 请简要分析粤菜的营养。

本章学习检测

06

营养与膳食平衡

扫描二维码观看本章视频

学习指导

本章主要学习的是膳食营养素参考摄入量以及中国居民（特殊人群）的膳食指南内容。全面了解营养与膳食平衡的重要性，掌握相关的知识和技能，形成健康的饮食习惯和生活方式。

能够更好地理解营养学知识，并将其应用于日常生活中，为自己和家人的健康作出贡献。理解科学、合理、均衡的膳食结构对于促进人类健康和可持续发展的重要意义，关注个人和社会的健康需求，推动全民健康素养的提升。

启发提问

1. 你平时的饮食习惯是否能够满足身体所需的各种营养素？
2. 如何根据自己的生活方式和活动水平来调整膳食结构以满足营养需求？
3. 你知道不同的人群（如儿童、老年人、孕妇等）在营养需求上有何差异吗？

学习目标

1. 了解膳食模式及其与健康的关系。
2. 掌握中国居民膳食指南及平衡膳食模式
3. 了解不同特殊人群的生理特点及营养需求。
4. 掌握各类营养物质针对特殊人群发挥的功能。
5. 培养健康饮食观念，提升职业道德素养。

第一节

膳食模式与膳食类型

膳食模式（diet pattern）也称膳食结构，是指膳食中各食物的品种、数量及其比例和消费的频率。膳食模式的形成是一个长期的过程，受一个国家或地区的人口、农业生产、食物流通、食品加工、消费水平、饮食习惯、文化传统、科学知识等多种因素的影响。

一、膳食模式与膳食类型

根据膳食中动物性、植物性食物所占的比例以及能量、蛋白质、脂肪和碳水化合物的供给量，可将世界不同地区的膳食模式分为以下四种类型。

（一）以动物性食物为主的膳食模式——西方膳食模式

以动物性食物为主的膳食模式，又称西方膳食模式，是多数欧美发达国家，如美国、西欧、北欧等典型的膳食模式，属于营养过剩型的膳食模式。西方膳食模式的特点是红肉、加工肉制品、黄油、油炸食品、高脂肪乳制品、甜食、精制谷物、土豆和高糖饮料摄入较多。

粮谷类食物数量相对较少、动物性食物比例较大，具有"三高一低"的特点，即高能量、高脂肪（供能比>40%）、高蛋白质（供能比>25%）和低膳食纤维。西方膳食模式的优点是优质蛋白质在膳食模式中占的比例高；缺点是膳食提供的能量过剩，而能量过剩是多种慢性病发生的重要危险因素，容易造成肥胖、高脂血症、糖尿病、心血管疾病、肿瘤等慢性病的发生。

（二）以植物性食物为主的膳食模式——东方膳食模式

以植物性食物为主的膳食模式，见于亚洲、非洲部分国家和地区，如印度、巴基斯坦和孟加拉国等，也称温饱模式，年人均消费粮食为140~200kg，而肉、蛋、乳及鱼虾共计年人均消费仅20~30kg。东方膳食模式特点是富含蔬菜、水果、坚果和全谷物食品，较少摄入精加工谷类、高糖食品、红肉和加工肉制品，即主要以植物性食物为主，动物性食物为辅，可降低相关慢性疾病的发病危险。这类膳食模式的能量可基本满足人体需要，植物性食物提供的能量占总能量近90%，蛋白质、脂肪的摄入量较低，蛋白质来源中动物性蛋白仅占总蛋白的10%~20%；脂溶性维生素和矿物质（如铁、钙、维生素A）吸收率普遍不高，导致免疫力下降，罹患感染性疾病风险增加。营养缺乏病是东方膳食模式人群的主要营养问题，可能影响生长发育、体重增长、耐力维持。

（三）动植物性食物平衡的膳食模式——日本膳食模式

以动物性和植物性食物构成平衡的膳食模式，多以日本居民的典型膳食模式为代表，也称为日本膳食模式或营养均衡型模式。该膳食模式中的动物性食物与植物性食物的比例适当，人均日摄入蛋白质为70~80g，动物性蛋白占总蛋白的50%左右，脂肪为50~60g，还摄入适量的膳食纤维。日本膳食模式，以鱼虾等海产品、大米、蔬菜、豆类、绿茶摄入较多为特点，能量摄入也较为适中。日本膳食模式介于典型的东、西方膳食模式之间，有利于避免营养缺乏和营养过剩引起的疾病的发生，促进健康，已经成为世界各国调整膳食模式的参考。

（四）地中海膳食模式

地中海膳食模式泛指希腊、西班牙、法国和意大利南部等处于地中海沿岸的南欧各国以蔬菜、水果、鱼类、全谷物、豆类和橄榄油为主的饮食模式。该膳食模式的特点是蔬菜、水果、全谷物、豆类和坚果摄入量较高；适量摄入奶制品，且多为奶酪和酸奶；适量摄入红酒和鱼类等海产品；肉类及其制品摄入量较低；食物加工程度低而新鲜度高；橄榄油为主要食用油，也是主要的脂肪来源。营养特点是高膳食纤维、高维生素、高不饱和脂肪酸和低饱和脂肪。地中海膳食模式对健康的益处被认为主要归因于大量食用橄榄油，橄榄油可以降低体内胆固醇的水平，降低血压和血糖水平，预防和治疗消化性溃疡，也有一定的防癌作用。另外，饮用红酒也是地中海式饮食对健康有促进作用的因素之一，因为红酒含有强效的抗氧化物质类黄酮。地中海膳食模式可能只是地中海地区居民健康状况的影响因素之一，遗传因素、环境因素和进行身体活动的生活方式也是重要的影响因素。地中海膳食模式中的绿色蔬菜是钙和铁的良好来源，羊奶奶酪也是含钙丰富的食物。大量调查研究发现，地中海膳食模式可以减少心血管疾病、2型糖尿病、代谢综合征、认知障碍（如阿尔茨海默病）和某些肿瘤的发病风险。该膳食模式已逐渐引起世界关注，被认为是一种健康的膳食模式，也被许多国家采用和推荐。

二、我国居民的膳食模式和营养状况

"五谷为养，五果为助，五畜为益，五菜为充"食物多样的饮食原则，是我国传统饮食文化的基础。我国以植物性食物为主，尤以谷类为主的传统膳食模式，呈现高碳水化合物、高膳食纤维、低动物脂肪的营养特点。

（一）我国居民食物摄入现状分析

中国居民营养与健康状况监测数据显示，目前我国每标准人日摄入谷类305.8g、薯类41.9g，与1982年相比分别下降了近200g/d和121g/d。蔬菜、水果、全谷物、奶类、大豆及其制品坚果的平均摄入量分别为265.9g、38.1g、16.3g、25.9g、23.4g和13.9g，均低于目标摄入量（图6-1）。肉类和水产品摄入总量为109.3g，且以猪肉为主。烹调油、盐和糖的摄入量分别为43.2g、9.3g和9.1g，糖摄入来源占比最高的四类食物为食糖、含糖乳制品、饮料类、焙烤食品类。成年饮酒者中，男性日均酒精摄入量高于女性，且超过半数的成年男性酒精摄入量超出推荐标准。

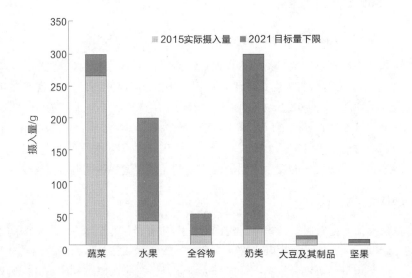

图6-1　中国居民每标准人日蔬菜、水果、全谷物、奶类、大豆及其制品、坚果摄入量

（二）我国居民膳食模式变化和食物消费变迁

随着我国经济的持续高速发展，中国居民的膳食结构发生了显著变化，表现为动物性食物尤其是畜肉类消费增加，而植物性食物特别是谷类消费减少，谷类食物提供的能量占比从1982年的71.8%降至2015—2017年的53.3%。尽管每标准人日能量摄入量有所下降，但仍满足身体活动需求，且膳食中脂肪供能比持续上升，至2015—2017年已达34.6%，超过了合理上限，标志着我国居民膳食结构正由高碳水化合物、高膳食纤维和低脂肪向高脂肪、高能量、低膳食纤维转变（图6-2）。

中国地域辽阔，受经济发展、传统饮食文化的影响，膳食模式和总体膳食质量差异较

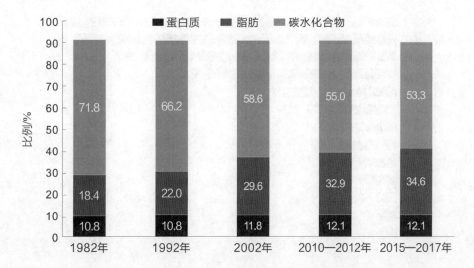

图6-2　我国居民产能营养素供能比的变化趋势

大。中国居民膳食指南提出的平衡膳食模式所推荐的食物种类和比例能最大限度满足中国不同年龄、不同能量需要水平的健康人群的营养与健康需求。依据《中国居民膳食指南》核心条目及关键推荐建立的中国健康膳食指数（China health diet index，CHDI）评价我国成年人膳食质量，以CHDI达到60分（满分100分）及以上为标准，结果显示，浙江、上海、江苏、福建、广东的达标率比较高，这些地区的膳食特点是食物多样化程度高、饮食较为清淡、新鲜蔬菜水果摄入量充足；与其他地区相比，鱼虾类摄入量相对较高，猪肉摄入量较低，更接近平衡膳食模式。

（三）中国居民膳食结构存在的主要问题

中国地域广阔，人口众多，各地区生产力发展水平和经济情况极不均衡，城市与农村居民的膳食结构相比存在较大的差异，因此存在的问题也各不相同，需要针对各自的特点进行合理的调整与改善。

1. 总体膳食质量有待提高

我国18岁及以上人群CHDI的平均得分为49分，60分以上的比例为17.7%。米面类摄入量、饱和脂肪供能比、纯能量食物供能比达到推荐量的比例较高，分别为83.9%、81.0%和64.2%；钠、食物种类、水果类和奶类达标率较低，分别为9.9%、5.3%、4.7%和4.3%，因此钠摄入过高、水果和奶类摄入水平低、食物种类不足是我国居民膳食质量存在的主要问题（图6-3）。

2. 高油高盐摄入仍普遍存在，含糖饮料消费逐年上升

《中国居民膳食指南科学研究报告（2021）》显示，家庭烹调用盐摄入量平均每人每天为9.3g，仍高于中国营养学会推荐水平。烹调用油的摄入量仍然较高，特别是农村居民烹饪油食用量增长幅度较大。在外就餐成为普遍饮食行为，外卖点餐行为在年轻人中较为普遍。调查发现前十位常购买的菜肴多为油炸食物、动物类菜肴，对于长期以外卖餐和在外就餐为主的人群，存在油盐过度消费，以及膳食结构不合理问题。含糖饮料销售量逐年上升，城市人群游离糖摄入有42.1%来自含糖饮料和乳饮料。儿童青少年含糖乳饮料和饮料消费率在

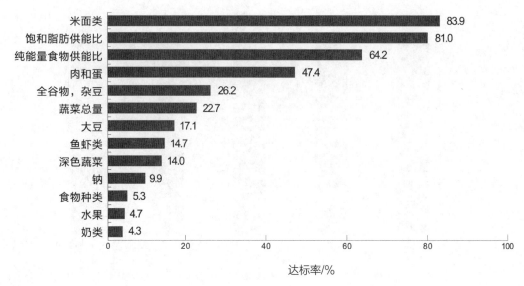

图6-3　中国健康膳食指数（CHDI）各指标达标率

30%和25%以上，明显高于成人。

3. 城乡发展不平衡，农村地区膳食结构亟待改善

农村居民肉类消费以畜肉为主，鱼虾类和禽肉类食物的消费比例低；奶类、水果、鱼虾类、深色蔬菜等食物的摄入量仍明显低于城市居民，由此造成的维生素A、钙、n-3脂肪酸等营养素摄入量不足的问题较为突出，提示在农村地区食物多样化程度仍有待于进一步提高。

综上所述，中国居民的膳食结构应在以植物性食物为主的膳食结构基础上，增加蔬菜、水果、奶类和大豆及其制品的消费。在欠发达地区还应努力提高肉、禽、蛋等动物性食品的消费。此外，中国居民的食盐摄入量普遍偏高，要逐步降低食盐的摄入量，最好降到每人每日5g以下。

第二节
膳食指南与膳食平衡宝塔

膳食指南（dietary guidelines，DG）是根据营养科学原则和人体营养需要，结合当地食物生产供应情况及人群生活实践，提出的食物选择和身体活动的指导意见。膳食指南是健康教育和公共政策的基础性文件，是国家实施健康中国行动和推动国民营养计划的一个重要组成部分。

我国第一版的膳食指南于1989年发布，至今已做了四次修订，第5版膳食指南于2022年发布。此版指南在原有基础上，针对近年来我国居民膳食结构的变化及营养健康问题，提出了关键性推荐。其覆盖范围扩展至2岁以上健康人群，并特别关注了包括婴幼儿、儿童、青少年、孕妇、乳母、老年人等在内的9类人群。

一、中国历史上的膳食营养观念

中医经典文献如《黄帝内经》和《神农本草经》蕴含了深邃的饮食智慧，强调食物不仅是营养来源，更与健康密切相关。其中提出："药毒攻邪，五谷为养，五果为助，五畜为益，五菜为充，气味合而服之，以补精益气"，精辟、纲领性地向人们提示了饮食的要义，体现了食物多样性的重要性和平衡饮食的观念，是世界上最早而又全面的饮食指南。

明代李时珍的《本草纲目》中，有350多种可食的动植物被列入药物的范畴，这是通过人体大量观察和实践取得的珍贵经验。

二、中国居民膳食指南

根据《中国居民膳食指南科学研究报告（2021）》，我国居民目前面临营养缺乏和营养过剩双重挑战的情况，结合中华民族饮食习惯以及不同地区食物可及性等多方面因素，参考其他国家膳食指南制定的科学依据和研究成果，最终形成《中国居民膳食指南（2022）》。其目标是指导生命全周期的各类人群，对健康人群和有疾病风险的人群提出健康膳食准则，包括鼓励科学选择食物，追求终身平衡膳食和合理运动，以保持良好健康生活状态，维持适宜体重，预防或减少膳食相关慢性病的发生，从而提高我国居民整体健康素质。共有8条核心推荐条目，具体内容如下所述。

1. 食物多样，合理搭配

平衡膳食模式是确保人类营养需求与健康的基础，其核心原则在于食物的多样性。这一多样性应涵盖谷薯类、蔬菜水果类、畜禽鱼蛋奶类以及大豆坚果类等食物。建议每日平均摄入不少于12种食物，每周则不少于25种。其中，谷类食物作为平衡膳食的重要特征，是碳水化合物、B族维生素、矿物质、蛋白质和膳食纤维的重要来源。推荐每日平均摄入量为200~300克，并特别指出全谷物和杂豆类的摄入量应为50~150克，薯类则为50~100克。在日常膳食搭配上，应注重各类食物的合理组合与搭配，以确保膳食结构的平衡。具体而言，平衡膳食模式中，碳水化合物应提供总能量的50%~65%，蛋白质占10%~15%，而脂肪则应占20%~30%。

不同人群谷薯类食物建议摄入量见表6-1。

表6-1 不同人群谷薯类食物建议摄入量

食物类别	单位	幼儿		儿童、青少年			成年人	
		2岁~	4岁~	7岁~	11岁~	14岁~	18岁~	65岁~
谷类	（g/d）	85~100	100~150	150-200	225~250	250~300	200~300	200~250
其中全谷物和杂豆	（g/d）	适量		30~70		50~100	50~150	50~150
薯类	（g/d）	适量		25~50		50~100	50~100	50~75

注：能量需要量水平计算按照2岁~（1000~1200kcal/d），4岁~（1200~1400kcal/d），7岁~（1400~1600kcal/d），11岁~（1800~2000kcal/d），14岁~（2000~2400kcal/d），18岁~（1600~2400kcal/d），65岁~（1600~2000kcal/d）。

2. 吃动平衡,健康体重

体重是客观评价人体营养和健康状况的重要指标。各年龄段人群都应坚持每日进行身体活动,以保持健康体重。体重过轻通常反映能量摄入不足和营养不良,可能降低机体免疫力,增加患病风险。相反,体重过重则表明能量摄入过多或身体活动不足,易导致超重和肥胖,进而显著增加2型糖尿病、心血管疾病以及某些癌症的发生风险。因此,推荐每周至少进行5天中等强度的身体活动,累计150分钟以上,并坚持日常身体活动,最好每天步行6000步。同时,应注意减少久坐时间,每小时起身活动,因为任何形式的身体活动都是有益的。推荐的成年人身体活动量见表6-2。

> 💡 拓展:什么是中等强度身体活动?
>
> 中等强度身体活动可用运动心率进行衡量,通常心率达到最大心率的60%~70%为中等强度身体活动,最大心率可用220减去年龄计算得到,如年龄30岁,最大心率为220-30=190,活动后的心率以114~133次/分为宜。常见的中等强度运动包括:快走、游泳、打球、瑜伽、各种家务劳动等。

表6-2　推荐的成年人身体活动量

频率	推荐活动	时间
每天	主动进行身体活动6000步	30~60分钟
每周	至少进行5天中等强度身体活动	150~300分钟
鼓励	适当进行高强度有氧运动和抗阻运动	每周2~3天,隔天进行
提醒	减少久坐时间,每小时起来动一动	

3. 多吃蔬果、奶类、全谷、大豆

蔬菜水果、全谷物、奶类、大豆及豆制品是构成平衡膳食的重要组成部分,而坚果则是有益补充。蔬菜水果富含维生素、矿物质、膳食纤维和植物化学物,对提高膳食中微量营养素和植物化学物的摄入量起到关键作用,并能维持机体健康、改善肥胖状况,有效降低心血管疾病和肺癌的发病风险,同时对预防食管癌、胃癌、结肠癌等主要消化道癌症具有保护作用。全谷物是膳食纤维和B族维生素的重要来源,适量摄入可降低2型糖尿病的发病风险,并维护肠道健康。奶类富含钙和优质蛋白质,增加奶制品摄入有助于提升儿童骨密度,而酸奶则可改善便秘和乳糖不耐症。大豆和坚果富含优质蛋白质、必需脂肪酸及多种植物化学物,多吃大豆及其制品可降低绝经后女性骨质疏松和乳腺癌的发病风险,适量食用坚果则有助于降低血脂水平和全因死亡风险。

鉴于近年来我国居民蔬菜摄入量逐渐下降,而水果、奶类、全谷物和大豆的摄入量仍处于较低水平,基于其营养价值和健康意义,建议增加这些食物的摄入。具体而言,推荐成人每天摄入蔬菜不少于300g,其中新鲜深色蔬菜应占一半;水果200~350g;全谷物及杂豆50~150g;饮奶300mL以上或摄入相当量的奶制品;平均每天摄入大豆和坚果

25~35g。应坚持餐餐有蔬菜，天天有水果，并将全谷物、牛奶、大豆作为膳食的重要组成部分。

4. 适量吃鱼、禽、蛋、瘦肉

鱼、禽、蛋和瘦肉是人体获取优质蛋白质、维生素A、B族维生素等营养素的重要来源，部分食物也含有较高的脂肪和胆固醇。鉴于目前我国畜肉消费量较高，过多摄入对健康不利，因此应适量食用。具体而言，成年人每天动物性食物建议摄入总量为120~200g，相当于每周摄入鱼类2次或300~500g、畜禽肉300~500g、蛋类300~350g。在动物性食物中，鱼和禽类为优选，因其脂肪含量相对较低，且鱼类富含不饱和脂肪酸，对预防血脂异常和心血管疾病具有积极作用。蛋类营养成分全面，蛋黄富含维生素、矿物质及磷脂、胆碱等有益成分，不应丢弃，建议一般人群每日食用一个鸡蛋。畜肉则应选择瘦肉，并控制摄入量。

此外，肥肉因脂肪含量高、饱和脂肪酸多，应减少食用。烟熏和腌制肉在加工过程中可能受有害物质污染，过多摄入可增加肿瘤风险，因此也应少吃或不吃。各年龄段人群的建议摄入量见表6-3。

表6-3　不同人群动物性食物建议摄入量

食物类别	单位	幼儿		儿童、青少年			成人	
		2岁~	4岁~	7岁~	11岁~	14岁~	18岁~	65岁~
总量	（g/d）	50~70	70~105	105~120	140~150	150~200	120~200	120~150
畜禽肉	（g/周）	105~175	175~280	280	350	350~525	280~525	280~350
蛋类	（g/周）	140~175	175	175~280	280~350	350	280~350	280~350
水产品	（g/周）	105~140	140~280	280	350	350~525	280~525	280~350

注：能量需要量水平计算按照2岁~（1000~1200kcal/d），4岁~（1200~1400kcal/d），7岁~（1400~1600kcal/d），11岁~（1800~2000kcal/d），14岁~（2000~2400kcal/d），18岁~（1600~2400kcal/d），65岁~（1600~2000kcal/d）。

5. 少盐少油，控糖限酒

食盐是食物烹饪和加工的主要调味品，但我国居民食盐摄入量普遍偏高，这与高血压、脑卒中、胃癌和全因死亡风险增加有关。因此，建议降低食盐摄入，培养清淡口味，并逐渐做到量化用盐，推荐每天食盐摄入量不超过5g。鸡精、味精、蚝油等调味料含钠量较高，使用时需特别注意。值得注意的是，一些加工食品虽然咸味不明显，但在加工过程中也添加了食盐，如挂面、面包、饼干等。同时，腌制食品、盐渍食品以及加工肉制品等预包装食品往往属于高盐（钠）食品。为有效控制食盐摄入量，建议少购买并减少食用这类高盐（钠）食品，尤其是腌制食品。具体的高盐食品种类可参考表6-4。

表6-4　常见高盐（钠含量）食品表（每100g可食部）

食物名称	钠/mg	相当于盐含量/g
海苔	1599.1	4.06
奶油五香豆	1577.0	4.01

续表

食物名称	钠/mg	相当于盐含量/g
方便面	1144.0	2.91
怪味胡豆	1102.1	2.80
玉米片	725.0	1.84
甘草杏	2574.2	6.54
地瓜干	1287.4	3.27
九制梅肉	958.0	2.43
雪梅	895.6	2.27
盐水鸭（熟）	1557.5	3.96
酱鸭	981.3	2.49
低脂奶酪	1684.8	4.28
咸鸭蛋	2706.1	6.87
虾米（海米，虾仁）	4891.9	12.43
草鱼（熏）	1291.8	3.28
蟹足棒	1242.0	3.15
鱼丸	854.2	2.17
榨菜	4252.6	10.80
萝卜干	4203.0	10.68
大头菜	6060.0	15.39
腐乳（红）[酱豆腐]	3091.0	7.85
龙须面	711.2	1.81
油条	585.2	1.49
面包（均值）	230.4	0.59
咸面包	526.0	1.34
豆腐丝（油）	769.4	1.95
豆腐干	690.2	1.75
素火腿	675.9	1.72
热狗（原味）	684.0	1.74
开心果（熟）	756.4	1.92
松子（熟）	666.0	1.69
葵花子（熟）	634.7	1.61
龙虾片	639.5	1.62
薯圈	701.6	1.78
饼干（咸）	697.2	1.77
洋葱圈	519.0	1.32
薯片（烧烤味）	508.6	1.29

注：1g 食盐 =400mg 钠，1g 钠 =2.5g 食盐。
资料来源：《中国食物成分表（标准版）》（第6版）。

烹调油，包括植物油和动物油，是人体必需脂肪酸和维生素E的重要来源。然而，目前我国居民烹调油摄入量过多，导致脂肪摄入超标，增加心血管疾病风险。因此，应减少烹调油和动物脂肪的用量，推荐每天烹调油摄入量为25~30g，并确保成年人脂肪提供能量占总能量的30%以下。

过多摄入添加糖和含糖饮料可增加龋齿、超重和肥胖等风险。建议每天添加糖提供的能量不超过总能量的10%，最好控制在5%以内。儿童、青少年应特别注意，避免过多摄入含糖饮料和高糖食品。

过量饮酒与多种疾病相关，包括肝脏损伤、胎儿酒精综合征、痛风、心血管病和某些癌症。因此，应避免过量饮酒。若饮酒，成年人一天饮用的酒精量不应超过15g，而儿童青少年、孕妇、乳母、慢性疾病患者等特殊人群则应避免饮酒。各年龄段人群盐、油、糖的推荐摄入量应控制在一个适宜的范围内，见表6-5。

表6-5 不同人群食盐、烹调油、添加糖的推荐摄入量和酒精的控制摄入量　　单位: g/d

项目	幼儿		儿童青少年			成年人	
	2岁~	4岁~	7岁~	11岁~	14岁~	18岁~	65岁~
食盐	＜ 2	＜ 3	＜ 4	＜ 5	＜ 5	＜ 5	＜ 5
烹调油	15~20	20~25	20~25	25~30		25~30※	
添加糖	—		＜ 50，最好＜ 25，不喝或少喝含糖饮料				
酒精	0					如饮酒，不超过 15	

注: ※ 低身体活动水平。

6. 规律进餐，足量饮水

规律进餐是实现平衡膳食、合理营养的前提，合理安排一日三餐，定时定量、饮食有度，是健康生活方式的重要组成部分。一日三餐应合理分配能量摄入，早餐占全天总能量的25%~30%，午餐占30%~40%，晚餐占30%~35%。同时，水是构成人体的重要物质并发挥多种生理作用，水的摄入和排出需保持平衡，以维护适宜的水合状态和正常的生理功能。建议低身体活动水平的成年人每天饮水7~8杯，相当于男性1700mL，女性1500mL，应主动、足量饮水，少量多次，推荐喝白水或淡茶水，避免用含糖饮料代替白水。

7. 会烹会选，会看标签

食物是人类获取营养、赖以生存和发展的物质基础，对食物的认识与挑选对于满足营养需求至关重要。在生命的各个阶段，都应进行健康饮食规划，确保营养素供应充足，以满足个人和家庭对健康美好生活的追求。

不同类别的食物含有不同种类和数量的营养素及有益成分。因此，每个人或家庭都应进行日常的膳食设计和规划，按需选购备餐，并注重挑选优质蛋白质来源和营养密度高的食物。优选当地、当季的新鲜食物，注重营养与美味的搭配组合。

烹调是膳食计划的重要组成部分。学习烹饪，做好一日三餐，不仅可以最大化地保留食物的营养价值、控制食品安全风险，还能尽享食物的天然风味，实践平衡膳食。在家烹饪、吃饭是我国传统文化的传承，选用新时代的烹调工具可更容易达到这一目标。

随着加工食品在膳食中的比例日渐增大，学会读懂预包装食品标签和营养标签变得尤为重要。应了解原料组成、能量和核心营养成分的含量水平，慎选高盐、高油、高糖食品，做出健康的选择。对于外卖食品或在外就餐的菜品选择，应根据就餐人数确定适宜分量，做到荤素搭配，并主动提出健康诉求。

8. 公筷分餐，杜绝浪费

加强饮食卫生安全是确保通过饮食获得充足营养、增强体质，并防止食物中毒及其他食源性疾病事件发生的重要措施。个人和家庭在日常生活中应首选当地新鲜卫生的食物，避免食用野生动物。在食物制备过程中，要确保生熟分开、储存得当。多人同桌用餐时，应使用公筷公勺或采取分餐、份餐等卫生措施，以避免食源性疾病的发生和传播。

勤俭节约是中华民族的传统美德，食物资源宝贵且来之不易。因此，每个人都应尊重并珍惜食物，无论在家还是在外，都应按需备餐并选择小份量，避免铺张浪费。社会餐饮行业也应采取多种措施，倡导文明用餐方式，服务消费者的健康选择。每个家庭都应积极行动，传承健康生活方式，树立饮食文明新风，共同促进公众健康和食物系统的可持续发展。

三、中国居民平衡膳食模式

平衡膳食模式是经过科学设计的理想膳食模式，其推荐的食物种类和比例旨在最大限度地满足不同年龄阶段、不同能量需求水平健康人群的营养与健康需求。中国居民平衡膳食模式是中国居民膳食指南的核心内容。

1. 中国居民平衡膳食模式

中国居民平衡膳食模式是基于营养科学原理和中国居民膳食营养素参考摄入量，同时紧密结合最新的我国居民营养与健康研究数据，参考食物与健康关系的证据研究，并充分考虑我国食物资源状况、饮食文化特点及食物系统可持续发展等多方面因素而精心设计的。整体上具有食物多样，植物性食物为主，动物性食物为辅，少油少糖的特点。

平衡膳食模式完全符合不同能量水平下营养素的需要（表6-6），列出了从1000~3000kcal能量水平下各类食物的用量，可为不同年龄、性别、生理状态和劳动强度的人群提供科学、合理、具有可操作性的膳食指导。

表6-6　中国居民平衡膳食模式——不同能量需要水平的食物量　　　　单位：g/d

食物种类	能量需要量/（kcal·d）										
	1000	1200	1400	1600	1800	2000	2200	2400	2600	2800	3000
1 谷类	85	100	150	200	225	250	275	300	350	375	400
——全谷物	适量			50~150					125~200		
薯类	适量			50		75		100	125		
2 蔬菜	200	250	300	300	400	450	450	500	500	500	600
——深色蔬菜	占所有蔬菜的1/2										
3 水果	150	150	150	200	200	300	300	350	350	400	400
4 畜禽肉类	15	25	40	40	50	50	75	75	75	100	100
——蛋类	20	25	25	40	40	50	50	50	50	50	50
水产品	15	20	40	40	50	50	75	75	75	100	125
5 乳制品	500	500	350	300	300	300	300	300	300	300	300
6 大豆和坚果	5	15		25				35			
7 烹调用油	15~20	20~25		25	25	30	30	30	30	35	35
8 烹调用盐	<2	<3	<4	<5	<5	<5	<5	<5	<5	<5	<5

2．中国居民平衡膳食宝塔

为了方便记忆和理解，在以上研究的基础上，制作了膳食指南的宣传图形，包括中国居民膳食宝塔、中国居民平衡膳食餐盘和中国儿童平衡膳食算盘，以阐释平衡膳食的主旨思想和食物组成结构。

中国居民平衡膳食宝塔（Chinese Food Guide Pagoda，以下简称"宝塔"）是基于《中国居民膳食指南（2022）》的核心准则与推荐，见图6-4。该宝塔共分为五层，每一层的面积大小各异，这代表了五大类食物及其建议摄入量的多少。这五大类食物分别是：谷薯类、蔬菜水果类、畜禽鱼蛋等动物性食物、奶类、大豆和坚果类，以及烹调用油盐。宝塔的设计考虑了不同能量需求水平，旁边的文字注释则明确标出了在1600~2400千卡能量需求水平下，成年人每日各类食物建议摄入量的范围。

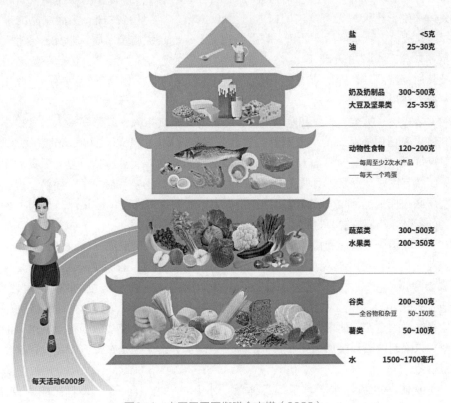

图6-4 中国居民平衡膳食宝塔（2022）

（1）第一层 谷薯类食物 谷薯类是膳食能量的主要来源，同时也是多种微量营养素和膳食纤维的良好来源。根据膳食指南，2岁以上健康人群的膳食应做到食物多样、合理搭配，而谷类为主是合理膳食的重要特征。在1600~2400kcal能量需要量水平下，建议成年人每天摄入谷类200~300g，其中包含全谷物和杂豆类50~150g，以及薯类50~100g。谷类、薯类和杂豆类共同构成了碳水化合物的主要来源，其中谷类包括小麦、稻米、玉米、高粱等及其制品。全谷物保留了天然谷物的全部成分，是理想膳食模式的重要组成部分，同时也是膳食纤维和其他营养素的重要来源。杂豆则包括大豆以外的其他干豆类，如红小豆、绿豆、芸豆等，与全谷物一同被归为一类。薯类，包括马铃薯、红薯等，也可作为主食的部分替代。

（2）第二层　蔬菜水果　蔬菜水果是膳食指南中鼓励多摄入的两类食物。在1600~2400kcal能量需要量水平下，推荐成年人每天蔬菜摄入量至少达到300g，水果200~350g。这两类食物是膳食纤维、微量营养素和植物化学物的良好来源。蔬菜种类繁多，包括嫩茎类、叶菜类、花菜类、根菜类、鲜豆类、茄果瓜菜类、葱蒜类、菌藻类及水生蔬菜类等。深色蔬菜，如深绿色、深黄色、紫色、红色等有颜色的蔬菜，一般富含维生素、植物化学物和膳食纤维，推荐每天占总体蔬菜摄入量的$\frac{1}{2}$以上。水果同样多种多样，包括仁果、浆果、核果、柑橘类、瓜果及热带水果等。建议优先选择新鲜水果食用，在鲜果供应不足时，可选择一些含糖量低的干果制品和纯果汁作为补充。

（3）第三层　鱼、禽、肉、蛋等动物性食物　鱼、禽、肉、蛋等动物性食物是膳食指南推荐适量食用的食物。在1600~2400kcal能量需要量水平下，建议每天鱼、禽、肉、蛋的摄入量共计为120~200g。新鲜的动物性食物是优质蛋白质、脂肪和脂溶性维生素的良好来源。具体来说，建议每天畜禽肉的摄入量为40~75g，并尽量减少加工类肉制品的摄入，尽量选择瘦肉或禽肉。水产品，如鱼、虾、蟹和贝类，也是优质蛋白质、脂类、维生素和矿物质的重要来源，推荐每天摄入40~75g，有条件者可优先选择。蛋类，包括鸡蛋、鸭蛋、鹅蛋等及其加工制品，营养价值较高，建议每天食用1个鸡蛋（相当于50g左右），并注意吃鸡蛋时不能丢弃蛋黄。

（4）第四层　奶类、大豆和坚果　奶类和豆类是膳食指南中鼓励多摄入的食物。奶类、大豆和坚果是蛋白质和钙的优质来源，且营养素密度高。在1600~2400kcal能量需要量水平下，建议每天应摄入至少相当于300g鲜奶的奶类及奶制品。大豆包括黄豆、黑豆、青豆等，其常见制品有豆腐、豆浆、豆腐干及千张等。坚果则包括花生、葵花子、核桃、杏仁、榛子等，富含必需脂肪酸和必需氨基酸。推荐每天大豆和坚果的摄入量共计25~35g，其中坚果每天10g，其他豆制品的摄入量需按蛋白质含量与大豆进行折算。

（5）第五层　烹调油和盐　油、盐作为烹饪中不可或缺的调料，建议使用时尽量节制。对于成年人而言，每天烹调油的摄入量建议不超过25~30克，食盐则不超过5克。根据膳食营养素参考摄入量的建议，13岁人群的膳食脂肪供能比应占总能量的35%，而4岁以上人群则应保持在20%~30%。在1600~2400千卡的能量需求水平下，脂肪的摄入量建议为36~80克。值得注意的是，其他食物中也含有脂肪，因此在满足平衡膳食的前提下，烹调油的使用量需要加以限制。酒和添加糖并非膳食的基本组成部分，无论是在烹饪中还是单独食用，都应尽量避免。

（6）身体活动和饮水　对于低身体活动水平的成年人而言，每日至少需饮水1500~1700mL，而在高温或高身体活动水平下，这一需求量应相应增加。身体活动对于维持能量平衡和身体健康至关重要。为了健康，应养成每天运动的习惯，并尽量多参与消耗能量的活动。对于成年人而言，建议每日至少进行相当于快步走6000步以上的身体活动（表6-7），每周则最好进行150分钟的中等强度运动。

表6-7　成年人每天身体活动量相当于快走6000步的活动时间

活动名称	时间/min
太极拳	50
快走、骑自行车、乒乓球、跳舞	40

续表

活动名称	时间/min
健身操、高尔夫球	30~35
网球、篮球、羽毛球	30
慢跑、游泳	25

3. 中国居民平衡膳食餐盘

中国居民平衡膳食餐盘（Food Guide Plate，图6-5）以直观的方式展现了平衡膳食的原则。餐盘分为四大部分：谷薯类、富含蛋白质的动物性食物和大豆及其制品、蔬菜和水果，旁边配以一杯牛奶。此餐盘适用于2岁以上人群，相较于膳食平衡宝塔，它更易于记忆和理解。无论是普通人群还是素食者，都可参照此结构规划膳食，素食者也可替换肉类为豆类，以确保蛋白质的充足摄入。

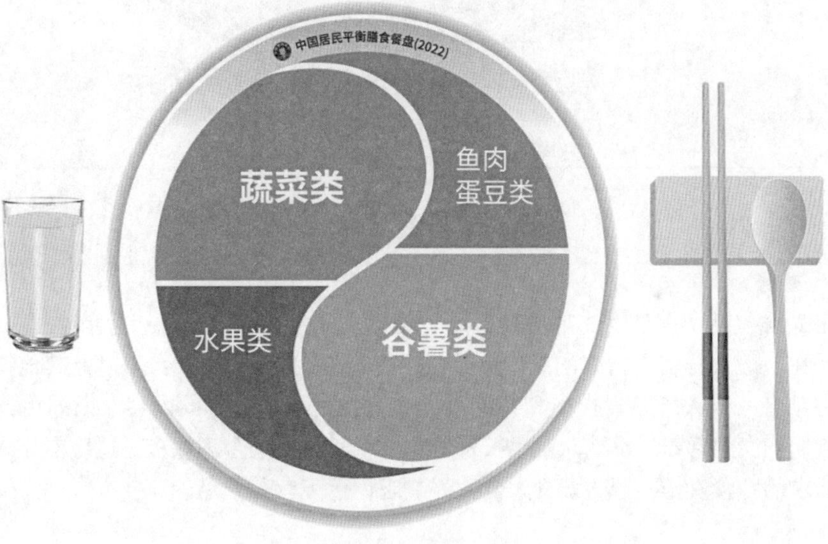

图6-5　中国居民平衡膳食餐盘（2022）

4. 中国儿童平衡膳食算盘

中国儿童平衡膳食算盘（Food Guide Abacus，图6-6）是针对儿童应用膳食指南而设计的图形工具，它基于平衡膳食原则，以直观的方式展示了各类食物的分量，帮助儿童建立大致的膳食模式认知。其中，跑步的儿童手持水壶，寓意鼓励饮用白水、坚持日常运动，倡导积极活跃的生活方式和学习态度。与膳食宝塔相比，膳食算盘将蔬菜和水果分开表示，并用不同颜色的算珠代表各类食物，便于儿童理解和记忆。此工具寓教于乐，有助于儿童青少年更好地掌握一日三餐的食物构成与合理分量。

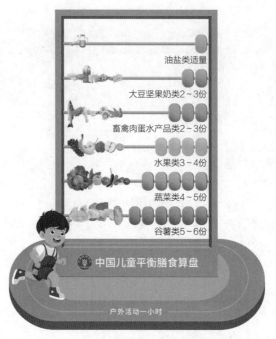

图6-6　中国儿童平衡膳食算盘（2022）

第三节

特定人群的营养

特定人群包括孕期妇女、哺乳期妇女、婴幼儿、儿童、老年人及素食人群。对特定人群，均是在一般人群膳食指南的基础上给予了补充说明。因此在给2岁以上其他特定人群指导时，应结合一般人群膳食指南和特定人群膳食指南两个部分的内容，以期更好地指导孕期、哺乳期妇女的营养，设计儿童生长发育快速增长时期的合理饮食，适应老年人生理变化和营养需求的膳食安排，预防素食人群营养缺乏，保障营养充足。

一、孕妇的营养

孕妇的营养状况不仅关乎自身的健康，更直接影响到胎儿的生长发育。因此，合理的膳食结构和充足的营养摄入对孕妇来说至关重要。

（一）孕妇的营养需要

1. 能量

妊娠期间，孕妇的能量需求增加，以满足母体和胎儿的生长发育。整个孕期，孕妇的体重应增加约12kg。根据孕前体重的不同，孕期增重也有所调整。推荐孕前体重正常的妇女孕期增重8~14kg，低体重者增重11~16kg，超重者增重7~11kg，肥胖者增重5~9kg。《中国居民膳食营养素参考摄入量（2023版）》建议，妊娠中期孕妇每日膳食能量比相应年龄阶段的成年女性能量增加250kcal，孕晚期每日增加400kcal。应观察孕妇孕中、后期的增重情况，及时调整能量摄入。

2. 蛋白质

《中国居民膳食营养素参考摄入量（2023版）》建议妊娠早、中、晚期孕妇蛋白质摄入量比相应年龄阶段的成年女性RNI分别增加0g/d、15g/d与30g/d，膳食中优质蛋白质应占蛋白总量的一半以上。

3. 脂肪

脂类是胎儿神经系统的重要组成部分。孕妇的膳食中应有适量的脂肪，包括单不饱和脂肪酸、多不饱和脂肪酸以及饱和脂肪酸，以保证神经系统的形成与成熟。推荐孕妇膳食中脂类提供的能量占总能量的20%~30%。为了胎儿脑发育，孕妇应多摄入富含磷脂的豆类、卵黄以及含多不饱和脂肪酸较多的海水鱼，同时注意减少饱和脂肪酸含量高的畜肉、禽肉等的摄入。

4. 碳水化合物

孕妇的葡萄糖消耗较多，如果碳水化合物摄入不足，孕妇将动员体内脂肪产能，而这一过程将加速产生酮体，或可导致酮体堆积。为了保证胎儿脑组织对葡萄糖的需要，预防酮症酸中毒，推荐孕早、中、晚期孕妇比同龄成年女性分别增加10g、20g、30g碳水化合物的摄入，占总能量的50%~65%。

5. 矿物质

（1）钙 孕期机体对钙的吸收利用大幅增加，补钙不会影响母体及婴儿骨健康。建议孕妇的钙摄入量与同龄妇女相同，为800mg。

（2）铁 孕妇在孕中期和孕后期对铁的需求量显著增加。建议孕早期、孕中期、孕晚期铁的日推荐量分别为18mg/d、25mg/d和29mg/d。由于膳食中铁的来源多数为植物性食物所含的非血红素铁，吸收率较低，孕妇可能需要适当补充铁强化食品或铁制剂。

（3）锌 锌与胎儿发育关系密切，孕妇应适当增加锌的摄入。建议孕妇膳食中锌的摄入量为10.5mg/d。

6. 维生素

（1）维生素A 孕妇对维生素A的需求量增加，但孕早期摄入过多可能导致胎儿先天畸形和自发性流产。建议孕妇通过摄入富含类胡萝卜素的食物来补充维生素A，孕早期为660μg RAE/d，孕中期和孕晚期均为730μg RAE/d。

（2）维生素D 维生素D对孕妇钙平衡具有重要作用。推荐孕妇膳食维生素D的摄入量为10μg/d。

（3）叶酸 叶酸对预防神经管畸形和高同型半胱氨酸血症等极为重要。建议孕妇叶酸的摄入量为600μg DFE/d，并应在计划怀孕前3个月开始每天补充叶酸400μg。

（4）维生素C 维生素C对孕期胶原组织的形成、铁的吸收等具有有利作用。推荐孕中、晚期膳食中维生素C的摄入量增加15mg/d。

（二）孕妇的膳食指南

1. 调整孕前体重至正常范围

体重正常范围的妇女最适宜孕育。肥胖或低体重的备孕妇女应通过合理膳食和适度运动调整体重。低体重者可适当增加食物量和规律运动；超重或肥胖者应纠正不健康饮食行为，增加运动消耗多余脂肪。

2．常吃含铁丰富的食物，选用碘盐，合理补充叶酸和维生素D

适量摄入动物血、肝脏及红肉，能有效补充铁，而搭配富含维生素C的蔬菜和水果，能进一步提升铁的吸收效率。每周应安排1~2次含碘丰富的海产品，与日常碘盐使用相结合，满足碘元素需求。此外，富含叶酸的食物包括动物肝脏、蛋类、豆类等，但这些食物烹调后其中的天然叶酸易分解，建议补充叶酸制剂。为促进维生素D的自然合成，孕妇应多到户外活动，晒太阳，并适量食用动物肝脏、蛋黄、深海鱼等富含维生素D的食物，以达到合理补充的目的。

3．孕吐严重者，可少量多餐

早孕反应是正常生理现象。孕吐较明显者不必过分强调平衡膳食和规律进餐，可根据个人口味选用清淡适口、易消化的食物，少食多餐，尽可能多地摄入富含碳水化合物的食物。

4．孕中晚期适量增加奶、鱼、禽、蛋、瘦肉的摄入

为满足对优质蛋白质、钙、铁的需求，孕中晚期应适当增加这类食物的摄入。鱼类尤其是深海鱼类含有较多的n-3多不饱和脂肪酸，对胎儿脑和视网膜功能发育有益。

5．经常户外活动，禁烟酒，保持健康生活方式

孕期进行身体活动是安全的，建议孕中、晚期每天进行30分钟中等强度的身体活动。同时，孕妇应禁烟酒，保持健康的生活方式。

6．愉快孕育新生命，积极准备母乳喂养

母乳喂养对宝宝和妈妈都是最好的选择。孕妇应尽早了解母乳喂养的益处，加强母乳喂养的意愿，学习母乳喂养的方法和技巧，为母乳喂养做好各项准备。

二、乳母的营养

乳母的营养与健康是确保母乳喂养成功的重要因素。母乳喂养不仅为新生儿提供了最佳的营养来源，还对其长期的生长发育、免疫系统的建立以及心理健康产生深远影响。因此，关注乳母的营养需求，制定科学合理的膳食计划，对于促进母婴健康至关重要。

（一）乳母的营养需要

1．能量

哺乳期乳母因乳汁分泌，每日需额外消耗大量能量，约为670~770kcal。这部分能量主要来源于孕期储备的脂肪以及日常膳食的摄入。为了满足这一需求，中国营养学会建议乳母在正常成年女性能量摄入的基础上，每日应额外增加200kcal的能量摄入。

2．蛋白质

蛋白质是乳汁的重要组成成分，其摄入量直接影响乳汁的分泌能力。乳汁中蛋白质含量约为1.2%，每日通过乳汁排出的蛋白质约为8.8~10.4g。考虑到膳食蛋白质的质量差异和个体差异，中国营养学会推荐乳母蛋白质的RNI应比普通妇女增加25g。

3．脂肪

脂肪，特别是多不饱和脂肪酸，对婴儿的大脑发育至关重要。乳母膳食中的脂肪含量和脂肪酸组成直接影响乳汁中的脂肪含量和组成。因此，乳母应适当增加多不饱和脂肪酸的摄入，每日脂肪摄入量占总能量的20%~30%为宜。

4．矿物质

（1）钙　研究显示，乳母经乳汁流失钙为160~250mg/d，但可通过减少尿钙排出和增加骨钙动员来满足额外的需要，且哺乳期的钙流失是可恢复的生理性变化，不受膳食中钙含量的影响。故最新指南建议乳母每日钙摄入量与同龄成年女性相同，即RNI为800mg/d。

（2）铁　铁不能通过乳腺输送进入乳汁，所以人乳中铁含量极少。为防治乳母缺铁性贫血，中国营养学会推荐乳母铁的RNI为24mg/d。

（3）锌和碘　乳汁中锌与碘的含量受乳母膳食的影响，锌和碘与婴儿神经系统的发育及免疫功能有密切相关。因此，中国营养学会建议哺乳期妇女膳食中锌和碘的RNI分别达13mg/d与240μg/d。

5．维生素

为了满足婴儿与乳母的营养需要，哺乳期妇女对各种维生素需要量都应适量增加。中国营养学会推荐哺乳期妇女膳食中维生素A和维生素D的RNI分别为：1260μg REA/d和10μg/d，维生素E的AI值为17mg α-TE/d，膳食中水溶性维生素的RNI分别为：维生素B_1 1.5mg/d、维生素B_2 1.7mg/d、维生素C 150mg/d。

（二）乳母的膳食指南

1．产褥期食物多样不过量，坚持整个哺乳期营养均衡

产褥期是孕妇身体恢复的关键时期，需要6~8周。在此期间，应避免过量摄入肉类和蛋类，导致能量和脂肪摄入过剩，同时应保证蔬菜、水果、海产品等食物的摄入，以获取足够的微量营养素。满月后，乳母应继续坚持营养均衡的膳食，以保证乳汁的质量和数量。

2．适量增加富含优质蛋白质及维生素A的动物性食物和海产品，选用碘盐，合理补充维生素D

乳母需要提高膳食蛋白质的摄入量，每天应在一般成年女性的基础上增加25g，表6-8列举了可提供25g优质蛋白质的食物组合。此外，乳母还应适量增加动物肝脏等富含维生素A的食物的摄入，并选用碘盐烹调食物，建议每周摄入1~2次富含碘的海产品，以增加乳汁中的碘含量。同时，乳母还应通过晒太阳或补充维生素D来增加钙的吸收和利用。

表6-8　获得25g优质蛋白质的食物组合举例

组合一		组合二		组合三	
食物及数量	蛋白质含量/g	食物及数量	蛋白质含量/g	食物及数量	蛋白质含量/g
牛肉50g	10.0	瘦猪肉50g	10.0	鸭肉50g	7.7
鱼50g	9.1	鸡肉60g	11.6	虾60g	10.9
牛奶200g	6.0	鸡肝20g	3.3	豆腐80g	6.4
合计	25.1	合计	24.9	合计	25.0

注："组合一"既可提供25g优质蛋白质，还可提供216mg钙，补充乳母对钙的需要。若不增加牛奶，则应考虑每天补充钙剂200mg；"组合二"既可提供25g优质蛋白质，还可提供维生素A2100μgRAE左右，每周一次相当于每天增加维生素A300μgRAE。

3．家庭支持，愉悦心情，充足睡眠，坚持母乳喂养

家庭成员和医疗卫生专业人员的支持对于乳母建立母乳喂养的信念和态度至关重要。应协助乳母了解并掌握母乳喂养的相关知识和技能，分析并解决母乳喂养过程中可能遇到的障碍。

4. 增加身体活动，促进产后恢复健康体重

产后超重是一个常见的问题，与孕前超重、孕期增重过多以及产后体重滞留有关。为了预防产后超重和肥胖，乳母应在产后6~8周开始逐渐增加身体活动量和强度，进行有氧运动如散步、慢跑等，并逐渐增加骨骼和肌肉的抗阻运动。

5. 多喝汤和水，限制浓茶和咖啡，忌烟酒

乳母每天需要分泌大量乳汁，加上自身代谢的增加，水需求也相应增加。因此，乳母应每天比孕前增加1100mL水的摄入，可以多吃流质食物如鸡汤、鲜鱼汤等。然而，汤的营养密度不宜过高，以免影响其他食物的摄入。此外，乳母还应避免摄入含咖啡因的饮品和烟酒，以免对婴儿产生不良影响。

三、婴幼儿的营养

婴幼儿期，即出生后至满2周岁，是儿童生长发育的关键时期。这一阶段的良好营养和科学喂养对儿童近期及远期的身心健康具有至关重要的影响。生命早期的营养和喂养不仅关乎体格生长，还深刻影响着智力发育、免疫功能等多方面。根据婴幼儿生长发育的特点，把婴幼儿时期分为两部分：出生后180天内，主要内容以纯母乳喂养；7~24月龄婴幼儿主要以补充营养和满足正常发育需要为目标的辅食添加。

（一）婴幼儿的营养需要

1. 能量

婴幼儿的能量需求随着其生长发育而逐渐增加。年龄越小，代谢越旺盛，因此需要的能量也相对较多。中国营养学会推荐的能量摄入量为：0~0.5岁90kcal/（kg·d）；0.5~1岁75kcal/（kg·d）；1~2岁为900kcal/（kg·d）（男），800kcal/（kg·d）（女）。

2. 蛋白质

蛋白质是婴幼儿日常代谢消耗和生长发育所必需的营养素。为了保证正氮平衡状态，婴幼儿需要摄入数量较多的优质蛋白质。由于婴儿体内的酶功能尚不完善，其必需氨基酸的种类和需要量均多于成人。中国营养学会推荐的婴幼儿蛋白质摄入量为：0~0.5岁为9g/d；0.5~1岁为17g/d；1~2岁为25g/d。

3. 脂肪

婴幼儿由于快速发育、高基础代谢以及大脑容量增长，需要更多的能量和各种脂肪酸。脂肪不仅供能，还能促进脂溶性维生素的吸收。婴幼儿饮食中脂肪供给的能量应占总能量的40%~50%，其中必需脂肪酸提供的能量不应低于总能量的1%~3%。二十二碳六烯酸（DHA）对婴儿视觉和神经发育尤为重要。

4. 碳水化合物

碳水化合物是婴儿能量供应的主要来源，促进生长发育。婴儿最初只能消化低分子糖，如葡萄糖、乳糖和蔗糖。母乳中乳糖含量为6%~7%，因此乳糖是婴儿所需能量的主要来源。随着婴幼儿年龄的增长，其消化各种碳水化合物的能力逐渐增强。

5. 矿物质

矿物质是婴幼儿生长发育的重要营养物质，特别是钙、铁、碘、锌等。钙是骨骼和牙齿的主要成分，婴幼儿钙的推荐摄入量为200~500mg/d。铁是血红蛋白和肌红蛋白的重要原料，1岁以内的婴幼儿铁的摄入量为0.3~10mg/d。锌能促进蛋白质合成和生长发育，婴幼儿锌的推荐摄入量为1.5~4mg/d。而碘则能维持甲状腺的正常生理功能，婴幼儿碘的推荐摄入量为0~0.5岁AI 85μg/d，0.5~1岁AI 115μg/d，1~2岁RNI 90μg/d。

6. 维生素

正常母乳中含有婴幼儿所需要的各种维生素。维生素D能促进钙的吸收，而母乳中维生素D含量较低，因此婴儿需要每天补充10μg的维生素D，并应多晒太阳。维生素A则能促进婴儿生长发育、维持皮肤组织正常结构与视觉，其需要量为300~350μg RAE/d。其他的维生素如B族维生素、维生素E、维生素C的需要量随婴幼儿需要量的增加而增加。

7. 水

婴幼儿体内水分含量远高于成年人，且新陈代谢旺盛，需水量较多。因此，需要增加水的供给量以满足其生长发育的需求。婴幼儿对水的需要量0~1岁为150mL/d，1~2岁为125mL/d。

（二）婴幼儿的膳食指南

1. 0~6月龄婴儿母乳喂养指南

（1）母乳是婴儿最理想的食物，坚持6月龄内纯母乳喂养。
（2）婴儿出生后1小时内开奶，重视尽早吸吮。
（3）回应式喂养，建立良好的生活规律。
（4）适当补充维生素D，母乳喂养无需补钙。
（5）一旦有任何动摇母乳喂养的想法和举动，都必须咨询医生或其他专业人员。
（6）定期监测婴儿体格指标，保持健康生长。

2. 7~24月龄婴儿母乳喂养指南

（1）继续母乳喂养，满6月龄起必须添加辅食，从富含铁的泥糊状食物开始。
（2）及时引入多样化食物，重视动物性食物的添加。
（3）尽量少加糖盐，油脂适当，保持食物原味。
（4）提倡回应式喂养，鼓励但不强迫进食。
（5）注重饮食卫生和进食安全。
（6）定期监测体格指标，追求健康生长。

四、儿童的营养

儿童的营养与健康是成长发育过程中的重要基石，它不仅关系儿童当前的生理状态，还深远影响着其未来的健康状况。根据年龄划分，儿童营养需求及膳食指南主要围绕2~6岁的学龄前儿童和6~17岁的学龄儿童少年两个阶段展开。

（一）学龄前儿童

学龄前儿童，即2周岁至6周岁前的儿童，其生长发育速率虽略低于婴幼儿期，但仍保持较高水平。此阶段儿童的饮食行为和生长发育状况，对预防青少年和成年期的肥胖及相关慢性病具有重要影响。与成人相比，学龄前儿童对各种营养素的需求更高，但其消化系统尚未完全成熟，咀嚼能力有限，因此，其食物的加工和烹调方式需与成人有所区别。

1.学龄前儿童的营养需要

（1）能量　学龄前儿童基础代谢率高，活动量大，所需能量接近成人。中国营养学会推荐，男孩每日能量需要为1100~1400kcal；女孩每日能量需要为1000~1300kcal。

（2）蛋白质　该阶段儿童体内的器官仍在继续发育，肌肉组织发育迅速，需要有足够的蛋白质供给。学龄前儿童每日蛋白质供给量为30g，其中50%的蛋白质应为优质蛋白质。

（3）矿物质　学龄前儿童正处于生长发育阶段，骨骼生长迅速，食物需要大量钙；铁不足可引发缺铁性贫血；碘、锌缺乏会影响儿童正常发育和智力水平，影响儿童健康发育。该阶段儿童钙、铁、碘、锌的日需要量分别为500~600mg、10mg、90mg和4~5.5mg。

（4）维生素　学龄前儿童对各种维生素需求量旺盛，维生素D需要量为10μg/d。维生素A、维生素B_1、维生素B_2、维生素C和维生素E的推荐摄入量分别为330~390 μg RAE/d、0.6~0.9mg/d、0.6~0.9mg/d、40~50mg/d、6~7mg α-TE/d。

2.学龄前儿童的膳食指南

（1）食物多样，规律就餐，自主进食，培养健康饮食行为　鼓励儿童尝试新食物，提高食物接受度，每日膳食应包含适量的谷类、乳类、肉类、蔬菜和水果，具体见表6-9。

表6-9　学龄前儿童每日各类食物建议摄入量

食物	2岁	4~5岁
谷类 /g	75~125	100~150
薯类 /g	适量	适量
蔬菜 /g	100~200	150~300
水果 /g	100~200	150~250
畜禽肉鱼 /g	50~75	50~75
蛋类 /g	50	50
奶类 /g	350~500	350~500
大豆（适当加工）/g	5~15	15~20
坚果（适当加工）/g	—	适量
烹调油 /g	10~20	20~25
食盐 /g	<2	<3
饮水量 /mL	600~700	700~800

（2）每天饮奶，足量饮水，合理选择零食　奶类是优质蛋白质和钙的重要来源，建议每日饮奶量300~500mL。同时，保证充足的水分摄入，每日饮水量为600~800mL。零食应选择营养素密度高的食物，如奶类、水果、蛋类和坚果，避免高糖、高脂和含盐量高的食品，具体见表6-10。

表6-10　推荐和限制的零食

推荐	限制
新鲜水果、蔬菜（黄瓜、西红柿等）	果脯、果汁、果干、水果罐头
奶及奶制品（液态奶、酸奶、奶酪等）	乳饮料、冷冻甜品类食物（冰激凌、雪糕等）、奶油、含糖饮料（碳酸饮料、果味饮料等）
谷类（馒头、面包、玉米等） 薯类（紫薯、甘薯、马铃薯等）	膨化食品（薯片、虾条等）、油炸食品（油条、麻花、油炸土豆等）、奶油蛋糕

续表

推荐	限制
鲜肉及鱼肉类	咸鱼、香肠、腊肉、鱼肉罐头等
鸡蛋（煮鸡蛋、蒸蛋羹等）	—
豆及豆制品（豆腐干、豆浆等）	烧烤类食品
坚果类（磨碎食用）	高盐坚果、糖浸坚果

（3）合理烹调，少调料少油炸 控制盐和糖的用量，多采用蒸、煮、炖的烹调方式，保持食物的原汁原味。

（4）参与食物选择与制作，增进对食物的认知和喜爱 鼓励儿童参与食物选择和烹调过程，增进对食物的认知和喜爱。

（5）经常户外活动，定期体格测量 保证每天至少120分钟的户外活动，减少久坐和视屏时间，定期监测身高、体重，保障儿童健康成长。

（二）学龄儿童

学龄儿童，即6周岁至不满18周岁的未成年人，正处于生长发育的关键阶段，对能量和营养素的需求相对高于成年人。全面、充足的营养是其正常生长发育和健康的物质基础。

1. 学龄儿童的营养需要

学龄儿童基础代谢率高，对能量的需求与生长速度和活动量成正比。同时，由于学习任务繁重，思维活跃，必须保证充足的蛋白质供给，以维持正氮平衡。蛋白质、碳水化合物和脂肪的适宜摄入量应分别占总能量的8%~20%、50%~65%和20%~30%。此外，由于生长发育快，代谢活跃，各种矿物质和维生素的需求也明显增加。学龄儿童能量推荐摄入量和膳食微量营养素推荐摄入量（RNI）或适宜摄入量（AI）见表6-11、表6-12。

表6-11 学龄儿童能量推荐摄入量

年龄/岁	推荐摄入量				年龄/岁	推荐摄入量			
	MJ/d		kcal/d			MJ/d		kcal/d	
	男	女	男	女		男	女	男	女
6~	6.69	6.07	1600	1450	10~	8.58	7.95	2050	1900
7~	7.11	6.49	1700	1550	11~	9.20	8.37	2200	2000
8~	7.74	7.11	1850	1700	12~	10.88	9.20	2600	2200
9~	8.16	7.53	1950	1800	15~17	12.34	9.83	2950	2350

资料来源：《中国居民膳食营养素参考摄入量（2023版）》。

表6-12 膳食微量营养素推荐摄入量（RNI）或适宜摄入量（AI）

年龄	钙/mg/d	铁/mg/d		碘/μg/d	锌/mg/d	维生素A/μgRAE/d		维生素D/μg/d	维生素B₁/mg/d		维生素B₂/mg/d		维生素B₁₂/μg/d	维生素C/mg/d
		男	女			男	女		男	女	男	女		
4岁~	600	10		90	5.5	390	380	10	0.9		0.9	0.8	1.2	50

续表

年龄	钙/mg/d	铁/mg/d		碘/µg/d	锌/mg/d		维生素A/µgRAE/d		维生素D/µg/d	维生素B₁/mg/d		维生素B₂/mg/d		维生素B₁₂/µg/d	维生素C/mg/d
		男	女		男	女	男	女		男	女	男	女		
7岁~	800	12		90	7.0		430	390	10	1.0	0.9	1.0	0.9	1.4	60
9岁~	1000	16		90	7.0		560	540	10	1.1	1.0	1.1	1.0	1.8	75
12岁~	1000	16	18	110	8.5	7.5	780	730	10	1.4	1.2	1.4	1.2	2.0	95
15岁~	1000	16	18	120	11.5	8.0	810	670	10	1.6	1.3	1.6	1.2	2.5	100

资料来源:《中国居民膳食营养素参考摄入量（2023版）》。

2. 学龄儿童的膳食指南

（1）主动参与食物选择和制作，提高营养素养　学龄儿童应主动学习营养知识，参与食物选择和制作，提高营养素养。

（2）吃好早餐，合理选择零食，培养健康饮食行为　早餐应包含谷薯类、蔬菜水果、奶、动物性食物、豆、坚果等食物中的三类及以上。零食应选择营养丰富的食物。

（3）天天喝奶，足量饮水，不喝含糖饮料，禁止饮酒　每天至少摄入300mL液态奶或相当量的奶制品，足量饮水，首选白水，不喝含糖饮料，禁止饮酒。

（4）多户外活动，少视屏时间　每天至少进行60分钟的中高强度身体活动，多在户外活动，限制每天的视屏时间在2小时内。

（5）定期监测体格发育，保持体重适宜增长　定期测量身高和体重，通过合理膳食和充足的身体活动保持适宜的体重增长，预防营养不足和超重肥胖。

五、老年人的营养

老年人，特指65岁及以上的个体，可进一步细分为65~79岁的一般老年人和80岁及以上的高龄老年人。这一生命阶段伴随着生活环境和社交圈的变化，尤为显著的是身体功能的逐渐衰退，如咀嚼和消化能力的下降，以及视觉、嗅觉、味觉的迟缓反应。这些变化无疑增加了老年人面临营养不良的风险，削弱了其抵抗疾病的能力。因此，合理的膳食营养对于维护老年人的身体功能、保持其身心健康状态显得尤为重要。

（一）老年人的营养

1. 能量

老年人随着年龄的增加，基础代谢率降低、能量消耗降低，机体内脂肪组织增加，而肌肉组织和脏器功能减退，基础代谢一般比青壮年时期降低10%~15%，75岁以上老人可降低20%以上。因此，老年人每天应适当控制能量摄入。中国营养学会推荐的能量摄入量：65岁以上老人，男性为1900~2300kcal/d，女性为1550~1850kcal/d；75岁以上老人，男性为1800~2200kcal/d，女性为1500~1750kcal/d。

2. 蛋白质

老年人易患肌肉衰减综合征，这是一种与年龄增长相关的综合征，表现为骨骼肌纤维体积和数量的减少、肌力下降、结缔组织和脂肪增多等。适量增加蛋白质的摄入有助于促进肌肉蛋白质的合成，提升肌肉的质量、数量和功能。中国营养学会建议，65岁以上老年人每日蛋白质摄入量不应低于青壮年时期，具体为男性72g，女性62g。考虑到老年人消化系统功能的减退和对蛋白质利用率的下降，建议摄入的优质蛋白质应占蛋白质总摄入量的50%以上。

3. 脂肪

老年人消化脂肪的能力因胆汁分泌减少而降低，同时其血清总脂、甘油三酯及胆固醇水平均高于青壮年。鉴于高胆固醇血症和高甘油三酯血症是动脉粥样硬化的风险因素，老年人应避免过多摄入脂肪，尤其是动物源性脂肪。一般建议老年人脂肪摄入量不应超过总能量的30%。在选择食用油时，应倾向于含胆固醇少且不饱和脂肪酸含量适宜的植物油，如大豆油、葵花子油、花生油等。

4. 碳水化合物

老年人胰岛素分泌减少，糖耐受量降低，血糖调节作用减弱，易出现血糖升高现象。过多的糖分摄入不仅可能引发糖尿病，还会在体内转化为脂肪，导致肥胖和高脂血症。因此，老年人碳水化合物的适宜摄入量应占总能量的50%~65%。应控制糖果、精制甜点的摄入，而选择一些含果糖多的食物，如水果、蜂蜜等。

膳食纤维对于老年人尤为重要，因其消化系统功能减弱，肠胃蠕动缓慢，便秘的发病率增高。适量的膳食纤维可刺激肠蠕动，有效防治老年性便秘，还具有防治高血脂、结肠癌以及降血糖等功效。因此，老年人的膳食中应包含足够的膳食纤维，如粗粮、蔬菜及水果等。

5. 矿物质

《中国居民营养素参考摄入量（2023版）》指出，老年人每日摄入钙800mg、铁10~12mg、硒60μg即可满足其营养需求。然而，由于胃酸分泌减少、胃肠功能减退，老年人对钙、铁、硒的吸收能力降低。因此，建议老年人在注意食物选择的同时可通过营养强化食品或膳食补充剂来弥补营养素不足。

6. 维生素

维生素对老年人健康同样至关重要，包括脂溶性维生素和水溶性维生素。维生素A、维生素D、维生素E对于维护上皮组织健康、促进钙吸收和抗氧化等方面具有重要作用。水溶性维生素如维生素C和B族维生素则对增强免疫力、促进铁吸收和参与脂肪代谢等至关重要。老年人应通过多样化的食物摄入和必要的营养补充剂来确保维生素的充足。

7. 水

老年人细胞内液量减少，饮水欲望减退，易导致体内水分不足。因此，老年人应养成良好的饮水习惯，每日摄入水量控制在1500~1700mL，少量多次，每次50~100mL。膳食安排上可适当增加汤、羹类食物，饮水首选温热的白开水，也可根据个人情况选用淡茶水。

（二）老年人的膳食指南

（1）食物品种丰富，动物性食物充足，常吃大豆制品。

（2）鼓励共同进餐，保持良好食欲，享受食物美味。

（3）积极户外活动，延缓肌肉衰减，保持适宜体重。

（4）定期健康体检，测评营养状况，预防营养缺乏。

六、素食人群的营养

素食人群是指不食用畜肉、家禽、海鲜、蛋、奶等动物性食物的人群，其中完全戒食所有动物性食品及其产品的是全素人群，而不戒食蛋奶类及其相关产品的是蛋奶素人群。据估算，我国当前的素食人数已超过5000万，且女性占比较高。然而，由于素食膳食中缺乏动物性食物，如果安排不当，容易导致维生素B$_{12}$、n-3多不饱和脂肪酸、铁、锌、蛋白质等关键营养素摄入不足，进而增加这些营养素缺乏的风险。

对基于信仰等因素而选择素食的人群，我们应给予充分的尊重。而对于自由选择素食的人群，建议选择蛋奶素，而非全素，尤其不建议婴幼儿、儿童、孕妇、体质虚弱者和老年人选择全素膳食。所有素食者都应注重食物的多样化，确保每周摄入25种以上的不同食物。谷类是素食者主要的能量来源，应每天食用全谷物、薯类和杂豆，以获取更多的蛋白质、维生素、矿物质、膳食纤维和其他膳食成分。大豆及其制品是素食者的重要食物来源，富含蛋白质、不饱和脂肪酸和钙，特别是发酵豆制品中还含有维生素B$_{12}$，因此建议素食者比一般人摄入更多的大豆及其制品。此外，蔬菜水果中含有丰富的维生素C、β-胡萝卜素、膳食纤维、矿物质及植物化学物，也应足量摄入。藻类（尤其是微藻）、菌菇、坚果也是素食者应经常适量食用的食物。为了满足n-3多不饱和脂肪酸的需求，素食者应选择多种植物油，特别是亚麻籽油、紫苏油、核桃油等。最后，素食者应定期监测营养状况，及时发现并预防营养缺乏。具体的膳食组成建议见表6-13。

表6-13 全素和蛋奶素成年人的推荐膳食组成

全素人群		蛋奶素人群	
食物种类	摄入量（g/d）	食物种类	摄入量（g/d）
谷类	250~400	谷类	225~350
——全谷物和杂豆	120~200	——全谷物和杂豆	100~150
薯类	50~125	薯类	50~125
蔬菜	300~500	蔬菜	300~500
——菌藻类	5~10	——菌藻类	5~10
水果	200~350	水果	200~350
大豆及其制品	50~80	大豆及其制品	25~60
——发酵豆制品	5~10	—	—
坚果	20~30	坚果	15~25
烹饪用油	20~30	烹饪用油	20~30
—	—	奶	300
—	—	蛋	40~50
食盐	5	食盐	5

思考题

1. 我们国家的膳食模式是什么形式？
2. 《中国居民膳食指南（2022）》为何要提倡"食物多样、谷类为主"？
3. 膳食指南的定义及内容都是什么？
4. 怎样理解平衡膳食及膳食平衡宝塔的内容？
5. 什么是合理的膳食结构？
6. 婴幼儿膳食补充蛋白质时应注意哪些问题？
7. 学龄前儿童存在哪些主要的营养问题？
8. 老年人的膳食原则是什么？
9. 为何提倡母乳喂养？
10. 结合个人实际谈谈你今后的膳食调整情况。

本章学习检测

07

第七章 CHAPTER

膳食调查及营养配餐

扫描二维码观看本章视频

学习指导

本章主要学习的是膳食调查及营养配餐，要求能够了解膳食调查的方法、目的和意义，能够利用24小时膳食回顾法进行膳食调查及评价；掌握营养配餐的基本原则和理论依据，能够利用计算法进行营养食谱编制。

能够结合合理膳食的理论和方法，进行自我管理，在实践中培养自主学习的意识和团队合作精神，增强学习好营养学的社会使命感和责任感，为健康中国行动贡献自己的一份力量。

启发提问

1. 你了解自己的饮食习惯吗？是否记录过自己的膳食摄入？
2. 如何将营养学理论与实际烹饪技巧相结合，制定出真正符合个体需求的营养餐？

学习目标

1. 掌握膳食调查的基本方法和步骤，包括调查问卷设计、数据收集和分析等。
2. 学习营养配餐的原则和方法，包括个体需求分析、食物选择和搭配等。
3. 能够运用膳食调查方法，对自己的膳食摄入进行全面、准确地调查。
4. 能够根据个体需求和《中国居民膳食指南（2022）》，为自己和他人制定个性化的营养配餐计划。
5. 树立健康饮食观念，关注营养与健康的关系，重视膳食平衡对身体健康的重要性。

第一节

膳食调查与评价

膳食调查是进行营养评估的首要环节，旨在深入了解个体或群体的饮食习惯及膳食摄入中的主要营养问题，为后续的营养状况评估提供基础数据。通过膳食调查，掌握不同地区、不同生活条件下人们的饮食构成，探究其一定时间内的能量和营养素摄取情况。

膳食调查评价是一种为了解人群摄入食物的种类和数量、营养素摄入状况以及膳食特点和饮食习惯，根据膳食调查的结果对人体营养素和能量的摄入量、各营养素的来源比例以及膳食构成进行分析，进而对人群膳食摄入状况做出客观评价的方法。膳食营养素摄入量的数据可以用来确定个体或群体的营养水平和健康状况，也常常作为设计营养保健计划的依据，也可以用于鉴定营养支持、营养教育、营养干预和营养咨询项目实施的效果。因此，合理可靠的膳食调查和评价至关重要。

一、膳食调查

膳食调查内容包括：①记录调查期间每人每日的食物种类与数量，这是调查的核心内容；②了解食物的烹调加工方式，以评估其对营养素的影响；③掌握饮食制度与餐次分配，以分析饮食习惯的合理性；④过去的膳食状况、个人的饮食习惯以及基本信息等。在膳食调查中，常用的方法包括称重法、记账法、24小时膳食回顾法、膳食史法、食物频率法以及化学分析法等。营养工作者须选择能正确反映个体或群体某时期食物摄入量的适宜方法，必要时可并用两种方法。

1. 称重法

称重法（或称量法）是对某一伙食单位（集体食堂或家庭）或个人一日三餐中每餐各种食物的食用量进行称重，计算出每人每日各种营养素的平均摄入量的膳食调查方法。该方法需要了解两方面的资料：①厨房各种食物可食部（食物原料中能够被食用的部分）的生食物重量和烹调后的熟食物重量，据此计算出生熟比=可食部的生食物重量/烹调后的熟食物重量。②称量每个人所摄入的熟食物重量，根据熟食物重量×生熟比=生食物重量，得出调查对象摄入的各种原料的量。最后，通过食物成分表或营养计算器得出每人每天所摄入的能量和各种营养素的量。由于每人每天所摄入的食物种类不同，称重法应连续调查3~7天，才能得出较为准确的摄入量。

与其他方法相比，称重法更为准确细致，能够获得可靠的食物摄入量。因此，常把称重法作为膳食调查的"金标准"，用来评价其他方法的准确性。同时，称重法的实施需要消耗大量的人力物力，对调查人员的技术要求较高，故适用于个人、家庭或集体单位，不适合大规模的群体调查工作。

2. 记账法

记账法是根据账目的记录得到调查对象的膳食情况来进行营养评价的一种膳食调查方法，它是最早、最常用的膳食调查方法，是其他膳食调查方法的发展基础，常和称重法一起应用。记账法适用于建有伙食账目的集体单位或家庭，通过查阅过去一定期间内各种食物的消费总量，并根据同一时期的进餐人数，计算出平均每人每日的各种食物摄入量。

记账法的优点在于，操作简单，消耗的人力物力较少，可调查较长时期的膳食，适用于大样本调查。缺点是调查结果只能得到全家或集体中人均的摄入量，难以分析个体膳食摄入情况。

3. 24小时膳食回顾法

24小时膳食回顾法是通过访谈的形式收集膳食信息的一种回顾性膳食调查方法，通过询问调查对象过去24小时实际的膳食情况，可对其食物摄入量进行计算和评价，是目前获得个人膳食摄入量资料最常用的一种调查方法。无论是大型的全国膳食调查，还是小型的研究课题，都可以采用这种方法来评估个体的膳食摄入情况。近年来，我国全国性的住户调查中个体食物摄入状况的调查均采用此方法，即采用24小时膳食回顾法对所有家庭成员进行连续3天个人食物摄入量调查，记录消费的所有食物种类和量，借此分析调查对象的膳食与营养素的摄入量及其与营养状况的关系。

24小时膳食回顾法的主要优点是所用时间短，调查对象不需要具备较高文化水平就能得到个体的膳食营养素摄入状况，便于与其他相关因素进行分析比较，这种膳食调查结果对于人群营养状况的原因分析也是非常有价值的。缺点是调查对象的回顾依赖于短期记忆，且受调查者的主观影响较大；对调查者要严格培训，不然调查者之间的差异很难标准化。

4. 膳食史法

膳食史法是通过询问过去一段时间的膳食模式和食物摄入情况来评价不同人群的饮食情况，即反映了长时期的膳食习惯。膳食史法已被广泛用于营养流行病学调查研究，当食物消费种类多、随季节变化大时，采用膳食史法可以更加全面地了解居民膳食的摄入情况。对许多慢性疾病而言（如心血管疾病、糖尿病、肿瘤及慢性营养不良等），研究过去的膳食状况比研究现在的更有意义。

膳食史法的优点是可以进行具有代表性的膳食模式的调查，并且样本量大，费用低，使用人力少，一般不影响调查对象的膳食习惯和进餐方式。缺点在于调查结果受调查对象的记忆能力限制，易发生误差。膳食史法通常与24小时回顾法结合使用，能较全面地反映出人群膳食调查的结果，并发挥询问调查法的优势。

5. 食物频率法

食物频率法是收集调查对象过去较长时间（数周、数月或一年等）内各种食物的消费频率及消费量，从而获得调查对象长期的食物和营养素平均摄入量。进行食物频率法调查时，使用调查问卷调查个体或群体经常性的食物摄入种类和频率，根据每日、每周、每月，甚至每年所食用的各种食物的次数或食物的种类来评价个体或群体的膳食营养状况。在实际应用中，可分为定性，定量和半定量的食物频率法。

食物频率法的优点是能够迅速得到平时食物摄入种类和摄入量，反映长期营养素摄取模式，可以作为研究慢性疾病与膳食模式关系的依据。缺点在于回忆难度大、量化准确度低，且可能受当前食物模式影响，导致偏倚，准确性差。

6. 化学分析法

化学分析法是通过收集调查对象一日膳食中所摄入的全部食物，使用实验室化学分析方法来测定其各种营养素含量的方法。化学分析法分为双份饭法（或膳食备份法）和模拟膳食法。使用化学分析法进行膳食调查评价，考虑到了食物加工、烹调过程中的营养成分的变化，测定得到的各种营养素的数据比较可靠，但成本高，常小规模使用，特别是用于代谢实验和专门的课题研究。

二、膳食调查结果评价

（一）膳食结构评价

膳食结构评价是根据膳食调查的结果将食物进行分类，统计各类食物的摄入总量。然后按照被调查者的不同劳动强度，与平衡膳食宝塔建议的不同能量膳食的各类食物参考摄入量进行比较，评价居民摄入食物的种类和数量是否合理，并提出相应的改进意见。主要包括以下基本步骤（图7-1）。

（1）根据膳食调查方法确定居民每日膳食的食物种类及摄入量。

（2）根据食物成分表中的食物分类，检查摄入食物种类是否合理。

（3）将食物根据平衡膳食宝塔中的食物类型进行归类，并计算每种食物的摄入量。

在进行食物归类时应注意，豆制品和乳制品要根据食物蛋白质含量折算才能相加。

①豆类及其制品以每百克各种豆类及其制品中蛋白质的含量与每百克大豆中蛋白质的含量（35.1g）之比作为系数，折算成大豆的量。

$$相当于大豆的量=豆制品摄入量 \times 蛋白质含量 \div 35.1$$

②奶类及其制品摄入量按照每百克各种奶类及其制品中蛋白质的含量与每百克鲜奶中蛋白质的含量（3g）之比作为系数，折算成鲜奶的量。

$$相当于鲜奶的量=奶制品摄入量 \times 蛋白质含量 \div 3$$

（4）根据居民情况和平衡膳食宝塔，确定居民每日每种食物的推荐摄入量。

（5）比较居民每日摄入量与中国居民平衡膳食宝塔（2022）推荐摄入量，一方面评价食物种类是否多样；另一方面需要评价各类食物的消费量是否充足，并给出合理意见。

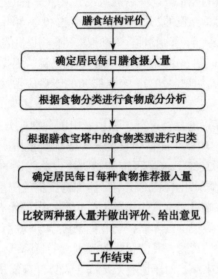

图7-1　膳食结构评价流程示意图

（二）营养素及能量摄入量的评价

中国居民膳食营养素参考摄入量是膳食营养素摄入量结果分析和评价的主要依据，根据不同年龄、不同性别、不同体力活动下摄入的能量与相应状况下的DRIs中能量进行比较，即可判断个体能量的摄入是否达到了标准要求。对群体可以计算出达到能量RNI的人数百分比，并进行群体膳食结构评价。

1.工作流程

（1）通过某一膳食调查方法获得某个体在一段时间内的食物消费量　根据实际情况选择合适的膳食调查方法。可以收集被调查者在过去一段时间内摄入的所有食物种类、数量等资料。首先要准备相应的调查表、称（测）量工具等；随后和调查对象沟通交流，取得配合，填写基本信息；最后核查和录入调查数据。根据调查结果，将食物进行分类，统计不同食物的摄入总量。可以获得某个体一段时间内的食物消费量。

（2）计算获得该个体平均每日食物消费状况　查询食物成分表，获得该个体每日每种营养素及能量摄入状况。

（3）将该个体的某营养素摄入量和相应人群营养素需要量的相应水平进行比较，进一步作出判断。

2.膳食调查结果评价

（1）计算与评价每人每日平均摄入量　根据调查对象24小时膳食调查结果，计算各类食物的摄入量，根据各类食物的摄入量计算出每类食物中各种营养素的含量，再将不同种类食物中各种营养素的含量相加，就可得到摄入的各类食物中各种营养素的总含量。参照《中国居民膳食营养素参考摄入量（2023版）》，结合调查对象的性别、年龄、体力活动水平进行评价，分析能量、各种营养素摄入是否存在摄入不足或过剩的现象，一般情况下与标准相差±10%可认为合乎要求。若低于EAR，认为该个体该种营养素处于缺乏状态，应该补充；若达到或超过RNI，认为该个体该种营养素摄入量充足；若介于EAR或RNI之间，为安全起见，建议进行补充；另外，要注意超过UL的营养素。

（2）计算与评价一日三餐的能量分配　一般来说，一日三餐的能量分配建议按照以下比例进行：早餐提供能量占全天总能量的25%~30%，午餐占30%~40%，晚餐占30%~40%。

（3）计算食物供能的百分比　计算动物性食物和植物性食物提供的能量占总能量的百分比。

（4）计算与评价三大营养素提供的能量占总能量的比例　根据DRIs推荐的膳食能量来源比例，来自蛋白质的能量应占10%~20%，来自脂肪的能量应占20%~30%，来自碳水化合物的能量应占50%~65%。

（5）计算与评价三大营养素的食物来源　利用《中国食物成分表（标准版）》（第6版）计算蛋白质的食物来源分配，动物性食物和豆类来源的优质蛋白质应达到30%~50%。饱和脂肪酸占总能量的比例应小于10%，n-6多不饱和脂肪酸占总能量的2.5%~9%，n-3多不饱和脂肪酸占总能量的0.5%~2%。碳水化合物的供给，添加糖提供的能量应小于总能量的10%。

（6）计算及评价矿物质及微量元素食物来源　矿物质和微量元素的消化吸收受其来源的显著影响。特别是钙、铁、锌等关键营养素，当它们来源于动物性食物时，人体的消化吸收率相对较高；而若来源于植物性食物，其消化吸收率则会明显降低。因此，深入分析并了解这些矿物质及微量元素的食物来源，对于更有效地满足人体健康需求至关重要。

三、注意事项与说明

（1）膳食调查的研究是一项群众工作，必须有群众的配合才能很好地完成　调查者必须得到集体单位的领导、托幼机构的保健员、家长及炊事员的充分协作才能得到可靠的资料。因此，在调查前一般要通过当地卫生行政部门和居民委员会介绍并与调查单位取得联系；调查者应当详细说明调查目的和方法，并了解当时市场上主要食物的供应情况和当地居民一般的生活和饮食习惯。

（2）调查工作的目的为下一步的改善提供依据　在调查过程中，要关心群众，尽可能不要影响群众的工作和生活，要注意从实际出发，同时必须仔细考虑在具体条件下如何抓住主要问题。

（3）调查者应注意，填写调查表格时要字迹清楚　一律用钢笔或圆珠笔，计算结果均要复核一次并签署调查者的姓名。

（4）结合调查，及时宣传普及营养健康知识。

—— 第二节 ——

营养配餐

一、营养配餐概念

营养配餐，就是按人体的需要，根据食物中各种营养物质的含量，设计一天、一周或一个月的食谱，使人体摄入的蛋白质、脂肪、碳水化合物、维生素和矿物质等几大营养素比例合理，达到平衡膳食要求的一种实践活动。营养配餐是实现平衡膳食的一种方法，是平衡膳食的具体实践，平衡膳食的基本原则是通过营养配餐工作而表现出来的。

二、营养配餐的目的和意义

营养配餐的目的就是通过科学方法，将各类人群理论上的膳食营养素参考摄入量分配到每日膳食中去，满足他们每天所需要的能量和营养素，防止能量和营养素的过量或不足。营养配餐还需根据不同群体对营养素和能量的需要，结合当地食物的品种、生产季节、经济条件和厨房烹调水平，合理选择各类食物，达到平衡膳食。此外，通过营养配餐，还可指导大型配餐企业有计划地管理餐厅膳食（也有助于家庭有计划地管理家庭膳食），有助于餐饮企业进行成本控制。

三、营养配餐的理论依据

营养配餐是一项实践性很强的工作，与人们的日常饮食直接相关，科学合理，需要以一系列营养理论为指导。

1．中国居民膳食营养素参考摄入量（DRIs）

中国居民膳食营养素参考摄入量（DRIs）是每日平均膳食营养素摄入量的一组参考值，包括平均需要量（EAR）、推荐摄入量（RNI）、适宜摄入量（AI）和最高可耐受摄入量（UL）等。制定 DRIs的目的在于更好地指导人们膳食实践、评价人群的营养状况并为国家食物发展供应计划提供依据。DRIs是营养配餐中能量和主要营养素需要量的确定依据。DRIs中的RNI是个体适宜营养素摄入水平的参考值，是健康个体膳食摄入营养素的目标。编制营养食谱时，需要以各营养素的RNI为依据确定需要量，一般以能量需要量为基础，制定出食谱后，还需要以各营养素的RNI为参考，评价食谱的制定是否合理，如果与RNI相差不超过10%，说明编制的食谱合理可用，否则需要加以调整。

2．中国居民膳食指南和平衡膳食宝塔

膳食指南作为合理膳食的基本规范，巧妙地将专业营养理论转化为通俗易懂、简洁明了的指南，旨在推广合理营养、平衡膳食的理念，从而促进公众健康。因此，在制定食谱时，我们应遵循膳食指南的原则，细致考虑食物种类与数量的合理搭配。同时，平衡膳食宝塔作为膳食指南的量化与形象化展现，不仅以人群的膳食实践为基础，还考虑到食物生产与供给的实际情况，为我们提供了一个极具实际操作指导意义的工具。借助这一工具，我们能够迅速且准确地制定出营养均衡、搭配科学的食谱。

3．食物成分表

食物成分表是制定营养配餐时重要的参考依据。要做好营养配餐工作，我们必须了解并掌握食物的营养成分。所列食品以原材料为基础，并列出了每种食品的来源和可食用部分。"可食用部分"是指根据当地的烹饪习惯和饮食习惯，将市售样品中的不可食部分除去后，剩余的可食用部分。通过食物成分表，我们可以在准备食谱时将营养需求转换为食物需求，从而确定食物的种类和数量。在评估配方中所含营养素的摄入量是否满足需求时，还需要参考食物成分表中各种食物的营养成分数据。

4．营养平衡理论

营养平衡包括三种产能营养素的比例平衡、优质蛋白质与总蛋白质平衡、脂肪酸组成平衡、食品种类搭配平衡等。

第三节

食谱编制

人体每天都要从饮食中获得各种所需的营养素。不同的个体由于其年龄、性别、生理及体力活动不同，对各种营养素的需要量不同。个体食谱编制方法应根据个人生理状态、健康状况及身体活动水平，确定主要的营养素需要量，并进行营养配餐。

一、食谱的概念及食谱编制的意义

营养学的各种研究理论，如平衡膳食理论等，对于指导人们健康饮食具有重要意义。然而，这些理论要真正服务于民众，需要通过具体化的食谱来体现。食谱不仅是膳食计划的具体展现，更是确保就餐者能否实现平衡膳食和合理膳食的关键环节。

1．食谱的概念

食谱是根据就餐者的营养需求、饮食习惯和食物供应状况，将一天或一周内各餐的主食、副食、食物原料品种、数量、烹调方法及进餐时间等作详细计划，并以图表形式展示给就餐者和烹饪人员。它是将平衡膳食的原则和要求落实到用餐者膳食中的第一步，确保就餐者获得足够的营养素，达到供给量标准。

2．食谱的种类与应用

食谱根据时间长短可分为日食谱、周食谱等，更灵活的时间安排可满足不同需求。同时，按就餐对象可分为个体食谱和群体食谱，还可根据特定目的设计如素食食谱、低能量食谱等。这些食谱在实际应用中具有广泛的适用性和实用性，有助于满足不同消费者的需求，提升餐饮企业的科学素养和市场竞争力。

3．食谱编制的作用

（1）合理选择与搭配　食谱编制根据就餐者的生理和健康需要，合理选择食物品种和数量，通过科学搭配和烹调方法，提高食物中营养素的消化吸收率。

（2）改善膳食结构　食谱编制遵循平衡膳食原则，有助于改善不合理的膳食结构，推动健康饮食习惯的形成。

（3）预防慢性疾病　根据平衡膳食原则编制并执行食谱，有助于避免能量和营养素摄入过多或比例不当，从而预防慢性非传染性疾病。

二、食谱编制的原则

食谱编制的总原则是在确保食品安全的前提下，根据平衡膳食的要求进行。具体来说，首先要满足就餐者对能量和营养素的需求，并保证各营养素之间的平衡；其次，应遵循食物多样化原则，合理选择食物原料；同时，要选用恰当的烹调方法来减少营养素在烹饪过程中的损失，并确保食物的色、香、味、形俱佳，以增强就餐者的食欲；最后，根据就餐者的习惯和健康要求来合理安排餐次。这些原则共同构成了科学、健康的食谱编制基础。具体表现如下。

1. 保证营养平衡，比例适当

食谱编制首先要保证营养平衡，提供符合个体或群体的营养需求的平衡膳食。主要包括：膳食应满足人体所需要的能量及各种营养素，数量要充足，且三大产能物质碳水化合物、蛋白质、脂肪应有适当的比例。

2. 食物多样，新鲜卫生

在日常生活中，一般将食物分成谷薯、蔬菜、水果、豆类、奶、肉（含鱼、虾）、蛋、油脂8类，每天应从每一类食物中选用1~3种，组成平衡膳食。对同一类食物可更换品种和烹调方法，提倡食用新鲜卫生食物，少食用腌、熏、腊制食物。

3. 定量适宜，三餐分配合理

均衡进餐应定时定量，成人一般为一日三餐。三餐食物分配的比例可以各占$\frac{1}{3}$；也可以将午餐能量分配占全天总能量的40%，早、晚餐各占30%；或者早餐占25%~30%，晚餐占30%~35%。

4. 饭菜适口，烹调适宜，兼顾饮食习惯

就餐者对食物的直接感受首先是适口性。只有让就餐者喜爱，才能保证足够的进食量，进而达到预期的营养效果。因此，在可能的情况下，既要保证膳食多样化，又要兼顾就餐者的膳食习惯、不同的地域习惯，还要注重烹调方法，争取做到色香味俱佳。

5. 兼顾经济条件及实际状况

食谱既要符合营养要求，又要使饮食消费必须与生活水平相适应。在食谱编制和膳食调配过程中，必须考虑就餐者的实际状况和经济承受能力。

三、食谱编制的方法

食谱编制方法有两种：一种是计算法，另一种是食物交换份法。其专业要求都是对食物营养的基本掌握和应用，在工作中可应用手工计算或计算机软件计算。同时，对食物的选择、生熟比、能量的构成、优质蛋白质的比例以及重要营养素的来源都应该特别关注。

四、计算法编制食谱

计算法编制食谱是依据人体每日所需能量，以及三大产能营养素的供能比例，通过计算来确定食物的种类和数量，然后再组配成菜肴和主食的形式，最终形成营养食谱的方法。计算法编制营养食谱是营养食谱设计的基本方法。

（一）计算法食谱编制的步骤

1. 了解餐食供餐对象的相关信息，即年龄、性别、工作、生理状态、健康状况、饮食习惯等基本情况。

2. 确定用餐对象全日能量需要量

（1）直接查表法 即按照被调查者的性别、年龄、体力活动等，直接在《中国居民膳食营养素参考摄入量（2023版）》中查阅RNI或AI为营养目标。

（2）计算法　即通过身高、体重、工作劳动强度等信息计算供餐对象标准体重和每千克标准体重所需能量，最终确定供餐对象每日能量的需求量（详细计算方法见本书第二章第一节内容）。

　　3．确定每餐能量及三大产能营养素需求

一日三餐的能量分布餐次比大致为早餐约占30%，午餐约占40%，晚餐约占30%。每日所需供能营养素的供能比可参考DRIs推荐的膳食能量来源比例，按蛋白质15%、脂肪25%、碳水化合物60%来计算。食物中每克碳水化合物、脂肪和蛋白质可提供能量分别为4kcal、9kcal、4kcal，即营养素产能系数。

营养素需要量（g）=膳食能量目标摄入量×餐次比×供能比÷营养素产能系数

　　4．确定每餐主食的种类和数量

主食是人类获取能量的主要来源，包括米面、杂粮、豆类、薯类等，科学、合理地摄入有利于机体的生命活动。主食是碳水化合物的主要来源，因此主食的品种、数量主要根据各类主食原料中碳水化合物的含量确定。碳水化合物的主要食物来源有谷类（如水稻、小麦、玉米、大麦、燕麦、高粱等）、薯类（如白薯、红薯、甘薯等）、水果（如甘蔗、甜瓜、西瓜、香蕉、葡萄等）、坚果、根茎类蔬菜（如胡萝卜、番茄、土豆等），以及糖和淀粉等。

主食用量（g）=碳水化合物需要量÷食物中的碳水化合物含量

　　5．确定每餐动物性副食及大豆类食物的种类和数量

副食是相对于主食一词而来的，主要内容是蔬果类、鱼禽畜类、大豆类、蛋类等。副食首先要注意荤素搭配。动物性食物不仅限于肉类、禽类、蛋类，还应尽可能采用鱼、虾、贝等海产品。新鲜蔬菜应首选绿叶蔬菜，豆荚菜、根茎菜、瓜果菜等都应根据不同的上市季节搭配选用。豆制品种类多，应尽量做到每天有一餐以上和两种以上的豆制品。蕈类与藻类及海带、紫菜等具有特殊的营养功能，也应注意经常选用。动物性副食以蛋白质的量来确定。

动物性副食或大豆类食物用量（g）=蛋白质需要量÷食物中的蛋白质含量

其计算程序如下：

（1）计算主食提供蛋白质的量。

（2）蛋白质摄入目标量减去主食提供蛋白质的量，即副食应提供蛋白质的量。

（3）设定副食中蛋白质的$\frac{2}{3}$由动物性食物供给，$\frac{1}{3}$由豆制品供给，据此可计算出各种副食提供的蛋白质量。

（4）查表计算各类动物性食物及豆制品的需求量。

　　6．确定每餐蔬菜和水果的种类和数量。

依据《中国居民平衡膳食宝塔（2022）》中水果和蔬菜每日的推荐摄入量（水果类200~350g，蔬菜类300~500g），来确定每日蔬菜和水果的摄入量。水果和蔬菜的品种可根据不同季节市场的供应情况，以及考虑与动物性食物和豆制品配菜的需要来确定。

　　7．确定每餐食用油和其他主要调味品的种类与数量。

依据《中国居民膳食指南（2022）》建议，每日食盐用量应小于5g，可根据菜品需要进行分配。油脂的摄入应以植物油为主，并有一定量动物脂肪的摄入。因此，应以植物油作为纯能量食物的来源。查表可知每日摄入的各类食物提供的脂肪量。

每日摄入的植物油数量=每日需要的总脂肪量–每日主、副食物提供的脂肪量

8. 餐谱营养成分计算与评价

利用营养配餐软件或者中国食物成分表，计算以上形成餐谱的能量及各种营养成分含量，并计算三餐和加餐的能量占比，以及优质蛋白质的占比等。

餐谱评价从食物种类、食物来源及营养素量三个维度进行，判断是否符合就餐者的需求，若不能满足要求，需要进行餐谱调整，以达到个人需求。特别是结合DRIs，评估个体餐谱的能量及营养素含量，按照能量和营养素的占比是否在合理范围内进行餐谱评价。

9. 餐谱营养调整和完善

根据餐谱评价结果，对餐谱进行调整，通过食物品种替换和调整食物量，使餐谱中食物量、食物种类、营养成分均符合目标对象的需求。

原则上，一段时间后应随访和观察就餐者的食物摄入量及体重变化，进行膳食营养状况评估，及时进行餐谱调整。对特殊情况，还应考虑就餐者的血脂、血压、血红蛋白等的变化，对餐谱进行进一步调整，使餐谱符合就餐者营养需求和效果。

（二）计算实例

小王，男性，年龄30岁，职业教师，身高175cm，体重55kg，请为其编制一日晚餐营养食谱。

1. 能量的确定

（1）标准体重　175–105=70（kg）

（2）BMI　$55 \div 1.75^2$=17.9 体形消瘦。

（3）查表2-6得知标准体重能量需要量为40 kcal/kg。

（4）全日供给能量：70 × 40=2800（kcal）

2. 供能营养素供给量的确定

蛋白质需要量：2800 × 30% × 15% ÷ 4=31.5（g）

脂肪需要量：2800 × 30% × 25% ÷ 9=23.3（g）

碳水化合物需要量：2800 × 30% × 60% ÷ 4=126（g）

3. 配餐食物品种和质量的确定

（1）主食品种和质量的确定

设定晚餐以黑米和粳米（标一）煮二米饭，其中黑米50g，其余为粳米。查《中国食物成分表（标准版）》（第6版）知每百克黑米中碳水化合物为72.2g，粳米（标一）为77.4g。

则黑米提供碳水化合物=72.2% × 50=36.1（g）

粳米的数量=（126–36.1）÷ 77.4%=116.1（g）

（2）副食品种和质量的确定

查表得知，每百克黑米中蛋白质为9.4g，粳米（标一）为7.7g。

主食中蛋白质质量=50 × 9.4%+116.1 × 7.7%=13.6（g）

副食中蛋白质需要量=31.5–13.6=17.9（g）

副食中蛋白质$\frac{2}{3}$由猪里脊提供，$\frac{1}{3}$由南豆腐提供。

查表得知，每百克猪里脊中蛋白质为20.2g，南豆腐为6.2g。

猪肉（里脊）质量=17.9 × $\frac{2}{3}$ ÷ 20.2%=59.1（g）

南豆腐质量=$17.9 \times \frac{1}{3} \div 6.2\%=96.2$（g）

（3）油脂品种和质量的确定

查表得知，每百克黑米中脂肪含量为2.5g，粳米（标一）为0.6g，猪肉（里脊）为7.9g，南豆腐为2.5g。

主副食中脂肪含量=$50 \times 2.5\%+116.1 \times 0.6\%+59.1 \times 7.9\%+96.2 \times 2.5\%=9$（g）

植物油用量=23.3−9=14.3（g）

（4）食盐用量的确定

《中国居民膳食指南（2022）》建议，每日食盐不超过5g，根据三餐餐谱设计，晚餐分配2g食盐用量。

（5）蔬菜品种和质量的确定

查表6-6，可知一日总能量为2800kcal的情况下，一日蔬菜摄入量为500g，水果400g。

蔬菜质量=$500 \times 30\%=150$（g）选择青椒50g，白菜100g。

水果质量=$400 \times 30\%=120$（g）选择苹果120g。

（6）小王的一日晚餐带量食谱

主食：二米饭（粳米116.1g，黑米50g）。

副食：青椒炒猪里脊（青椒50g，猪里脊45g，花生油4.3g，盐1g）。

麻婆豆腐（猪肉14.1g，南豆腐96.2g，花生油5g，盐0.5g）。

醋熘白菜（白菜100g，花生油5g，盐0.5g）。

水果：苹果 120g。

五、食物交换份法编制食谱

食物交换份是一种简便和快捷的膳食设计方法。食物交换份通过对食物的营养数据进行精简和概括，把食物根据营养成分和作用进行分类，按照所提供能量或某营养成分相近的原则，对应不同的食物重量，同类别食物等份进行互换替代。同一类食物所含的蛋白质、脂肪、碳水化合物相近，因此可增加食物的多样性，保证均衡的营养摄入。

（一）食物交换份表

食物交换份表（food exchange list，FEL）是营养学中用于简化食谱编制的工具，它根据食物的营养成分和能量将其分类，并提供每类食物的等量交换信息。2023年6月，中国营养学会发布了最新的"食物交换份"团体标准《食物交换份T/CNSS 020—2023》，每份食物指的是相当于提供90kcal能量的食物质量，每份调味料指的是相当于提供1g盐或400mg钠的质量。

（二）确定参考标准食谱

参考的标准食谱，指经过膳食评价，被评价为食物丰富、膳食结构合理、营养平衡、能最大程度满足人体各种营养素需要的一日三餐的优质食谱。这些食谱可以是一天的，也可以是按照能量梯度设计的多样化的食谱，便于使用参考。不同能量水平人群每人一日食物和用量参考见表7-1。

表7-1　不同能量水平人群的食物和用量参考　　　　　　　　　　单位：份

食物种类	1000 kcal	1200 kcal	1400 kcal	1600 kcal	1800 kcal	2000 kcal	2200 kcal	2400 kcal	2600 kcal	2800 kcal	3000 kcal
谷类	3~4	4	6	8	9	10	11	12	14	15	16
全谷物		适量				2~6				5~8	
薯类		适量		0.7		1		1.3		1.7	
蔬菜	0.4	0.5	0.6	0.6	0.8	0.9	0.9	1	1	1	1.2
深色蔬菜					占所有蔬菜的$\frac{1}{2}$						
水果	0.75	0.75	0.75	1	1	1.5	1.5	1.75	1.75	2	2
禽畜肉类	0.3	0.5	0.8	0.8	1	1	1.5	1.5	1.5	2	2
蛋类	0.4	0.5	0.5	0.8	0.8	1	1	1	1	1	1
水产品	0.3	0.4	0.8	0.8	1	1	1.5	1.5	1.5	2	2.5
乳制品	3.3	3.3	2.3	2	2	2	2	2	2	2	2
大豆和坚果类	0.2		0.6		1				1.4		
烹调用油	1.5~2		2~2.5	2.5	2.5	2.5	3	3	3	3.5	3.5
烹调用盐	<2	<3	<4	<5	<5	<5	<5	<5	<5	<5	<5

资料来源：《中国居民膳食指南（2022）》。

（三）确定能量目标量和食物用量

参照标准食谱，结合食物交换份表，确定食谱的能量、食物搭配和分量。同类食物互换，可以更好地增加主食和菜肴的丰富性，达到食物种类多样的目的。

一天所需能量÷90（kcal/份）=一天所需食物份数。

根据总能量分配三大营养素：碳水化合物（以主食为主）占总能量的50%~60%，蛋白质占10%~20%或理想体重按照每千克0.8g计算，脂肪量不应超过总能量的30%。

（四）食谱营养素含量调整和完善

食物交换法所得食谱与原食谱在能量和核心营养素上应基本一致，不需重复计算。但为了保持膳食的均衡和营养设计的准确性，应该定期利用计算法对食谱进行重新评估和调整，以此实现科学合理的营养摄入。

> **思考题**
>
> 1. 膳食调查的主要目的是什么？
> 2. 列举三种常见的膳食调查方法，并简述其优缺点。
> 3. 如何确保膳食调查数据的准确性和可靠性？
> 4. 在制定营养配餐计划时，为什么要考虑个体的年龄、性别和体重？
> 5. 你认为如何将中国传统膳食文化与现代营养学相结合，为人们提供更好的营养建议？
> 6. 在推广和实施营养配餐方案时，可能会遇到哪些挑战？如何克服这些挑战？

本章学习检测

08

第八章 CHAPTER

营养教育与健康促进

扫描二维码观看本章视频

📝 学习指导

营养教育的目的是提高各类人群对营养与健康的认识，消除或减少不利于健康的膳食因素，改善各人群营养状况，预防营养性疾病的发生，提高人们的健康水平和生活质量。本章内容介绍了营养教育的相关理论及其设计和评价，介绍了"食育"的方式和渠道。

通过本章内容学习，提高传播营养知识的能力，包括演讲、撰写科普文章和运用社交媒体进行宣传，培养社会责任感和公民意识，关注全球营养问题，积极参与营养改善行动。

📝 启发提问

为促进青少年的合理营养，增强和提高他们的健康意识和自我保健能力，鼓励学生培养健康生活方式，2001年5月，教育部、卫生部以（卫疾控发〔2001〕120号）文联合颁布文件确定每年5月20日为中国学生营养日。2024年"全民营养周暨5.20全国学生营养日"，学校食品与健康协会准备组织一次面向小学生的营养宣传活动，你能出一份活动组织策划吗？

📝 学习目标

1. 理解营养教育的目的及其重要意义。
2. 掌握营养教育计划的设计和实施步骤。
3. 理解开展食育工作的方式及重要意义。
4. 提高传播营养知识的能力，包括演讲、撰写科普文章和运用社交媒体进行宣传。
5. 强化社会责任意识，提升职业道德素养。

第一节
营养教育与健康促进的基本概念

《中国居民营养与慢性病状况报告（2020）》显示，我国居民因慢性疾病导致的死亡人数占总死亡人数的88.5%，且慢性病患者基数不断扩大，因慢性病死亡的比例持续增加。加强营养教育、普及营养知识，使人们形成科学、合理的健康饮食行为习惯，可以增强人民群众的身体素质，减少各种营养性疾病以及慢性非传染性疾病的发生。目前，营养教育已被各国政府、卫生部门和营养学家作为改善人民营养和健康状况的主要有效手段之一。

一、健康教育与健康促进

（一）健康教育

健康教育是指在需求评估的基础上，通过信息传播、教育和行为干预等方法，帮助个体和群体树立科学的健康观念、掌握健康知识和技能、自觉采纳有利于健康的行为和生活方式的一系列活动及过程。

开展健康教育的目的是通过健康知识和技能的宣传普及，增强公众的健康意识，引导公众树立科学的健康观，提高公众的健康知识水平和自我保健技能，提升公众应对健康问题的能力，力求使公众不得病、少得病、晚得病，最终的目标是提升全民健康水平。

（二）健康促进

健康促进指个人、家庭、社区和国家一起采取行动，鼓励公众采取健康行为，提高公众改进和应对自身健康问题的能力。

健康促进既强调个人对健康的责任，又强调政府、社会对健康的责任；既强调个人能力的发展，又强调支持性环境的创建。

倡导、赋权、协调是健康促进的三大基本策略。通过社会倡导，达成共识，凝聚各方力量；通过赋权，增强个人和社区处理健康问题的能力；通过协调，推进健康促进目标的实现。

健康促进的5个优先活动领域：一是制定促进健康的公共政策，二是创造健康支持性环境，三是强化社区行动，四是发展个人技能，五是调整卫生服务方向。

（三）健康教育与健康促进的关系

健康教育与健康促进既有联系又有区别，两者的最终目标都是促进健康，提高公众的健康水平，但侧重点明显不同。健康教育侧重于知识的传播、不健康行为的干预，目的是促进公众养成健康的行为生活方式，最终带来健康收益；而健康促进坚持"大卫生、大健康"的发展理念，实施"将健康融入所有政策"策略，侧重于社会倡导和社会动员，目的是让全社会都关注健康问题，承担各自的健康社会责任，在组织、政策、经济、文化、卫生服务提供等方面为个体或群体行为改变提供强有力的环境支持。

二、营养教育与营养健康促进

营养教育与健康促进是健康教育与健康促进的重要内容之一，是健康教育与健康促进理论、技术和方法在公共营养领域的具体实践，是运用健康教育与健康促进理论、技术和方法来解决具体的营养与健康问题。

（一）营养教育

1995年，Contento提出，营养教育是："一套学习经验，它促使人们自愿采取有益健康的饮食及其他与营养相关的行为。"WHO认为："营养教育是通过改变人们的饮食行为而达到改善营养状况目的的一种有计划的活动。"由此可见，营养教育是依循个体和群体的需要，通过传播、教育、干预等方法，改变个体或群体的饮食行为从而改善其营养与健康状况所开展的一系列活动及过程。

营养教育是有计划、有组织、有系统和有评价的干预活动，其核心是提供人们饮食行为改变所必需的知识、技能和社会服务，教育人们树立食物与营养的健康意识，养成良好的饮食行为与生活方式，有能力做出有益于健康的抉择。其目的有以下几个方面。

（1）提高各类人群对营养与健康的认识。

（2）消除或减少不利于健康的膳食营养因素。

（3）改善各类人群的营养状况。

（4）预防营养性疾病的发生。

（5）提高人们的健康水平和生活质量。

（二）营养健康促进

营养健康促进是应用健康促进的策略和理念，解决营养与健康相关问题的过程，其核心是通过促进个人、家庭、社区和国家一起采取措施，不断改善公众的营养与健康状况，减少营养相关疾病的发生。

"倡导、赋权、协调"是营养健康促进的三大基本策略。通过社会倡导，就营养与健康问题达成社会共识，凝聚各方力量共同解决营养与健康问题；通过赋权，加强个人和社区能力建设，增强个人和社区处理营养与健康问题的能力；通过协调，使各方目标一致，齐心协力，共同推进营养健康促进目标的实现。

营养健康促进的优先工作领域：一是制定促进健康的公共营养政策；二是创造营养健康支持性环境；三是强化社区营养行动；四是发展个人营养健康技能。

（三）营养教育与健康促进的意义

营养教育与健康促进是卫生与健康事业的重要组成部分，是提升全民营养健康水平的首选策略，是公认的解决公众营养与健康问题最经济、最有效的措施。

2016年，中共中央、国务院发布了《"健康中国2030"规划纲要》，明确指出："应全面普及膳食营养知识，发布适合不同人群特点的膳食指南，引导居民形成科学的膳食习惯"。2017年，国务院办公厅颁布了《国民营养计划（2017—2030年）》，明确指出：到2020年，"吃动平衡的健康生活方式进一步普及，居民营养健康素养得到明显提高"，到2030年，"居民营养健康素养进一步提高，营养健康状况显著改善"，并把"普及营养健康知识"作为改善国民营养健康状况的7项实施策略之一。这两个文件是今后较长一段时间内开展营养健康工作的纲领性文件，具有重要的指导意义。同时，两个文件都把普及营养知识、提高居民营养健康素养、普及健康生活方式作为重要内容。营养教育与健康促进，正是实现这些要求的重要策略和手段，对促进居民营养健康状况改善、实现国民营养计划和健康中国的愿景，有着重大而深远的意义。

第二节
营养教育的相关理论

一、健康传播理论

健康传播（health communication）于20世纪70年代中期诞生，是营养健康教育与健康促进的基本策略和重要手段，也是健康教育方法学研究的重要内容。

（一）传播的概念

传播是一种社会性的行为，是人类通过符号和媒介交流传递信息，以期发生相应变化的活动。

营养信息传播是指以"合理营养，人人健康"为出发点，运用各种传播媒介渠道和方法，维护、改善个人和群体的营养状况及促进人类合理营养以最终达到健康的目的，而获取、制作、传递、交流、分享营养与健康信息的过程，是营养教育与营养改善行为的重要手段和策略之一。

（二）传播的特点和分类

1. 传播的特点

传播是一个复杂多维的社会行为，具有社会性、普遍性、互动性、符号性（工具性）、共享性和目的性等特点。它本质上是通过信息传递在人们之间建立联系、交流思想、共享文化的过程，无处不在，无时不有，并需要传者和受者的共同参与和互动。传播通过符号如语言、文字等进行，实现了信息的共享，并总是带有一定的目的和意图，这些特点共同决定了传播的内容和方式，影响着传播的效果和受众的反应，是维持社会稳定和发展不可或缺的一部分。

2. 传播的分类

深入理解并掌握不同类型的传播方式及其独特特性和适用环境，是提升信息传播与交流效能的关键。自我传播，作为个人内部的信息处理机制，帮助个人理解和响应外界刺激；人际传播，强调人与人之间直接且即时的信息交流，包括面对面交谈或借助书信、电话、社交媒体等工具，具有强互动性和即时反馈性；组织传播，在组织内部及组织与外部利益相关者间架起信息流通的桥梁，包括正式和非正式的信息流通，而公共关系活动和公益广告则成为组织向外界展示形象、传递价值观的重要途径；群体传播，则聚焦于非正式组织结构中，基于共同兴趣、情感联系和群体规范的信息共享，专题小组讨论、自我学习和同伴教育等方法在此类传播中大放异彩，促进了群体内的知识传递与成员间的相互学习；大众传播，通过专业化媒介机构向广大受众传递信息，具有速度快、覆盖面广、影响力大的特点，对塑造社会舆论和传递文化知识起重要作用。

（三）传播模式

传播模式是采用简化而具体的图解模式再现传播现象，来研究传播过程、性质、效果的公式，进而探讨传播效果、传播过程各要素及其相互关系。其中最著名、流行最广的是1948年由美国政治学家H.D.拉斯韦尔提出的拉斯韦尔五因素传播模式（图8-1）。该模式首次将传播活动解释为由传播者、传播内容、传播途径、传播对象和传播效果五个环节和要素构成，即：谁（who）、说什么（says what）、通过什么渠道（in which channel）、对谁说（to whom）、取得什么效果（with what effect）。

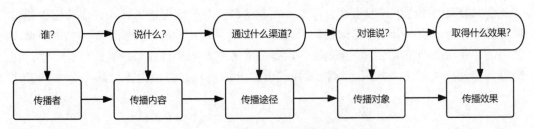

图8-1 拉斯韦尔五因素传播模式

二、行为改变理论

研究人们的行为生活方式形成、发展和改变的规律，发现影响健康相关行为的因素，可以为采取有针对性的营养教育干预措施提供科学依据。目前运用较多的模式包括知信行理论模式、健康信念模式、健康社会决定因素理论等。

（一）知信行理论模式

"知"是知识和学习，"信"是正确的信念和积极的态度，"行"指的是行动，此模式简称为KABP或KAP。该理论模式将人们行为的改变分为获取知识、产生信念及形成行为三个连续过程。

知识是行为基础，通过学习获取新目标的知识和技能；信念或态度是动力，通过独立思考将知识转化为信念支配行动；行动则是将掌握的知识付诸实践。其中，信念确立和态度改变最为关键。然而，知识、信念与行为间仅存在因果关系，不一定导致必然行为，需全面掌握知、信、行转变的复杂过程，以促进健康行为形成和改变危险行为。

（二）健康信念模式

健康信念模式是一种运用社会心理学解释健康行为形成的理论，强调信念在行为决策中的核心作用。该模式认为，个体对疾病的威胁感知（包括易感性和严重性）、健康行为效果的感知（益处与障碍）、自我效能以及社会人口学因素和提示因素，共同影响健康行为的采纳。具体而言，高疾病威胁感知、强健康行为益处感知、低行为障碍感知、高自我效能以及积极的社会人口学特征和多样的提示因素，均会增加个体采纳健康行为的可能性。此模式运行通常遵循三个步骤：首先，通过增强个体对当前不良行为后果的恐惧感，使其认识到威胁与严重性；其次，强化改变行为将带来的积极结果认知，同时明确改变中的挑战；最后，提升个体的自信心与能力感，促使其有动力并有能力持续改变不良行为。健康信念模式旨在通过深入理解个体的心理过程，有效促进健康行为的形成与危险行为的改变。

（三）健康社会决定因素理论

健康的社会决定因素是指在直接导致疾病的因素之外，由人们的社会地位和拥有的资源所决定的生活和工作环境及其对健康产生影响的因素，它是决定公众健康和疾病的根本原因，包括人们从出生、成长、生活、工作到衰老的全部社会环境特征，其构成包括社会环境因素（教育、住房、交通、食品、环境等）和社会结构因素（社会分层、社会政治、经济、文化背景等）

根据健康的社会决定因素概念框架，在营养教育与健康促进工作中，应着重以相对弱势群体作为干预对象，改善他们的日常生活环境，开发价格低廉、营养丰富的食谱，使之能够获得或维持健康。在渠道选择时，应考虑相对弱势群体对信息的可获得性。在信息的传递中，以深入浅出、通俗易懂的方式开展教育，也是消除健康不公平的方式之一。

第三节

营养教育的形式与方法

营养教育形式与方法是健康教育形式、方法在营养与健康领域的具体运用。编制营养教育传播材料、举办营养知识讲座、开展营养咨询或义诊服务、利用大众媒体或新媒体开展营养与健康相关知识与技能传播，是营养教育工作中常见的形式和方法。开展营养教育项目时，经常会根据工作需要综合使用多种营养教育形式和方法，以期达到最佳效果。

一、营养教育的对象和内容

（一）营养教育的对象

营养教育对象应涵盖所有人群。从不同的角度有不同的分类方法，如按照教育对象的健康及营养不良的程度，可分为健康者、亚健康者和患病者；按照教育对象数目，可分为个体和群体；按照教育对象所处的社会层面，可分为个体层、各个组织机构层、社区层、政策和传媒层。

（二）营养教育的内容

针对不同的对象，营养教育的内容有所不同。

（1）针对营养相关行业的从业人员　如餐饮业、农业、食品加工业、商业、疾病控制、社区保健服务等工作者，有计划地进行营养知识、营养教育方法等方面的专业培训。

（2）针对社区居民　利用各种宣传手段，广泛开展普及群众性的营养健康知识、倡导合理的膳食模式和健康的生活方式、纠正不良饮食习惯等营养教育活动。

（3）针对重点人群　如中小学生，需要进行规范的营养教育。将营养知识纳入中小学的学习和教学计划，安排一定学时的营养知识教育，掌握平衡膳食的原则，培养良好的饮食习惯，提高自我保健能力。

（4）针对卫生人员　应将营养教育工作内容纳入初级卫生保健服务体系，提高初级卫生保健人员的营养知识水平，合理利用当地食物资源来改善营养状况。

二、营养教育传播材料

营养教育传播材料是营养与健康信息的载体，既是开展营养教育与健康促进活动时使用的宣传资料，也是常用的营养健康传播手段。营养教育传播材料具有科学性、知识性、实用性、艺术性的特点。根据媒介和形式不同，传播材料可分为平面传播材料、音像传播材料和实物传播材料三类。下面重点介绍平面传播材料和音像传播材料。

1. 平面传播材料的种类及特点

平面传播材料的形式多样，每种形式都有其独特的特点和适用场景。

（1）海报　以强烈视觉效果和简洁信息为特点，张贴在公共场所，迅速吸引人的注意力。设计注重图文搭配和色彩运用，引人注目。

（2）传单/单页　简洁易传，围绕特定主题，设计简单、制作快捷、成本低，适合大量分发，便携易获取，是有效的营养教育工具。

（3）折页　设计精美、图文并茂，吸引读者兴趣，引导深入了解。内容分板块，条理清晰，便于理解和记忆。便于携带和保存，随时查阅。

（4）小册子　系统、全面地阐述主题，信息量大、内容深入，图文并茂、可读性强。提供更为详尽的营养知识，有助于提升公众的健康素养。

2. 音像传播材料种类与特点

音像传播材料就是利用视频技术，通过讲解、示范、展示、演示、动画等表现形式将营养与健康知识、技能可视化而形成的一类传播材料。载体包括录像带、光盘、磁盘、移动储存器（U盘、移动硬盘）等，常见的内容表现形式有专题讲座、专家访谈、情景剧、纪录片和动画等。音像资料优点是直观、生动、形象，传播效果好，对目标人群的文化水平要求较低，深受广大公众喜爱，是营养教育中经常使用的传播材料。

好的音像资料应具备主题明确、信息准确、画面简洁、图像清晰、音质干净、音效和谐等特点。

三、营养健康知识讲座

营养健康知识讲座是指授课老师借助教学用具，运用教学的方式向教育对象传播营养健康知识和技能的一种活动形式。教学用具指笔记本电脑、投影仪、幕布、音响、话筒、笔、教具、挂图、实物模型等，授课老师可根据活动内容及经济条件选择使用。

（一）营养健康知识讲座的特点

1. 专业性与权威性

讲座由营养学专家或相关领域的专业人士主讲，确保信息的准确性和权威性。内容基于最新的科学研究和实践经验，为听众提供前沿的营养健康知识。

2. 针对性与实用性

讲座内容根据听众的需求和兴趣定制，如针对不同年龄段、不同体质的人群提供个性化的营养建议。强调实际应用，提供日常生活中的饮食指导和改善建议。

3. 系统性与全面性

讲座内容涵盖营养学的基本概念、原理及实践应用，帮助听众建立全面的营养知识体系。结合案例分析，深入浅出地解释复杂的营养学问题。

4. 互动性与参与性

要求授课老师不仅业务好，还要有较好的语言表达能力，科普演讲能力和现场组织教学能力，能够通过比喻、举例、类比等语言表达方式，对专业术语、发病机制等进行通俗解释，让社区居民可感受、可理解，提高讲座效果。鼓励听众提问，提供现场解答，增强讲座的互动性和实际效果。时间控制在60~90分钟为佳。

5. 广泛性与普及性

讲座面向广大公众开放，有助于普及营养健康知识，提高全民健康素养。还可以通过社交媒体、网络平台等渠道宣传讲座信息，扩大影响力。

（二）主要流程

1. 需求分析与主题确定

根据公众或目标人群的主要营养与健康问题、营养与健康教育需求，确定营养健康知识讲座的主题。目标人群不同，面对的主要营养健康问题就不同，因此，讲座的主题和内容也就不同。如：针对所有居民，可以宣传普及《中国居民膳食指南（2022）》，倡导合理膳食模式；针对婴幼儿家长可开展母乳喂养、辅食添加等主题讲座；针对老年人可开展高血压、糖尿病、冠心病等膳食指导主题讲座。

2. 筹备与规划

（1）教学设计及准备教学材料　讲座主题确定后，从目标人群的"应知、应会、应做"三个维度来设计讲座内容，明确告知听众应掌握的核心知识，引导其学会相关技能，并倡导其养成良好行为习惯。教学设计需确保内容科学准确、条理清晰，并采用通俗易懂的文字，以帮助目标人群全面系统地理解健康主题。根据需要准备PPT、视频、图表、海报、宣传单、展板、宣传册、签到表、效果评价问卷等辅助工具。有条件的情况下，可准备一些营养教育传播实物，如限盐勺、控油壶等。

（2）场地准备　考虑容纳人数、交通便利、设备条件等因素，选定合适的场地，确保设施完备且符合安全标准。

（3）人员分工　安排人员分工，明确各自职责，确保讲座顺利进行。

3. 宣传与推广

（1）制作精美的海报和传单，吸引潜在听众的注意。

（2）利用网络平台（如微信公众号、微博等）发布讲座信息，扩大宣传范围。

（3）与社区、学校等机构合作，共同推广讲座活动。

4. 实施与执行

（1）确保授课教师充分准备，熟悉讲座内容和流程　授课老师应掌握一定的演讲技巧，语言生动，能通过比喻、举例等多种方式讲解营养健康知识；充分利用教具、实物、模型等辅助教学，涉及技能培训时要安排目标人群进行实操练习；建议采用多媒体教学，在讲座中恰当运用图片、漫画、视频、动画等元素。

（2）注意控制时间节奏，保持讲座的紧凑性和吸引力　尽可能采用参与式教学方式，安排提问和互动环节，充分调动听众的积极性；并结合讲座主题，发放营养教育资料（如知识手册）或实物（如限盐勺）；注意控制讲座时间，一般以60~90分钟为宜。

（3）安排志愿者或工作人员协助现场管理，提供必要的帮助和指导。

5. 反馈与改进

（1）根据活动开展的实际情况，做好活动记录　收集和整理签到表、发放营养教育资料登记表、活动照片等，进行资料归档。

（2）在讲座结束后收集听众的反馈意见，了解讲座的效果和不足之处　根据反馈及时调整和改进讲座内容、形式等，以提高后续讲座的质量。

（三）效果评价

1. 问卷调查法

设计及发放包含多维度问题的问卷，评估听众对讲座内容的理解程度、满意度、意见和建议等。分析问卷数据，了解讲座的实际效果和改进方向。

2．访谈法

随机选择6~8名听众以个人访谈或小组讨论的形式进行深度访谈，了解他们对讲座的详细感受和建议，为后续的讲座改进提供参考。

3．观察法

在讲座过程中观察听众的反应和参与情况，判断讲座的吸引力和互动性，根据观察结果调整讲座策略，提高听众的参与度和学习效果。

四、营养咨询

营养咨询是营养师对咨询者进行营养分析的过程，营养师通过了解病史、体格检查、实验室检查等，运用营养学、心理学、医学等方面的知识，对咨询者进行营养方面的指导。咨询者通过营养咨询可以获得相关的营养保健知识，从而可以改善不良的饮食结构，提高营养状况，可一定程度上避免或者减少营养相关疾病的发生，达到改善健康的目的。在实际的营养咨询工作中，扎实的专业知识和丰富的从业经验是对营养师的基本要求。

（一）SOAP营养咨询方法

临床中常用的营养咨询方法为SOAP。SOAP是主观询问（subjective）、客观检查（objective）、营养评价（access）和营养支持计划（project）的英文单词的首字母缩写，是较为流行的营养咨询的方法，此方法方便、简单易行。

1．主观询问

（1）了解顾客/患者的一般情况（性别、年龄、民族、职业等）。

（2）了解疾病史和家族史。

（3）饮食史的询问和记录。

（4）确定其主要咨询目的（一般营养问题的咨询、营养相关疾病的咨询）。

（5）饮食行为习惯　饮酒、吸烟、食物购买力、饮食嗜好、进餐制度、食物过敏史、营养补充剂、排便情况、锻炼和体力活动情况。

（6）膳食调查　3天24小时膳食回顾、填写食物记录表、活动记录、食物频率表等。

2．客观检查

（1）观察可能是营养缺乏的相关症状和体征（例如：眼结膜干燥——维生素A缺乏，口角炎、皮炎、舌炎——维生素B_2缺乏）。

（2）现场测量　身高、体重、血压、血糖等。

（3）血液常规检查　血清总蛋白、白蛋白、球蛋白、视黄醇结合蛋白等。

3．营养评价

（1）通过膳食调查数据评价膳食摄入情况（能量、营养素与DRIs进行比较、产能营养素的比例、优质蛋白质比例、三餐能量分配）。

（2）根据顾客/患者的其他资料（测量指标、病史、饮食史等）分析可能存在的主要问题。

4．营养支持计划

根据顾客/患者的主要营养问题，提出具体的营养改进方案（饮食治疗原则、食谱设计、饮食习惯的改变、营养补充剂的使用、食物的烹调加工以及体力活动能量的消耗等方面）。

（二）营养咨询的步骤

营养咨询的步骤如下。

1. 营养评估

通过膳食回顾、人体测量检查、临床生化检查、疾病史等进行营养评估。

2. 营养学诊断

通过分析膳食摄入情况，结合临床检查结果和个人行为环境开展营养学诊断。

3. 营养干预

通过为咨询对象制定营养计划，开展营养教育与咨询并进行营养干预。

4. 营养监测和评价

在营养干预实施过程中定期回访，结合膳食回顾、人体测量结果和临床生化检查结果对咨询效果进行监测和评价。

在咨询现场时，面对咨询者时具体实施步骤见图8-2。

（三）社区营养咨询活动

营养咨询活动是为迎合公众对营养健康的需求而提供的一种服务，旨在通过人际交流的方式，为求助者提供科学的营养信息和专业的技术援助。该活动旨在帮助公众自主选择有益于健康的信念、价值观和行为，并学习营养健康技能。在我国，这种活动十分常见，通常结合各种营养健康主题宣传日，如"全民营养周"，为居民或特定人群提供义诊和咨询等教育服务。作为一种具有中国特色的营养教育手段，营养咨询活动深受公众喜爱，也是当前我国营养教育的重要组成部分。

1. 社区营养咨询活动主要流程

（1）确定活动主题　根据公众或特定人群的营养与健康需求，可以选择一个或几个核心主题来开展活动。

（2）规划活动内容　设计响亮的活动口号，选择适合的活动形式，如咨询、义诊、教育材料发放等，以吸引和动员目标人群参与。

（3）安排时间与地点　选择便于居民参与的时间和地点，如节假日在集市或广场举办。

（4）明确目标人群　根据活动主题及活动内容确定目标人群，涉及面不一定非常大，可以考虑将目标人群定得局限一点，如"高血压日"健康咨询活动可将目标人群定为辖区内高血压患者及其家属。

（5）准备活动资料　包括宣传横幅、展板、教育资料等，确保活动信息传递清晰。

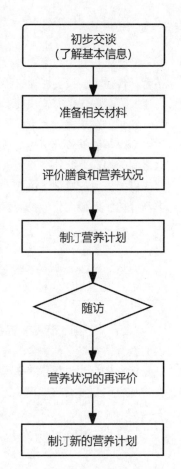

图8-2　营养咨询流程图

（6）召集目标人群　通过多种渠道如工作网络、公共信息栏等，广泛召集目标人群参与。

（7）组织与实施活动　提前布置活动场地，按计划开展咨询、资料发放、现场测试等环节，并记录咨询内容和人数。

（8）完善活动记录　及时填写活动记录表、签到表等，收集活动照片，整理归档，以备后续参考和总结。

2. 活动效果评价

通过个人访谈或专题小组讨论，了解目标人群对活动的满意度、对营养教育资料理解和接受程度、对活动的意见和建议。

五、大众媒介传播

大众媒介传播是职业信息传播者通过广播、电视、电影、报纸等多种媒介向广泛社会人群传递信息的活动，其特点是覆盖面广、时效性高、具有舆论导向性和强大影响力。其主要流程包括确定传播主题、内容，选择媒介，设计传播方案，并签订协议实施。效果评价则通过访谈或调查了解目标人群的参加率、认知度、记忆度和理解度等。

六、新媒体传播

新媒体是利用数字和现代通信技术，使信息传播突破时间和空间的限制，同时使信息发布者、传播者、接受者这三种角色不再被严格区分的信息传播模式。新媒体依托信息技术的飞速发展，展现出方便快捷、形式多样、交流互动、信息量大及个性化定制等鲜明特点。文字、图像、声音等多元传播内容被轻松转化为数字信号，实现了跨越时空的无缝传播。同时，新媒体能够整合多种传播形式，最大化提升传播效果，并促进传播者与受众、受众与受众之间的沟通。此外，其海量的信息资源和长期的保存能力，以及个性化的定制服务，为用户提供了极大的便利。由此，营养教育工作者应强化思维，打破传统媒介限制，充分利用各类新媒体，以最大化地扩展营养知识的有效传播覆盖面。

第四节
食育

"食育"不同于营养教育或健康教育，是指从幼儿期起便对受教育者给予食品及相关知识的教育，并将这种饮食教育延伸到艺术想象力和人生观的培养。具体有两方面的含义：第一，饮食教育，包括营养知识教育和良好饮食习惯的培养；第二，价值观及能力教育，借助食物从农田到餐桌的过程进行德、智、体、美、劳等全方位教育，由此构建完美人格。

一、食育的起源与发展

1896年，日本养生学家石冢左玄在《食物养生法》中第一次提出了"食育"这一概念。

这期间中外学者对其概念、对象、内容、形式都进行了探讨和研究，世界各地的幼儿园、学校、机关、企业乃至政府也就其实施的具体模式进行了不同程度的探索。

（一）国外食育发展史

1. 日本

早在1954年，日本颁布了《学校午餐法》，正式推行学校午餐；随后，最初的学校午餐计划逐渐发展为将食物供应与营养教育相结合的形式。2005年，日本成为首个为"食育"立法的国家，颁布了《食育基本法》。日本农林水产省以《食育基本法》第15条规定为基础发布《食育白皮书》；2006年，日本发布了《食育推进基本计划》，要求各地政府在国家统一方案的基础上，制定具有地方特点的营养健康教育的推广方案，因地制宜地开展营养教育；2012年制定了《食育指南》（2019年3月修订），强调从婴幼儿到老年人的人生阶段之间的联系，促进在一生中根据不同年龄层的食育教育实践。在学校教育方面，营养教师制度开始实施、学校供餐法也进行了修订等。此外，日本政府还设立了"食育日""食育月"，旨在引起全民对"食育"的重视。

日本食育界泰斗服部先生（日本食育师协会理事长、服部营养专科学校校长、医学博士、健康大使）提出了食育的三大理论支柱：①养成安心、安全、健康的择食能力；②衣食住的传承和生活习惯的培养从共食（和家人共餐）开始；③从粮食问题、环保问题等来思考全球的食育。

食育不仅是校园的课程，更是家庭充分参与的社会活动，《食育白皮书》（2021年）显示，日本实施与家人共餐等食育政策，促进儿童、青少年发展。日本女子营养大学副校长五明纪春博士提出了家庭亲子餐桌5W1H原则。即：WHY—为什么吃；WHO—和谁一起用餐；WHAT—吃的是什么；WHEN—什么时候吃；WHERE—在什么地方吃；HOW—应该怎么做。

2. 意大利

早在1989年，当美国的快餐之风第一次席卷意大利的时候，意大利就成立了当时世界富有影响力的非政府食品组织"慢食协会"。与其他国家食育目的有所不同的是，慢食协会从发起开始就是以保护传统食物文化为目标。无论是其组织所倡导的食品哲学（Bouno 优质、Pulito 清洁、Giusto 公平）或6M的慢餐文化〔Meal（精致的美食）、Menu（华美的菜单）、Music（迷人的音乐）、Manner（优雅的礼仪）、Mood（高雅的气氛）、Meeting（愉快的会面）〕，无不体现出其对食物本身和饮食文化的看重。如今，慢食协会的"食育"工作主要是从在全国范围内开设关于食物的主题活动、慢食基金会的公益活动以及在意大利本土开设美食科学大学三方面展开。

3. 英国

英国的食育通过营养教育课程和学生亲身实践的方式结合，提高学生的营养知识水平，并通过新媒体技术进行推广和应用。1906年，英国通过了第一部与营养有关的法律，将学校食物供应纳入国家政策。20世纪80年代初，为了控制英国儿童肥胖的流行趋势，政府将营养改善的重点从健康食品供应转移到营养教育，并颁布了《教育改革法》。

英国针对儿童的营养健康教育也通过全社会参与的形式进行，通常在学校、餐馆、医院、百货商店、广播公司、教堂和体育场馆等机构或场所，组织系列营养健康相关的宣传教育活动，促进全社会培养健康的饮食和生活方式，创建有利于儿童健康成长的社会环境。

4．美国

美国食育的历史始于1995年的"食用校园计划"，旨在提升人们对食物的理解。该计划得到各州政府的积极响应，并促使政府制定了一系列食育措施，包括要求学校购买本地有机食品以确保学生食品安全。2010年，美国卫生部门发布《美国饮食指南》，强调美国人脂肪含量过高和肥胖问题，倡导选择低热量食品并增加有氧运动。美国食育的持续化发展主要得益于民间组织和科学专家的研究与优化。通过食育，提高学生健康意识，降低罹患慢性疾病风险，并鼓励其健康饮食。为此，美国推出了"午餐计划"和"早餐计划"，并通过《营养教育法案》对中小学生餐食计划及标准进行了详细规定，要求学生每年接受50小时食育营养教育。同时，制定了协调的食育计划，推广健康食品，并为教师和其他员工提供了知识培训计划，以全方位的保障机制促进学校食育的持续发展。

5．法国

浪漫的法国人在举国的饮食教育中，更加注重的是如何品尝美食。他们运用最基本的五感从不同的方面感受不同的食物与烹饪，让食物成为孩子对这个世界建立感知的最初手段，引导孩子品尝真实的食物，从而唤醒每个人本身的知觉，成为一个能感受、会感知的人。

法国公立学校都有严格的配餐标准，教育部规定：学校供应的午餐至少有三道菜，而且必须符合法国的进餐方式，即先吃前菜，再吃主菜，最后吃甜点，在可能的情况下，要加入一道奶酪；每餐必须有青菜，油炸食物每周不能多于一次，每两餐中至少有一餐含有水果。他们是想通过这样的模式，培养孩子从小认识法国美食，了解本国食材的地理分布，学会享受美食。学生们在学校吃的每一餐，都是一次传统饮食文化的教育。

（二）我国的食育发展

随着社会经济的快速发展，食育在我国受重视程度越来越高。近几年来，浙江、河南、江西等几个地区的食育工作走在我国前列，积极探索食育发展路线，出台政策指导意见，打造食育示范基地，创建食育试点学校，提升儿童青少年营养健康、食品安全等方面的素养和能力。

1．我国古代饮食文化与食育

我国"食育"文化其实在古代就已产生，中国上下五千年的饮食文化，无不伴随食育的身影，只是未曾形成明确的"食育"概念。其中最具代表性的著作有先秦元典《礼记·内则》中的"子能食食，教以右手"阐述饮食礼仪；在《弟子规》中，有"不挑、不过"的入餐常规；《黄帝内经》中"五谷为养，五果为助，五畜为益，五菜为充"阐述合理膳食搭配理论；《齐民要术》中"稻，无所缘，唯岁易为良……"大部分内容阐述食物原材料的种植规律。此外，"一方水土养一方人"，我国不同地区、民族经过岁月的沉淀，在饮食文化上也"各有千秋"。不仅有八大菜系各成体系，还有万千食物因地制宜后的"大放光彩"。二十四节气文化里，包含着和食育有关的风俗习气活动，也蕴含着深刻的文化寓意，如，立春吃春饼、冬至吃饺子等。比如以食物为载体表达情感，清明节的冷食、端午节的粽子都被赋予情感。比如有"春茶苦，夏茶涩，要喝茶，秋白露""立冬补冬、补嘴空"等俗语、歌谣凝聚了"药补不如食补"的智慧结晶。这些都是将"食"和"育"结合起来，将"食"上升到精神修养层面的一种教化实践。

2．近现代食育的发展

（1）食育概念的提出　2006年，"食育"一词由中国农业大学李里特教授正式提出，他指出由于现代人的生活方式、疾病、食品安全、食物生产与资源环境等问题日益受到关注，有必要在提倡"德育""智育""体育"的同时提倡"食育"。后续许多学者对食育的概念进行不断拓展，形成了更加完善的食育概念。总体来说食育就是通过各种饮食观念、营养知识、饮食安全、饮食文化等知识进行教育，获得有关"食"的知识和选择"食"的能力，培养出有人与自然、环境和谐相处的意识、有传统食文化理解力的、有良好饮食习惯的能过健康食生活的人。

（2）食育的发展及瓶颈 20世纪90年代以来，我国各级政府制定多项营养相关政策，推进学生营养健康教育。早在1997年，国务院发布了《中国营养改善行动计划》，规定将营养知识纳入中小学的教育内容，较早提出将营养教育纳入中小学的教育课程，为学生营养健康教育奠定基础。2014年发布的《中国食物与营养发展纲要（2014—2020年）》、2016年发布的《"健康中国2030"规划纲要》、2017年发布的《国民营养计划（2017—2030年）》、2019年发布的《健康中国行动（2019—2030年）》和2021年发布的《营养与健康学校建设指南》等，都对中小学生开展营养健康教育提出了具体要求。如《国民营养计划（2017—2030年）》中的学生营养改善行动，明确指出要根据学生的特点开展适龄营养教育活动；《健康中国行动（2019—2030年）》的一个重要组成部分是在中小学开展健康促进行动，从个人到家庭、学校和社会各个层面，改善儿童的健康状况；《营养与健康学校建设指南》中提出要全面推进营养与健康学校建设工作。

基于以上政策，我国也积极开展营养教育项目。如2016年在北京市顺义区开展了城市中小学生校园营养教育策略研究；2017年中国疾病预防控制中心营养与健康所组织全国7个地区的学校开展了"营养校园"试点工作等，通过开展校园内的营养宣传教育使学生的营养知识水平得到了提高，饮食行为也有所改变。我国于2011年底启动的农村义务教育学生营养改善计划，要求结合学校供餐开展营养教育活动，有效提升了"计划"地区学生的营养知识知晓率。此外，2021—2023年，北京市在试点学校开展营养教育课堂，为学生讲授营养健康及食品安全等知识，开展家校联动健康宣传活动，并带动试点学校营养健康相关师资力量，编写营养教育教案和课程课件；2024—2025年将由试点学校营养健康相关师资力量独立开展营养教育课堂工作。

目前，我国的营养健康教育仍存在诸多不足。我国学校营养教育主要是以政策为基础，缺乏针对性的法律法规。卫生、教育等多部门合作机制有待完善，教师的营养健康教育能力需要提高，学校营养教育方式有待丰富。有调查显示，部分地区的营养学相关知识仅在《体育与健康》《安全》等课程中提及，且由于师资力量不足，58%的学校只发放课本，无人授课，采取学生自学的形式。此外，我国城市和农村的营养教育差距较大，农村学生营养教育仍相对落后。"农村义务教育营养改善计划"实施的监测评估显示，我国中西部农村开设健康教育课并定期上课的学校仅占64.6%，有专职教师的仅占8.7%，说明开展营养健康教育的学校比例仍然较少且师资力量不足。

二、食育的对象和内容

1. 食育的对象

《中国居民营养与慢性病状况报告（2020年）》显示，6~17岁儿童青少年超重率和肥胖率分别为11.1%、7.9%，而贫血率也达到6.1%。《中国儿童肥胖报告》预测，如不采取有效的干预措施，到2030年，7岁及以上儿童超重及肥胖检出率将达到28%，超重及肥胖人数将达到4948万。儿童阶段的饮食行为及习惯的培养、均衡的膳食营养等对促进儿童身体和智力的发展起到关键作用，在儿童青少年时期建立健康的饮食习惯可以有效地减少成年期与营养相关的疾病。国内外的一系列实践证明，食育在提高学生营养素养以及改善他们的膳食结构方面发挥着重要作用，是一种有效的营养干预措施。通过开展营养科普活动，普及儿童营养知识，提升家长和儿童的营养意识，对于改善儿童营养状况、促进儿童全面发展具有迫切性和重要性。更是对"健康中国 2030"宏伟蓝图的积极响应与助力，共同推动国家健康战略的深入实施，为构建全民健康的社会贡献力量。做好食育，应根据不同年龄阶段、不同人群有针对性、系统性地教育。

（1）儿童　中国近现代教育家陈鹤琴说过："儿童离不开生活，生活离不开健康教育，儿童的生活是丰富多彩的，健康教育也应把握时机。"学龄前时期，恰恰是孩子充满好奇、学习模仿能力超强的阶段，这是一个开展饮食教育的绝佳时机。这个阶段应以"认""知"为主，解决"是什么"的问题，通过每天的健康生活与行为习惯的培养，让孩子熟悉食物种类，树立健康的生活理念，养成"健康生活从我做起"的良好行为习惯，为孩子的健康成长奠定坚实基础。

（2）小学生　小学阶段，应以实践为主，参考"从农田到餐桌"，解决"怎么来的"的问题，让孩子们看看种子是如何播种、如何长大，如何被做成食物的，让他们在体验中懂得爱护环境、保护动物、珍惜粮食，强调人与自然和谐相处。

（3）中学生　中学阶段，注重理论知识学习，懂得"营养"和"健康"，解决"为什么"的问题。比如食物中有哪些营养元素，人体为什么需要这些营养元素，什么与健康息息相关等。还可以让孩子们为家庭设计科学食谱、为中国人设计膳食指南等。

（4）大学生　与幼儿园、中小学校比较而言，高校拥有更为丰富的教育资源，具有开展科学化、体系化和精准化食育活动的便利条件，所产生的影响力更为显著。食育的专业性很强，大学和技术院校应该增设食育相关课程，注重专业人才的培养。

（5）全社会　从最初食育对象仅仅是面对孩子，慢慢扩大到老师、父母及至学校、家庭、企业、社区、全社会，呼吁政府通过立法和政策引导，注重相关资源的投入，鼓励创新和探索，加强相关知识宣传，一起把食育上升到全民的教育。

2. 食育的内容

中国食育的历史源远流长，其精髓可见于《黄帝内经》《齐民要术》《备急千金要方》等古籍。现代食育的概念，已从最初单纯培养科学健康的饮食习惯，发展成为涵盖食物常识、烹饪技艺、饮食文化、营养健康、食品卫生安全等多方面的知识体系。它不仅教授烹饪、饮食、种植等实用技能，还着重培养环保、节约意识以及对自然的责任感。此外，食育还关注培养良好的就餐情绪、和谐的餐桌氛围，以及体验快乐、品味幸福的能力，从而实现食育内容从单一到全面、从浅层到多维的扩展。

三、食育的目的和意义

陈鹤琴提出，做人首先"要有强健的身体"。食育包含了生活课程、园本课程等教育理念，不仅能促进孩子的健康成长、培养其人格发展、规范其饮食行为，而且对我国传统文化的传承、经济发展的推动、生态环境的保护也有一定作用。

食育的意义不亚于智育、体育，它不仅关系国民的生命健康，关系到人与自然的和谐、资源的合理利用，也关系到本国农业的出路。通过对国民食育的实施，提高全民健康水平。同时通过弘扬民族文化强化具有民族特色的文化环境和消费氛围，振兴本民族的农业和食品产业，有利于中华民族文化的传承。总体来说，食育有以下的目的和意义。

1. 食育能够引导国民合理饮食

食育是最直接、最有效、最快速的饮食健康教育途径。发展我国食育教育体系，就是在为我国健康事业、教育事业、医疗事业以及为实现中华民族伟大复兴作出贡献。

2. 食育能够加强国民食安知识

食品安全是影响居民健康安全的重要因素之一，关注食安，就是关注国民健康发展。所以加强食育体系在日常生活中的传播比例，能够在最大程度上增加居民的食品安全知识和食品安全意识。

3. 食育能够完善国民教育体系

我国食育方面国民教育体系不完善，民众缺乏正确的饮食指导，国民各个年龄段的饮食结构存在不合理的现象，导致一些与饮食相关的疾病发生。所以，普及食育可以完善国民教育体系。

4. 食育能够提升全民族健康水平

国民的身体健康水平反映一个国家和地区经济与社会发展、卫生保健水平和人口素质的重要指标，不仅影响着一个国家的发展，而且决定了一个民族的未来。推行国民食育，提升全民族健康水平。

5. 食育能够弘扬和传承中华民族的文化

文化是最深层的教育力量，传承和弘扬优秀传统文化，应将饮食文化融入食育中，将传统饮食礼仪、感恩自然、敬畏生命的中国大善之心，孔孟之道的仁爱之心，谦恭敬让、勤俭节约的做人持家之道融入食育之中。

6. 食育能够加深人与自然的情感交融

食育在整个过程中，在研究"吃什么"的问题上，一直处于发展和不断进步的阶段，食物的多样化使得人类寿命增加，而食物的充足化又加大了慢性疾病的发病率，食物的无节制化却给人们带来了各式各样的社会问题和健康问题。所以合理食用食物，是人类与自然相互交融的最佳途径。

7. 食育与我国"五育"相辅相成

德智体美劳是我国教育的根本，而食育是中国传统教育的载体，所以通过食育能够更好地为"五育体系"服务，食育可以贯穿并融合到"五育体系"之中，处理好食育与德智体美劳教育的关系，是建设文化强国、经济强国、健康强国、生态强国、素质强国的必要条件。

四、食育的方式和渠道

我国食育的开展需充分借鉴国外"食育"经验，立足本国的国情，灵活运用多种"食育"方法、提升政府对食育执行力，以提高"食育"效果。

1. 食育全过程化

食育是一个漫长的过程，伴随着人的一生，正确认识到食育在当今国际社会和国内发挥的重要作用和意义，才能更好地开发出与之对应的课程体系和评价机制。各级教育机构应根据实际情况形成食育课程循序渐进的教育体系。幼儿教育中加入通识类食育教育，让幼儿从小就开始养成良好的饮食习惯；小学教育应有一定的食材类教育和基本的饮食礼仪、饮食文化教育，培养学生具有高尚的道德情操，勤俭节约、艰苦奋斗的精神；初高中课程体系中应该加入适当的饮食食品类知识以及营养健康方面的知识，保证更深层次地了解食育相关知识；进入大学主要学习食品安全法、中国饮食文化等相关知识，从而对于食育整体课程的深度深入与升华学习。

2. 食育全方位化

食育并非单方面的学校教学课程就能涵盖的内容，食育上至国家层面，下至个体家庭，都应有完整的体系。具体表现形式为：应有相关法律的支撑，实行食育的普及化和法律化；根据中华饮食文化的特色，形成更具中国味的食育基本法，明确食育的整体方向，宣传中华饮食文化，树立文化自信，从而达到食育体系的形成。因中华饮食博大精深，各个地区的饮食文化略有差异，所以各地区要根据实际情况进行相应的调整，但是食育法所给予的各项权利、义务以及目标是统一的。

3. 食育全民化

"政校企家，四位一体"的食育整合体系，也是全民参与的食育体系形成的最终形式。通过政府、学校、企业、家庭等相互整合形成一体化食育体系。①要发挥政府的主导功能，食育是一项长久性的教育体系，需要政府的介入，并且要起主导作用，政府要有足够的重视，才能使国民形成科学、安全、文明的饮食行为和理念。②要突出学校的主渠道作用，未来很长一段时间，我国幼儿、青少年大部分时间都在学校度过，在黄金的学习阶段，必须将食育放在主渠道地位，形成科学的教育方法，发挥学校的真实作用。③要体现企业的辅助性作用，企业经营者不能因为获得更多利润而给整个社会传递铺张浪费的观念，不能因为个别顾客的猎奇心理而做不符合食育要求的生意，应该大力支持政府的工作，积极赞助学校的食育教育，使整个社会形成全民化的食育氛围。④强化家庭的重要地位，孩子的饮食结构和日常饮食行为在很大程度上受到家庭环境的影响，家长的食育素养也决定了孩子的饮食安全和饮食习惯，所以要发挥父母或者家庭食育的作用，就要积极主动地让孩子多参与到食物的采购、储存、制作、食用等整个过程之中，让孩子从各个方面去了解食物，以期达到食育的目的。

五、食育体系的建立

我国食育想要取得长久的发展和稳步地前进，就要建立一套符合国情的食育系统。

1. 建立家校食育共育体系

根据学校实际情况，结合本地区的文化与饮食习俗背景，调查本校学生的饮食健康状况，构建相应的多元化食育课程体系，学校和家庭共同实施食育课程，培养学生健全人格和生活技能，促进学生德智体美劳全面发展，让每一个孩子拥有健康身体和生活智慧。

2. 加强政府执行力

"食育"工作需要政府部门的大力支持，帮助民众了解我国深厚的饮食文化历史底蕴，并对其加以弘扬并传承。政府部门亟需制定相关法规，将"食育"法制化，这将是促进饮食教育全民化的重要监督和保障。

3．制定专业教材

周旺教授认为目前推广食育遇到的困难是缺少一套规范有效的专业教材和课程。值得我们高兴的是，恽瑾、陆少明编著的《小学饮食教育读本》开始走进上海课堂。希望我国关于"饮食教育"的教材早日落实，并充分考虑年龄和认知水平的差异性，以便能够开展有针对性且系统性的教育，同时协调学校和家庭的作用，最终把饮食教育上升到素质教育的高度。

4．发动社会的力量

社会团体的力量在"食育"中也十分重要。社会组织可以帮助学校、家庭开展丰富多彩的"食育"活动，组织家庭学习与饮食有关的知识，帮助家庭理解与饮食有关的文化以及了解各种食物的特点。这对于促进地方饮食文化的传承，激发学生对家乡的热爱之情具有重要的作用。

5．加强新闻媒体监管

众所周知，媒体效力是把"双刃剑"。如今饮食问题日益受到人们的重视，而新闻媒体的介入，一方面使得消费者尽快了解了相关内容；另一方面由于存在着不实甚至夸张的报道，反而加大了人们对于食品问题的恐慌，这严重影响了社会的稳定。所以监管并正确发挥媒体效力，才能正确引导人们对于饮食或者食品安全问题的认识，这也是促进饮食教育良性发展的必要前提。

总之，国民素质教育中，饮食教育应当和德育、智育、体育一样得到充分的关注，需要学校、家庭和政府以及媒体等多方协调，通力配合，多管齐下地进行才能取得好的成效。

六、我国食育的实践

"食育"已经成为各国教育的新亮点，正发挥着"润物细无声，持之见永恒"的作用。

（一）学校食育实践

我国的食育实践是从2010年正式开始的，学校是食育实践的重要场所，各地学校纷纷将食育纳入教学计划，通过开设食育课程、开展食育活动等形式，向学生传授食物常识、烹饪知识、营养健康等知识，并培养学生的环保意识、节约意识以及对自然的责任感。北京房山地区良乡六中于2018—2019年依托"校园食育与实践项目"，构建与实施针对全校初中生及家长的健康促进活动方案，包括饮食健康、素养调查、膳食调查、中医体质判定、现场营养咨询、人体成分检测、健康讲座和公众号建设，共7个活动模块。福州市开展的"基于地域特色的二十四节气开展幼儿园食育课程的实践研究"专项课题，就是将日常食育与优秀传统文化联系起来，将幼儿园食育课程置于不同节气的福州特色饮食背景，挖掘食育活动价值，突显食育在开展二十四节气教育中的地位。通过课程的学习既有助于改变人们对节气教育的固有视角，又可以加深幼儿对节气传统文化的认知。潍坊某学校自2017年以来，针对学生的各种不良饮食习惯及健康状况，家校共建多元化的食育课程，学校以"全民健康背景下家校共建食育课程实施策略的研究"为课题，成立了以校长为首的研究团队，从课程目标、课程内容、课程实施、课程评价四个方面做了整体规划，构建了"一三六二二"食育课程体系。

（二）社会组织食育实践

社会组织和企业也是推动食育实践的重要力量。2024年，中国健康管理协会少年儿童健康管理分会、山东省妇女儿童活动中心等在山东济南联合主办了"第三届食育发展大会"，旨在推动食育交流、探索食育落地。2023年，由中国学生营养与健康促进会主办的"知食慧育儿童食育项目"正式启动，旨在培养学生均衡膳食理念和健康饮食习惯，帮助学龄儿童知营养慧饮食。中国疾病预防控制中心营养与健康所、中国营养学会、食育网等权威机构与平台通过发布食育科普资料、举办食育讲座等向公众传授食育知识，提高公众对食育的认识度和参与度，在推动营养知识普及、提升公众健康素养方面发挥着举足轻重的作用。

（三）政府食育实践

1989年5月20日，卫生部和教育部联合启动了"中国学生营养日"，其目的在于广泛、深入宣传学生时期营养的重要性，大力普及营养知识。近年来，我国政府对食育的重视程度不断提高，出台了一系列相关政策来推动食育工作的开展。从最初的《学校卫生工作条例》到近年的《关于印发儿童青少年肥胖防控实施方案的通知》《中华人民共和国反食品浪费法》《中国儿童发展纲要（2021—2030年）》等，这些政策内容不断拓宽，从食品安全到营养健康，再到儿童肥胖防控，食育已成为全民教育的重要组成部分。

此外，各地政府也积极出台地方性食育政策，如上海市的《关于进一步加强本市中小学校学生营养午餐及食育工作的通知》、河南省的《关于实施河南省中小学食育工程的指导意见（2023—2030年）》等，这些政策为当地食育工作的开展提供了有力的支持和指导。

七、食育工作的展望

食育的意义不亚于智育、体育，它不仅关系到国民的生命健康，关系到人与自然的和谐、资源的合理利用，也关系到本国农业的出路。通过对国民食育的实施，提高全民健康水平。同时通过弘扬优秀民族文化强化具有民族特色的文化环境和消费氛围，振兴本民族的农业和食品产业，有利于中华优秀民族文化的传承。

> 💡 **思考题**
>
> 1. 营养教育的目的是什么？为什么它对公众健康至关重要？
> 2. 你认为当前社会中哪些营养误区或问题可以通过营养教育来解决？
> 3. 在不同的文化和社会背景下，营养教育应如何适应和调整？
> 4. 如何有效地向公众传播营养知识，以增强他们的营养意识？
> 5. 你认为哪些人群特别需要营养教育，为什么？
> 6. 营养教育如何与其他健康干预措施相结合，以共同促进公众健康？
> 7. 在学校或社区环境中，如何设计和实施有效的营养教育项目？
> 8. 如何评估营养教育的效果和影响，以确保其质量和有效性？
> 9. 营养教育工作者应具备哪些核心能力和素质，以有效地执行其职责？
> 10. 随着科技的进步，如何利用新兴技术（如社交媒体、移动应用等）来增强营养教育的效果和覆盖面？

本章学习检测

参考文献

［1］中国营养学会. 中国居民膳食指南（2022）［M］. 北京：人民卫生出版社，2022.

［2］中国营养学会. 中国居民膳食指南科学研究报告（2021年）［M］. 北京：人民卫生出版社，2021.

［3］国家卫生健康委疾病预防控制局. 中国居民营养与慢性病状况报告（2020年）［M］. 北京：人民卫生出版社，2021.

［4］中国营养学会. 中国居民膳食营养素参考摄入量（2023版）［M］. 北京：人民卫生出版社，2023.

［5］杨月欣，葛可佑. 中国营养科学全书［M］. 2版. 北京：人民卫生出版社，2019.

［6］中国疾病预防控制中心营养与健康所. 中国食物成分表（标准版）［M］. 6版. 北京：北京大学医学出版社，2018.

［7］［美］弗朗西斯·显凯维奇·赛泽，埃莉诺·诺斯·惠特尼. 营养学——概念与争论［M］. 15版. 陈伟，主译. 北京：清华大学出版社，2024.

［8］［美］D. 贝纳多. ACSM运动营养学［M］. 高炳宏，主译. 北京：科学出版社，2021.

［9］［美］丹·贝纳多特. 高级运动营养学［M］. 2版. 周帆扬，安江红，刘勇，等，译. 北京：科学出版社，2019.

［10］孙长颢. 营养与食品卫生学［M］. 8版. 北京：人民卫生出版社，2017.

［11］人力资源社会保障部教材办公室. 公共营养师（三级）——国家职业技能等级认定培训教材［M］. 中国劳动社会保障出版社，2021.

［12］杨月欣. 膳食设计与营养管理［M］. 北京：人民卫生出版社，2023.

［13］马爱国. 营养师基本技能与实践［M］. 北京：人民卫生出版社，2023.

［14］马冠生. 营养教育与营养咨询［M］. 北京：人民卫生出版社，2022.

［15］杨月欣. 注册营养师水平评价考试精选试题解析（2021）［M］. 北京：人民卫生出版社，2021.

［16］马冠生. 中国儿童肥胖报告［M］. 北京：人民卫生出版社，2017.

［17］《儿童肥胖预防与控制指南》修订委员会. 儿童肥胖预防与控制指南（2021）［M］. 北京：人民卫生出版社，2021.

［18］洪光住. 中国食品科技史［M］. 北京：中国轻工业出版社，2019.

［19］［美］大卫·朱利安·麦克伦茨. 未来食品：现代科学如何改变我们的饮食方式［M］. 董志忠，陈历水，译. 北京：中国轻工业出版社，2020.

［20］［西］斗牛犬基金会，（西）普里瓦达基金会. 烹饪是什么：用现代科学揭示烹饪的真相［M］. 王晨，译. 武汉：华中科技大学出版社，2021.

［21］张倩. 中国中小学生营养与健康改善十年回顾与展望［J］. 卫生研究，2022，

　　　51（05）：696-699.

[22]童楚雄. 线上营养教育干预对7—8岁儿童饮食行为与心理健康影响的研究［D］. 武汉：武汉体育学院，2023.

[23]徐颖，杨媞媞，张倩. 国内外学生营养健康教育概况分析与启示［J］. 中国食物与营养，2022，28（06）：12-16.

[24]王静，刘远晓，温纪平. 淀粉基油炸制品吸油率调控方法的研究进展［J］. 食品科学，2023，44（11）：252-259.

[25]Passarelli S, Free CM, Shepon A, Beal T, Batis C, Golden CD. Global estimation of dietary micronutrient inadequacies: a modelling analysis［J］. Lancet Glob Health，2024.

[26]（美）Joseph J. Provost, keri L. Colabroy, Brerda S. keuy, 等. 烹饪科学原理［M］. 桑建，译. 北京：中国轻工业出版社，2021.